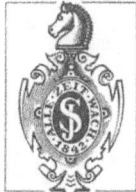

Hermann Mannebach

Das Herz

Hilfen für Gesunde und Kranke

Springer-Verlag
Berlin Heidelberg New York
London Paris Tokyo
Hong Kong Barcelona
Budapest

Mit 20 Abbildungen

ISBN-13: 978-3-540-55435-6   e-ISBN-13: 978-3-642-84758-5
DOI: 10.1007/978-3-642-84758-5

2. Auflage
Die 1. Auflage erschien 1991 unter dem Titel «Liegt es am Herzen?»
im Springer-Verlag

Die Deutsche Bibliothek – CIP-Einheitsaufnahme
Mannebach, Hermann: Das Herz : Hilfen fur Gesunde und Kranke /
Hermann Mannebach. – 2. Aufl. – Berlin ; Heidelberg ; New York ; London ;
Paris ; Tokyo ; Hong Kong , Barcelona ; Budapest : Springer, 1992
1. Aufl. u.d.T.: Mannebach, Hermann: Liegt es am Herzen?

Dieses Werk ist urheberrechtlich geschutzt. Die dadurch begründeten Rechte, insbesondere die der Übersetzung, des Nachdrucks, des Vortrags, der Entnahme von Abbildungen und Tabellen, der Funksendung, der Mikroverfilmung oder der Vervielfaltigung auf anderen Wegen und der Speicherung in Datenverarbeitungsanlagen, bleiben, auch bei nur auszugsweiser Verwertung, vorbehalten. Eine Vervielfaltigung dieses Werkes oder von Teilen dieses Werkes ist auch im Einzelfall nur in den Grenzen der gesetzlichen Bestimmungen des Urheberrechtsgesetzes der Bundesrepublik Deutschland vom 9. September 1965 in der jeweils geltenden Fassung zulassig. Sie ist grundsatzlich vergutungspflichtig. Zuwiderhandlungen unterliegen den Strafbestimmungen des Urheberrechtsgesetzes.

© Springer-Verlag Berlin Heidelberg 1991, 1992
Softcover reprint of the hardcover 1st edition 1992

Die Wiedergabe von Gebrauchsnamen, Handelsnamen, Warenbezeichnungen usw. in diesem Werk berechtigt auch ohne besondere Kennzeichnung nicht zu der Annahme, daß solche Namen im Sinne der Warenzeichen- und Markenschutz-Gesetzgebung als frei zu betrachten waren und daher von jedermann benutzt werden durften.

Redaktion: Ilse Wittig, Heidelberg
Umschlaggestaltung: Bayerl & Ost, Frankfurt, unter Verwendung einer Illustration von Clayton Price, The Image Bank
Innengestaltung: Andreas Gosling, Barbel Wehner, Heidelberg
Herstellung: Barbel Wehner, Heidelberg
Satz: Fotosatz-Service Kohler, Wurzburg

Lieber Herr A.

Sie hatten so viele Fragen – und meine Zeit war so begrenzt. Ihre Angst war so groß – und meine Zuversicht so aufgesetzt. Es war wie eine Belagerung. Ich bestürmte Sie, der Untersuchung zuzustimmen. Sie verschanzten sich hinter immer neuen Fragen.

Ist der Herzkatheter nicht gefährlich? Gibt es keine anderen Methoden? Ist das Belastungs-EKG wirklich so schlecht ausgefallen? Aber ich habe doch kaum noch Beschwerden!

Es war nicht mein bester Tag. Ihre Zustimmung habe ich nicht bekommen. Hoffentlich war Ihre Entscheidung richtig. Wäre sie anders ausgefallen, wenn ich mir mehr Zeit genommen hätte? Ausführlicher, verständlicher und geduldiger erklärt hätte?

Geben Sie mir noch eine Chance. Lassen Sie mich das Versäumte nachholen.

Diese Seiten sind für Sie geschrieben.

Inhaltsverzeichnis

Kammern, Klappen, Kranzgefäße
Wie das Herz gebaut ist 1

Der Reiz des Ganzen
Wie das Herz arbeitet. 13

Das Herz schlägt Alarm
Wie sich Herzkrankheiten
bemerkbar machen 24

Geben Sie Ihrem Arzt ein Interview
Was er von Ihnen wissen will und warum . 35

Die wichtigsten Werkzeuge des Arztes
Womit er Herzkrankheiten erkennt. 43

Herzschrift
Was das Elektrokardiogramm verrät 54

Die Durchsicht Ihres Herzens
Wie der Arzt sich ein Bild
vom Herzen macht 68

Der Königsweg zum Herzen
Wann ein Herzkatheter nötig ist 83

Falsch programmiert
Was angeborene Herzfehler bedeuten . . .   95

Herz mit Fehlern
Wie erworbene Herzfehler entstehen. . . . 108

Die Zeitbombe
Welche Folgen hoher Blutdruck hat 125

Herz im Schraubstock
Wie ein Herzinfarkt entsteht 140

Am Anfang stand ein Hausrezept
Wie Medikamente helfen können. 158

Das Herz kommt aus dem Takt
Was ein Herzschrittmacher leistet 173

Ein Mann bahnt neue Wege
Wie enge Kranzgefäße behandelt werden . 189

Natur oder Kunst?
Was eine Herztransplantation bedeutet. . . 204

Das Leben danach
Wie man mit einer Herzkrankheit lebt. . . 218

Der neue Lebensstil
Wie sich Herzkrankheiten verhüten lassen. 230

Was heißt das denn?
Erklärung medizinischer Fachausdrücke . . 241

Kammern, Klappen, Kranzgefäße
Wie das Herz gebaut ist

Aufregung an den Universitäten

Unerhörtes geht vor in Europa. In allen Ländern des Kontinents wettern Professoren der Medizin gegen die Verbreitung einer neuen Lehre. Was ist geschehen? Was ist der Grund für den Proteststurm an den medizinischen Hochschulen?

Wie so oft in der Geschichte ist der Anlaß für die ganze Aufregung ein Buch. Es hat nicht einmal 50 Seiten und ist dazu noch in Latein geschrieben. Der englische Arzt William Harvey (1578–1657) hat das Buch im Jahr 1628 drucken lassen. Auf dem Kontinent tobt gerade der 30jährige Krieg. In dem Buch beschreibt Harvey, welche Versuche er angestellt hat, um den Geheimnissen des Herzschlags auf die Spur zu kommen. Der Engländer stellt dazu alles in Frage, was bisher von den gelehrtesten Ärzten zu diesem Thema gedacht und geschrieben wurde. Unter Harveys Schlägen bricht ein seit vielen Generationen überliefertes Lehrgebäude zusammen.

William Harvey ist kein Niemand. Er ist Mitglied der Königlichen Vereinigung der Ärzte in London. Sogar Leibarzt von König Karl I. Um so schockierender ist sein Angriff auf die herrschende Lehre:

Nach Harvey soll das Blut im Körper im Kreise fließen! Ursprung und Ziel dieses Kreislaufs sei das Herz. Der regelmäßige Ausstoß von Blut aus dem Herzen sei die Ursache für den tastbaren Puls an den Adern. Durch die Arterien fließe das Blut zu den Organen hin. Dort versickere es wie Regen im Gestein, um am

Ende wie Bäche und Flüsse wieder hervorzutreten und in den Venen wieder zum Herzen zurückzukehren. Ein einfaches Rechenbeispiel dient Harvey unter anderem zum Beweis. Die linke Herzkammer enthält ungefähr 2 bis 4 Unzen Blut (1 Unze entspricht etwa 31 Gramm). Bei jedem Herzschlag wird davon etwa ½ Unze in die Adern gepreßt. In einer halben Stunde schlägt das Herz mehr als 1000mal. Daraus folgt, daß in 30 Minuten mindestens 500 Unzen Blut vom Herzen in die Adern gepumpt werden. Im Laufe eines Tages stößt das Herz damit mehr Blut aus, als überhaupt im Körper vorhanden ist. Diese ungeheure Menge Blut müßte die Adern bald bersten lassen. Es sei denn, schließt Harvey, das Blut fließt im ständigen Kreislauf wieder zum Herzen zurück.

Die neue Lehre vom Blutkreislauf hat nur einen Schönheitsfehler. Harvey kann die Verbindungswege zwischen Arterien und Venen nicht finden. Erst 4 Jahre nach Harveys Tod werden diese winzig kleinen Gefäße vom päpstlichen Leibarzt Marcello Malpighi entdeckt. Weil sie so dünn sind, werden sie Haargefäße oder → Kapillaren genannt.

Harveys Ansichten stehen in krassem Gegensatz zu der herrschenden Lehrmeinung. Nach ihr wird das Blut in der Leber aus der Nahrung laufend neu gebildet. Von dort fließt das Blut durch die Venen zu den Organen, wo es unaufhörlich verbraucht wird. Die vom Herzen ausgehenden Arterien enthalten nach Ansicht der Schulmedizin nur wenig Blut, aber viel Luft. Seit den Tagen der alten Römer wird diese Lehre als unerschütterliche Wahrheit aufgefaßt und weitergegeben. Niemand machte sich die Mühe, ihren Wahrheitsgehalt zu überprüfen. Im Gegenteil, der Dekan der medizinischen Fakultät von Paris, Jean Riolan, bezeichnet in einer Streitschrift Harveys Ansichten als »Dummheiten und Irrtümer«. Riolans Nachfolger Guy Patin verspottet die Anhänger Harveys als »Kreisläufer«.

Mehr als 40 Jahre dauert der Streit, bis sich die Lehre vom Blutkreislauf in Europa durchsetzt. Die Ärzte lernen, selbst zu beobachten, und beziehen ihre Weisheit nicht mehr ausschließlich aus ehrwürdigen, aber veralteten Büchern.

→ verweist auf die Erklärung medizinischer Fachbegriffe im Kapitel »Was heißt das denn?«, S. 241.

Nur in Paris leistet man noch erbitterten Widerstand gegen Harveys Lehren. Schließlich muß der Sonnenkönig Ludwig XIV seinen Professoren sogar befehlen, auch in Paris den Kreislauf des Blutes als erwiesene Tatsache zur Kenntnis zu nehmen. Die Universität ist blamiert. Kein Wunder, daß sich die Komödienschreiber über die gelehrten Professoren lustig machen. Im *Eingebildeten Kranken* von Moliére lobt ein Arzt seinen frisch von der Universität entlassenen Sohn: »Aber am meisten gefällt mir an ihm, daß er bedingungslos am Alten festhält und niemals auch nur hinhört, wenn die sogenannten Entdeckungen des Jahrhunderts ihre Argumente und Erfahrungen aufmarschieren lassen, egal ob es sich um den Kreislauf des Blutes oder anderes Wissensgut aus dieser Schublade handelt«.

Heute, nach mehr als 300 Jahren, gilt Harveys Entdeckung als epochemachend. Aber »Hand auf's Herz«: Wer könnte von sich behaupten, dem unerhört Neuen immer mit der nötigen Aufgeschlossenheit zu begegnen?

Dabei kann jedermann einige der grundlegenden Einsichten von Harvey bei sich selbst gewinnen:

Legen Sie einmal Daumen und Mittelfinger der rechten Hand wie eine Spange um Ihr linkes Handgelenk und drücken Sie fest zu. Beobachten Sie, wie die blauen Venen auf Ihrem Handrücken immer stärker hervortreten und wie die Hand sich langsam lila verfärbt. Offensichtlich ist der Abfluß des Blutes aus der Hand behindert. Die Venen werden durch den Stau prall gefüllt. Diesen Blutstau macht sich jeder Arzt bei der Blutentnahme aus den Venen zu nutze.

Ein weiteres Experiment: Drücken Sie auf dem rechten Handrücken eine Vene mit der Spitze des linken Mittelfingers ab. Streichen Sie dann die Vene mit dem linken Zeigefinger zum Herzen hin aus. Wenn Sie jetzt den Zeigefinger wieder abheben, ist die Vene leer und füllt sich auch nicht wieder auf. Der Rückstrom des

Blutes in den leeren Abschnitt wird durch kleine Schleusentore, die Venenklappen, verhindert. Erst wenn Sie auch wieder den Mittelfinger abnehmen füllt sich die Vene von den Fingern her wieder mit Blut.

Sie sehen, heute weiß jeder gebildete Laie mehr über den Bau und die Arbeitsweise des Herzens als die Professoren der Pariser Universität seinerzeit wissen wollten. Oder? Lesen Sie weiter und vergleichen Sie, was Sie gewußt hätten.

Das Herz ist eine Pumpe

Das Herz eines Menschen ist etwa so groß wie seine Faust und wiegt ungefähr 300 Gramm. Der größte Teil des Herzens besteht aus Muskelgewebe. Schließlich muß das Herz eine Menge Arbeit verrichten. Wie geschieht das? Legen Sie Ihre linke Handfläche auf den rechten Oberarm. Beugen und Strecken Sie jetzt den Arm im Wechsel. Der Muskel am Oberarm, Ihr Bizeps, wird beim Beugen dicker, er zieht sich zusammen. Wenn Sie den Arm strecken wird der Muskel wieder dünner, er erschlafft. Ähnlich ist es beim Herzen, nur mit dem Unterschied, daß der Herzmuskel innen hohl ist und sich in den *Herzhöhlen* Blut befindet. Durch den Wechsel von Anspannung (→ Systole) und Entspannung (→ Diastole) des Herzmuskels wird das Blut aus den Herzhöhlen in den Kreislauf gepumpt (Abb. 1). Eine innere → *Scheidewand* (→ Septum) teilt das Herz in eine rechte und linke Hälfte. Jede Hälfte besteht aus einem *Vorhof* (→ Atrium) und einer *Kammer* (→ Ventrikel).

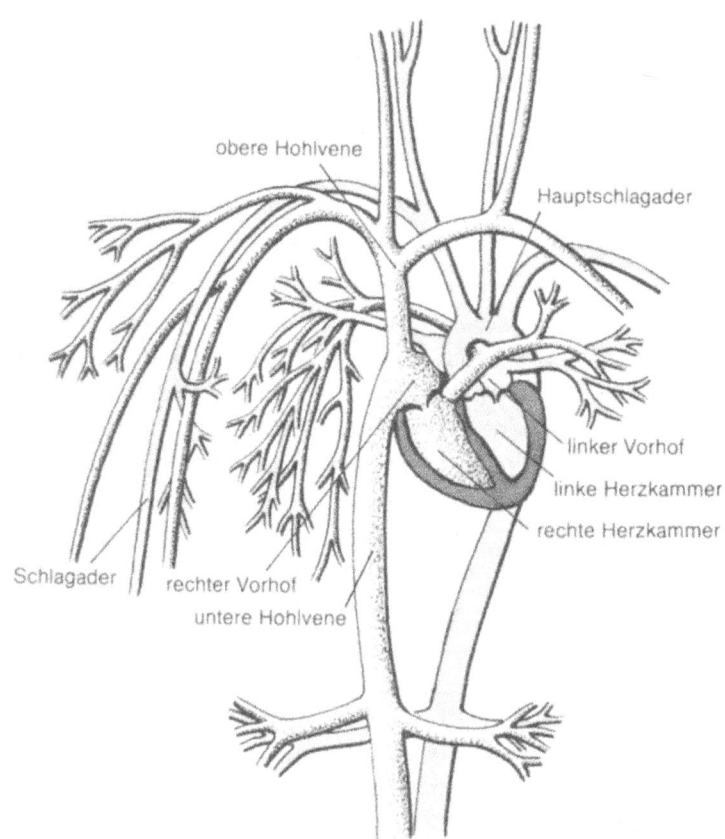

Abb. 1. Arterien versorgen die Organe des Körpers mit Blut. Die feinsten Verzweigungen der Arterien, die Haargefäße, führen das Blut zu den kleinsten Einheiten der Organe, den Zellen. Von dort kehrt das Blut über die Venen zum Herzen zurück. (Mod. nach Arbeitsgruppe Prävention, Herzzentrum Nordrhein-Westfalen.)

Arterien leiten das Blut zu den Organen

Die *linke Kammer* pumpt das Blut in die große *Körperschlagader*, die → Aorta, die wie ein Henkel aus der linken Kammer entspringt. Aus der Aorta führen kleinere *Schlagadern*, die → Arterien, das Blut zu den Organen wie Gehirn, Leber oder Niere. In den Organen verzweigen die Arterien zu immer dünneren, engeren und zahlreicheren Röhrchen, wie ein Baum sich in immer feinere Ästchen verzweigt. Die feinsten Verzweigungen, die Kapillaren, sind mit dem bloßen Auge nicht mehr zu erkennen. Diese *Haargefäße* reichen bis an die kleinsten Einheiten, aus denen die Gewebe aufgebaut sind, die Zellen. Dort findet ein Austausch von Sauerstoff gegen Kohlendioxid und von Nährstoffen gegen Schlacken statt.

Venen führen das Blut zum Herzen zurück

Aus dem Gewebe fließt das sauerstoffarme, → venöse Blut in immer größeren → Venen zum Herzen zurück. Für die obere und untere Körperhälfte gibt es je ein großes Sammelgefäß, die *obere* und *untere Hohlvene*. Beide Hohlvenen münden in den *rechten Vorhof* des Herzens. Dieser pumpt das Blut weiter in die *rechte Kammer*. Die rechte Kammer preßt mit jedem Herzschlag das Blut in die *Lungenschlagader* (→ Pulmonalarterie) und schließlich in die Haargefäße der Lunge. In der Lunge nimmt das Blut frischen Sauerstoff auf und gibt Kohlendioxid an die Atemluft ab. Das sauerstoffreiche, → arterielle Blut fließt weiter in den *linken Vorhof* und von dort in die *linke Kammer*. Der Kreislauf ist geschlossen.

Die Verzweigung der Arterien zu immer feineren und engeren Röhrchen bedeutet für den Blutfluß ein Hindernis, einen Widerstand. Dieser ist im → *kleinen Kreislauf* der Lungen wesentlich geringer als im → *großen Körperkreislauf*. Um den Widerstand zu überwinden, ist – wie bei der Wasserversorgung einer Stadt – ein Druckgefälle erforderlich. Der Druck im kleinen Kreislauf ist etwa 3- bis 4mal niedriger als im großen Kreislauf. Die rechte Kammer ist deshalb weniger belastet als die linke Kammer. Daher ist die Wand der linken Kammer auch etwa 3- bis 4mal dicker als die Wand der rechten Kammer. Den Druck in den Venen können Sie bei sich selbst leicht bestimmen. Heben Sie Ihren rechten Arm bis zur Waagerechten an. Sie sehen, daß die Venen auf dem Handrücken noch deutlich gefüllt sind. Wenn Sie den Arm jetzt langsam weiter anheben, werden die Venenstränge flacher. Die Venen fallen schließlich ganz zusammen, wenn die Fingerspitzen etwa 5 cm über der Waagerechten stehen. Der Druck in den Venen entspricht etwa dem Druck einer Wassersäule von 5 cm Höhe. Bei der Behandlung von Herzkrankheiten benutzt man häufig die Messung des Venendruckes zur Kontrolle des Behandlungserfolges.

Herzklappen arbeiten wie Ventile

Vorhöfe und Kammern des Herzens arbeiten wie hintereinander geschaltete Pumpen. Damit das Blut dabei in die richtige Richtung gefördert wird, gibt es am Einstrom und Ausstrom jeder Kammer Ventile, die → *Herzklappen*. Am Übergang von den Vorhöfen zu den Kammern handelt es sich um segelförmige Läppchen, die mit feinen Tauen, den *Sehnenfäden* im Herzmuskel verankert sind. Die Klappe zwischen dem rechten Vorhof und der rechten Kammer besteht aus drei Segeln. Sie wird daher → Trikuspidalklappe genannt. Die Klappe zwischen dem linken Vorhof und der linken Kammer besteht nur aus zwei Segeln. Sie gleicht in etwa der Kopfbedeckung eines Bischofs, der Mitra. Die Ärzte sprechen daher von der → Mitralklappe.

Wenn der Herzmuskel sich anspannt, steigt der Druck in den Kammern. Das Blut stellt die Segel der Klappen dann prall wie einen sich öffnenden Fallschirm. Die Segelflächen berühren einander und verschließen die Einflußöffnung zwischen Vorhöfen und Kammern. Der Druck in den Kammern steigt dann weiter an, bis er den Druck in der Lungenschlagader und der Körperschlagader übersteigt. In diesem Augenblick öffnen sich die Ventile am Ausstrom der Kammern, die *Taschenklappen*. Sie bestehen aus jeweils drei Taschen, die wie Schwalbennester an der Wand von Aorta und Pulmonalarterie sitzen.

Diese beiden Ventile werden Aortenklappe und Pulmonalklappe genannt. Wenn das Herz erschlafft, füllt das zurücksinkende Blut die Taschen der beiden Klappen prallvoll. Ihre Ränder legen sich wie zu einem Mercedesstern aneinander, so daß die Ausstromöffnung verschlossen wird. Auf diese Weise wird der Rückfluß des Blutes in die Kammern verhindert, es fließt in den Körper ab.

Der Blutdruck schwankt im Rhythmus des Herzschlages

Durch Anspannung und Entspannung des Herzens steigt und fällt also der Blutdruck in den Herzhöhlen und den Arterien. Der höchste erreichte Druck wird

→ systolischer Blutdruck, der niedrigste Druck wird
→ diastolischer Blutdruck genannt. Wie man den Blutdruck messen kann, erfahren Sie später genauer.

Der Wechsel des Blutdruckes in den Arterien ist als Puls zu fühlen. Am Rhythmus des Pulses kann man auf einfache Weise bestimmen, wie oft das Herz in der Minute schlägt. Legen Sie die Spitze des Mittelfingers Ihrer linken Hand auf die Innenseite des Handgelenkes der rechten Hand, dort wo der Daumenballen beginnt. Zählen Sie die Zahl der Pulsschläge während 15 Sekunden und multiplizieren Sie das Ergebnis mit 4. Nun vergleichen Sie: Das Herz eines Gesunden schlägt etwa 60- bis 80mal in der Minute. Wie oft schlägt im Augenblick Ihr eigenes Herz? Der Pulsschlag verrät im übrigen etwas über Ihren Gemütszustand – doch davon später mehr.

Mit jedem Schlag pumpt das Herz etwa 60 cm^3 Blut, den Inhalt einer kleinen Kaffeetasse, in den Kreislauf. Das entspricht einer Pumpleistung von 4–5 Litern in der Minute. Mit dieser Leistung könnte man im Laufe eines Tages den Heizöltank Ihres Hauses füllen.

Das Herz versorgt auch sich selbst mit Blut

Für seine eigene Versorgung mit Sauerstoff und Nährstoffen braucht das Herz etwa ¼ Liter Blut in der Minute. Die Arbeit des Herzmuskels erfordert die ständige Zufuhr von ausreichender Energie. Die Energieversorgung des Herzens erfolgt über einen eigenen Kreislauf, den → Koronarkreislauf. Wenige Millimeter über der Aortenklappe entspringen zwei Arterien; die in typischer Weise das Herz wie ein Kranz oder eine Krone umgeben. Daher die Bezeichnung *Herzkranzarterien* und Koronarkreislauf (Abb. 2).

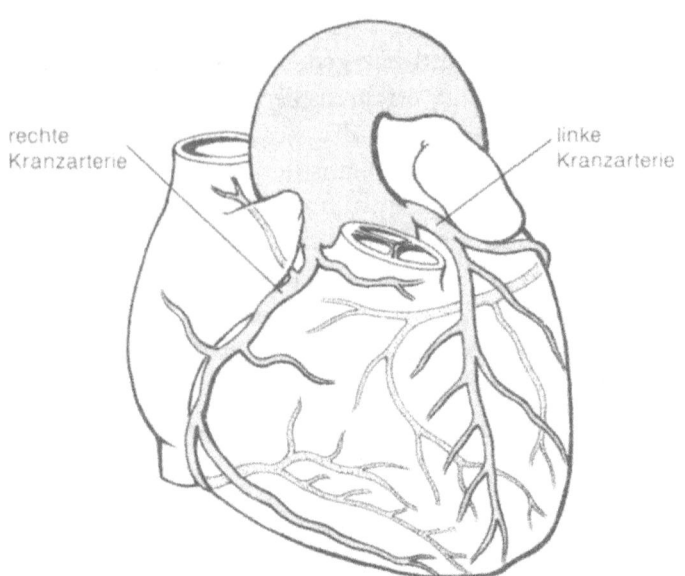

Abb. 2. Das Herz versorgt auch sich selbst mit Blut. Aus der Körperschlagader entspringen eine rechte und eine linke Herzkranzarterie. Die rechte Herzkranzarterie (im Bild *links*!) versorgt die rechte Herzkammer und die Hinterwand der linken Herzkammer. Die linke Herzkranzarterie teilt sich in zwei Äste. Ein Ast zieht zur Vorderwand der linken Herzkammer, der zweite Ast versorgt die Seitenwand der linken Herzkammer.

Aus der linken Tasche der Aortenklappe entspringt die *linke Herzkranzarterie*. Sie teilt sich nach wenigen Zentimetern in zwei Äste. Ein Ast zieht in einer Furche zwischen rechter und linker Herzkammer zur Vorderwand des Herzens. Der zweite Ast verläuft in einer Rinne zwischen Vorhof und Kammer zur Seitenwand des Herzens. Die *rechte Herzkranzarterie* entspringt aus der rechten Tasche der Aortenklappe. Sie versorgt am häufigsten die Hinterwand des Herzens. Auch das Blut aus dem Koronarkreislauf wird über Venen wieder in den rechten Vorhof zurückgeführt.

Eine Besonderheit des Koronarkreislaufs besteht darin, daß das Herz sich während der Anspannung (→ Kontraktion) selbst den Blutfluß absperrt. Wenn der Herzmuskel sich anspannt, steigt der Druck im Muskelgewebe. Die kleinen Äste der Herzkranzarterien werden dann zusammengedrückt und der Blutfluß gestoppt. Erst während der Erschlaffung des Herzmuskels kann das Blut wieder ungehindert fließen. Das hat zur Folge, daß die innersten Schichten der linken Herzwand ständig der Gefahr ausgesetzt sind, in Sauerstoffnot zu geraten.

Die Lichtung, der innere Durchmesser der Herzkranzgefäße, ist nur 3–4 mm weit. Bei krankhaften Verengungen dieser Arterien ist die Sauerstoffzufuhr des Herzens erst recht gefährdet. Diese kleinen Gefäße sind der Sitz einer Krankheit, die sich zu einer der größten Plagen der Menschheit entwickelt hat, der → koronaren Herzkrankheit. Wir kommen noch darauf zurück.

Das Herz hat drei Häute

Nachzutragen ist noch, daß die Herzhöhlen und die Klappen von einer zarten Haut, der *Herzinnenhaut* oder dem → Endokard überzogen sind. Diese spielt bei einer weiteren Art von Herzerkrankungen, den *Herzklappenfehlern* eine wichtige Rolle. Auch davon später mehr.

Die äußere Oberfläche des Herzmuskels ist ebenfalls mit einer spiegelglatten Haut, dem → Epikard überzogen. Zusammen mit einer weiteren sinnreichen Vorrichtung sorgt sie dafür, daß die ständige Bewegung des Herzens im Brustkorb mit möglichst wenig Reibung an den Nachbarorganen Lunge und Zwerchfell erfolgen kann. Diese zweite Vorrichtung wird *Herzbeutel* oder → Perikard genannt. Es handelt sich um einen dünnwandigen Sack, der das Herz ganz umschließt. Zwischen Herzbeutel und Epikard besteht nur ein feiner, mit Flüssigkeit gefüllter Spalt. Wie ein Kolben im Zylinder gleitet das Herz während seiner Tätigkeit im Herzbeutel hin und her.

Der Brustkorb, der wie ein Käfig aus Rippen und Brustbein Herz und Lungen umgibt, bietet Schutz vor äußeren Verletzungen. Die Spitze des Herzens liegt der vorderen Brustwand jedoch so nahe, daß man den Rhythmus des Herzschlags auch an der Brustwand fühlen kann.

Wenn Sie Ihre Brustwand mit den Fingerspitzen der rechten Hand etwa in Höhe der linken Brustwarze und etwas einwärts zur Mitte betasten, können Sie Ihr eigenes Herz schlagen fühlen.

Welche geheimnisvolle Kraft hält diesen Motor in Gang? Welches Uhrwerk sorgt dafür, daß das Herz im Schlaf langsamer, bei Freude, Angst oder Arbeit aber schneller schlägt?

Das ist eine neue Geschichte.

Der Reiz des Ganzen

Wie das Herz arbeitet

Streit in Bologna

Über Bologna, der Hauptstadt der gleichnamigen Provinz Italiens, geht ein schweres Gewitter nieder. Reichliche Niederschläge sind die Grundlage für die Fruchtbarkeit des Landstrichs am Nordfuß des Apennin. Die Stadt Bologna wird daher auch »la grassa«, die Fette, genannt. Blitz und Donner können Luigi Galvani (1737–1798) nicht von der Arbeit abhalten. Er ist Professor der Anatomie an der ältesten Universität Europas. Bologna trägt auch den Ehrennamen »la dotta«, die Gelehrte.

Professore Galvani arbeitet wegen der Hitze bei offenem Fenster. Gegenstand seiner Forschungen ist seit Jahren die Anatomie des Frosches. Für seine Untersuchung hat der Anatom gerade einen abgehäuteten Froschschenkel samt Nerv und Gefäßen auf ein Korkbänkchen gespießt. Da geschieht etwas Sonderbares. Immer wenn Professor Galvani den Nerv des Präparats mit der Schere berührt, zuckt der Froschmuskel kurz zusammen. Könnte die seltsame Erscheinung mit dem Gewitter zusammenhängen?

Galvani stellt einen weiteren Versuch an. Er hängt einen enthäuteten Frosch mit einem Kupferhaken an das Eisengeländer seines Balkons. Vom Gewitterwind hin und her geschaukelt, zucken die Schenkel des toten Tieres jedesmal, wenn sie das Gitter beruhren, zusammen.

Für weitere Versuche muß der Professor nicht auf das nächste Gewitter warten. Seit einiger Zeit ist er stolzer Besitzer einer Elektrisiermaschine. Mit dieser Maschine kann durch

Reibung einer Glasscheibe an zwei Lederstreifen im Handumdrehen Elektrizität erzeugt werden. Ein Besucher in Galvanis Labor ist von der Maschine in Bann gezogen. Immer wieder versetzt er die Glasscheibe in Drehung und entlockt ihr mit der Spitze eines Skalpells elektrische Funken. Zufällig berührt er mit dem Messerchen eines der zahlreichen Froschschenkelpräparate, die in Galvanis Labor herumstehen. Wieder zuckt der tote Muskel unter der Berührung zusammen.

Nach vielen Versuchen kommt Professor Galvani zu der Überzeugung, daß weder ein Gewitter noch eine Elektrisiermaschine notwendig ist, um einen Froschschenkel zum Zucken zu bringen. Es genügt völlig, Nerv und Muskel eines Präparats gleichzeitig mit den Enden eines kurzen Metallstückchens zu berühren. Professor Galvani hat eine neue Kraft entdeckt, die tierische Elektrizität.

1791 veröffentlicht Galvani seine Entdeckung unter dem Titel »Kommentar über die Wirkung der Elektrizität auf die Muskelbewegung«. Seine Ansichten stoßen sofort auf Widerspruch. Der angesehene Professor der Physik an der Universität Pavia, Graf Volta, glaubt nicht an tierische Elektrizität. Er wiederholt Galvanis Experimente und kommt zu einem ganz anderen Schluß als Professor Galvani. Nach Voltas Meinung hat die Verschiedenheit der von Galvani benutzten Metalle eine elektrische Entladung verursacht. Der Froschschenkel hat nur gezuckt, weil der Strom aus dieser Entladung durch ihn hindurchgeflossen ist. Der Froschschenkel war nur das Anzeigeinstrument, aber nicht die Quelle des elektrischen Stromes.

Aus dem unvermeidlich folgenden Gelehrtenstreit gehen beide Männer als Sieger hervor. Der Physiker Volta erfindet die elektrische Batterie und hebt damit das Zeitalter der Elektrizität aus der Taufe. Dem Anatomen Galvani aber gelingt der Nachweis, daß ein Froschschenkel auch ohne Mitwirkung eines Metalls zum Zucken gebracht werden kann. Man braucht nur den bloßen Schenkel eines Tieres mit dem freigelegten Nerv eines zweiten Frosches zu berühren. Das Ergebnis ist ein Muskelzucken. Damit begründet Professor Galvani eine neue Wissenschaft, die Elektrophysiologie, d.h. die Lehre von den elektrischen Erscheinungen bei Lebewesen.

Galvanis letzte Lebensjahre werden von der großen Politik verdüstert. Er verweigert dem Eroberer Italiens, Napoleon Bonaparte, den geforderten Treueeid als Beamter der neugegründeten Cisalpinischen Republik. Deshalb verliert der Anatom Lehrstuhl und Gehalt. Enttäuscht zieht Galvani sich in sein Elternhaus bei Bologna zurück. Vielleicht hätte es ihn getröstet zu wissen, daß jedes moderne Konversationslexikon seitenweise Begriffe aufführt, die mit seinem Namen beginnen.

Aber wie erzeugen lebende Zellen, die doch kein Metall enthalten, Elektrizität? Und wie werden im Körper elektrische Ströme geleitet? Es hat fast 200 Jahre gedauert, bis das Geheimnis um die von Galvani entdeckte tierische Elektrizität gelöst war. Erst im Jahre 1963 erhielten drei englische Forscher für ihre Erklärung der elektrischen Erscheinungen im Körper den Nobelpreis der Medizin.

Die Zellmembran regelt den Zugang

Der Schlüssel zu den elektrischen Vorgängen im Körper liegt in der dünnen Haut, die jede Zelle des Körpers umgibt, der *Zellmembran*. Diese wacht wie die Portiersfrau in einem französischen Mietshaus darüber, welche Stoffe in die Zelle hinein dürfen und welche Stoffe die Zellen verlassen können.

Jede Zelle besteht zum größten Teil aus Wasser und darin gelösten Salzen. Wenn Salze in Wasser gelöst werden, zerfallen sie in elektrisch geladene Teilchen, die Ionen genannt werden. Auf dem Etikett jeder Flasche Mineralwasser finden Sie die Bezeichnung →Ionen zusammen mit den Namen →Natrium, →Kalium, →Kalzium und →Chlorid. Es handelt sich um die Bestandteile lebenswichtiger Salze. Natrium-, Kalium-

und Kalziumionen sind elektrisch positiv geladen, das Chloridion trägt eine negative elektrische Ladung.

Die Zellmembran kann die einzelnen Ionenarten an ihrer Größe und ihrer Ladung unterscheiden. Sie läßt Kaliumionen leichter passieren als Natriumionen. Außerhalb der Zelle gibt es viel mehr Natriumionen als Kaliumionen. In der Zelle ist es genau umgekehrt, dort überwiegen die Kaliumionen. Einige Natriumionen dringen trotz der Wachsamkeit der Zellmembran immer wieder in die Zelle ein. Sie werden aber von einer Art Pumpe prompt im Austausch gegen Kalium wieder hinausbefördert.

Ungleiche Ionenverteilung erzeugt Spannung

Die ungleiche Verteilung der Ionen innerhalb und außerhalb der Zelle führt dazu, daß das Innere der Zelle gegenüber der äußeren Flüssigkeit negativ elektrisch geladen ist. Allerdings handelt es sich um einen sehr kleinen Ladungsunterschied von nur 50 bis 100 tausendstel Volt. Die Bezeichnung Volt für eine elektrische Spannung ehrt den Erfinder der elektrischen Batterie, den Physiker Graf Volta.

Der Ladungsunterschied an der Zellmembran wird → Membranpotential genannt. Alle lebenden Zellen besitzen ein Membranpotential. Einige Zellen zeichnen sich jedoch durch eine besondere Eigenschaft aus: Werden sie gereizt, ändert sich blitzartig die Durchlässigkeit ihrer Zellmembran für Ionen. Diese Zellen sind erregbar. Zu diesen besonderen Zellen zählen die Nerven- und Muskelzellen. Womit wir wieder beim Herzen wären.

Sie erinnern sich: Das Herz besteht fast ganz aus Muskelgewebe. Der überwiegende Teil des Muskelgewebes verrichtet Arbeit. Er pumpt das Blut in den Kreislauf. Ein viel kleinerer Teil des Herzmuskelgewebes hat sich jedoch spezialisiert. Er gibt im Herzen die Kommandos oder leitet sie an die Arbeitsmuskeln weiter. Dieser spezielle Teil des Herzmuskelgewebes wird *Reizleitungssystem* genannt.

Man hat lange geglaubt, daß das Herz, wie andere Muskeln auch, seine Befehle in Form elektrischer Impulse von außen, vom Gehirn erhält. Gestört hat die Forscher dabei nur, daß zum Beispiel ein Froschherz, wenn man es aus dem Körper entfernt, noch ziemlich lange weiterschlägt. Mit viel Scharfsinn versuchte man daher, den Teil des Herzens zu finden, der für den rhythmischen Wechsel von Anspannung und Entspannung des Herzens den Takt angibt.

Der deutsche Forscher Hermann Stannius versuchte es 1852 mit zwei Bindfäden. Er legte einen Faden um die Stelle, wo die Hohlvenen in den rechten Vorhof eines Frosches einmünden. Einen zweiten Faden führte er in der Furche zwischen Vorhöfen und Kammern um das Herz. Wenn Stannius den ersten Faden zusammenzog, blieb das ganze Herz im Zustand der Erschlaffung stehen. Nur das Gebiet um die Hohlvenenmündung schlug im alten Rhythmus weiter. Wenn Stannius dann den zweiten Faden zusammenzog, begannen nach einer Weile die Herzkammern wieder langsam zu schlagen.

Mit diesem Versuch sind zwei Dinge geklärt. Erstens liegt die Quelle für den Herzschlag im Herzen selbst, und zwar in der Nähe der Mündung der Hohlvenen in den rechten Vorhof. Diese Gegend wird von den Anatomen Sinus genannt. Zweitens sind die Kammern offensichtlich in der Lage, unabhängig von den Vorhöfen zu schlagen, wenn auch bedeutend langsamer.

Es hat über 50 Jahre gedauert, bis der natürliche Schrittmacher des Herzens, der → Sinusknoten, dort gefunden wurde, wo Stannius ihn vermutete. Erst 1906 entdeckten die Engländer Keith und Flack diese Ansammlung von spezialisierten Herzmuskelzellen. Damit war der letzte – und entscheidende – Teil des Reizleitungssystems des Herzens gefunden. Alle übrigen Teile waren in den Jahrzehnten vor 1900 bereits bekannt.

Spezialzellen leiten den Strom

Wie stellen wir uns heute die elektrische Erregung des Herzens vor?

Der natürliche Taktgeber des Herzens ist der Sinusknoten. Er gibt regelmäßig elektrische Impulse ab. Dieser *elektrische Reiz* breitet sich über die Wand beider Vorhöfe aus und veranlaßt die Vorhöfe, sich zusammenzuziehen. Beide Vorhöfe pumpen dabei Blut in die Kammern. An der Grenze zwischen Vorhöfen und Kammern liegt eine weitere Ansammlung von spezialisierten Herzmuskelzellen, der → Atrioventrikularknoten oder abgekürzt der AV-Knoten (Abb. 3). Durch diesen Knoten wird der elektrische Reiz etwas langsamer zu den Kammern übergeleitet. Die Verzögerung der Erregung im AV-Knoten bewirkt, daß die Kontraktion der Vorhöfe beendet ist, bevor sich die Kammer kontrahiert.

In der Kammerscheidewand gibt es ein spezielles Leitungssystem, das man mit einem Elektrokabel vergleichen kann. Am Anfang sind alle Fasern des Kabels in einem Strang zusammengefaßt. Dieser Zeit trägt zu Ehren seines Entdeckers, eines deutschen Arztes, den Namen → His-Bündel. Nach wenigen Millimetern teilt sich das Bündel in einen rechten und linken Schenkel, dessen feinste Ausläufer schließlich bis zu den Zellen der Arbeitsmuskeln des Herzens reichen.

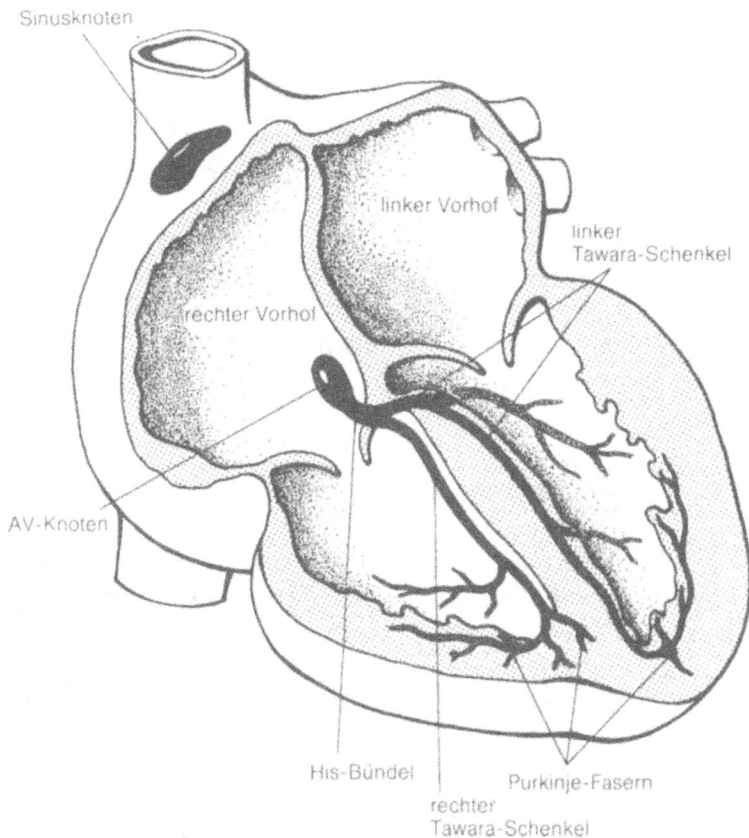

Abb. 3. Das Reizleitungssystem des Herzens sorgt für die geregelte Zusammenarbeit von Vorhöfen und Herzkammern. Die elektrische Erregung entsteht im Sinusknoten, am Dach des rechten Vorhofs gelegen. Die Erregung läuft über die Vorhöfe zum AV-Knoten an der Grenze zwischen Vorhöfen und Kammern. Von dort pflanzt sich die Erregung über eine Art Kabelsystem (His-Bündel) auf die Kammern fort. Das Kabelsystem teilt sich in einen rechten und linken Schenkel, benannt nach dem japanischen Arzt Tawara. Die feinsten Endverzweigungen des Reizleitungssystems werden Purkinje-Fasern genannt, nach einem russischen Forscher, der ausgerechnet die feinsten Enden des Systems vor mehr als 150 Jahren als erster entdeckte. (Mod. nach: Gorgaß B, Ahnefeld FW (1989) Rettungsassistent und Rettungssanitäter. 2. Aufl. Springer, Berlin Heidelberg New York.)

Über das Reizleitungssystem erreicht der vom Sinusknoten ausgesandte elektrische Impuls zuerst die Muskelfasern der Kammerscheidewand und der Herzspitze. Wenige Millisekunden später werden die Muskelfasern der rechten und linken Herzwand erregt. Die sehr kleinen elektrischen Ströme der Herztätigkeit können mit geeigneten Verstärkern auch an der Körperoberfläche als → Elektrokardiogramm aufgezeichnet werden. Was das Elektrokardiogramm (EKG) über den Zustand des Herzens verrät, erfahren Sie in einem späteren Kapitel.

Das Herz erregt sich selbst

Die Ausbreitung der elektrischen Erregung erfolgt also über die spezialisierten Zellen des Reizleitungssystems. Wie aber kommt die rhythmische Impulsbildung im Sinusknoten zustande?

Erinnern Sie sich an das Membranpotential? Auch die Zellen des Sinusknotens besitzen ein Membranpotential. Aber ihr Potential wechselt seinen Wert wie Ebbe und Flut. Dafür sorgen Kalziumionen, die langsam in die Zellen eindringen. Dadurch sinkt die elektrische Spannung im Zellinneren von − 70 Millivolt allmählich auf − 40 Millivolt ab. An diesem Punkt verliert die Zellmembran plötzlich ihre Fähigkeit, Natriumionen am Eintritt in die Zelle zu hindern. Lawinenartig strömen diese Ionen in die Zelle ein. Für Bruchteile von Millisekunden wird das Zellinnere elektrisch positiv geladen. Den neu entstandenen Ladungsunterschied nennt man → Aktionspotential.

Wie ein ins Wasser geworfener Stein löst dieser blitzartige Spannungswechsel eine Welle gleichartiger Veränderungen in den übrigen Teilen des Reizleitungssy-

stems aus. Das plötzliche Einströmen von Natriumionen wird aber nach wenigen Millisekunden wieder gestoppt. Kaliumionen strömen nach draußen. Die eingangs erwähnte Pumpe sorgt dann dafür, daß die ursprüngliche negative Ladung des Zellinneren wieder hergestellt wird. Der Zyklus kann von vorn beginnen.
Jede der spezialisierten Zellen des Reizleitungssystems ist zu dieser Art selbständiger Entladung fähig. Nur sind die nachfolgenden Abschnitte des Reizleitungssystems nicht so flink wie der Sinusknoten. Bei ihnen dauert es länger, bis das Membranpotential die Schwelle erreicht hat, an der sich die Durchlässigkeit der Membran für Natriumionen schlagartig ändert. Erst wenn der Sinusknoten durch eine Erkrankung ausfällt, bekommen die untergeordneten Abschnitte des Reizleitungssystems eine Chance, das Kommando zu übernehmen. Allerdings schlägt das Herz dann nur etwa 40- bis 60mal in der Minute. Erkrankungen von Teilen des Reizleitungssystems stören die Regelmäßigkeit des Herzschlags, es kommt zu *Herzrhythmusstörungen*. Darüber später mehr.

Das vegetative Nervensystem steuert die Herztätigkeit

Das Herz ist also selbsttätig, autonom. Es kann seine Aufgabe aber nur erfüllen, wenn seine Förderleistung auf die Bedürfnisse des Körpers und seiner Organe abgestimmt wird. Dafür sorgt das → vegetative (→ autonome) Nervensystem, dessen Funktion der Kontrolle durch unseren Willen und unser Bewußtsein entzogen ist. Sie können Ihr Herz nicht langsamer schlagen lassen, auch wenn Sie es sich noch so fest vornehmen. Ihr Arzt dagegen kann durch bestimmte

Manöver das vegetative Nervensystem so beeinflussen, daß das Herz vorübergehend langsamer schlägt.

Eines dieser Manöver hat schon der Vorgänger von Galvani auf dem Lehrstuhl für Anatomie in Bologna, Professor Antonio Valsalva (1666–1723), beschrieben: Der Arzt läßt den Patienten tief einatmen. Dann fordert er ihn auf, die Bauchmuskeln anzuspannen und gegen den geschlossenen Mund und die geschlossene Nase auszuatmen. Nach 10–15 Sekunden schlägt das Herz deutlich langsamer, der Blutdruck sinkt ab. Mitunter kommt es zu einer kurzen Ohnmacht. So mancher Schüler hat sich mit diesem Trick eine schulfreie Stunde verschafft. Zum Selbstversuch ist dieses Manöver aber nicht geeignet.

Zurück zum vegetativen Nervensystem. Es regelt die Tätigkeit der Organe nach dem »Hüh-hott-Prinzip«. Zwei einander entgegenwirkende Teile arbeiten wie die Schenkel eines Zügels zusammen und sorgen dafür, daß der richtige Kurs eingehalten wird.

Das → sympathische Nervensystem programmiert Herz, Kreislauf und Muskeln auf Leistung. Sein Gegenspieler, das → parasympathische Nervensystem sorgt für Ruhe und Entspannung.

Unter dem Einfluß des sympathischen Nervensystems schlägt das Herz schneller, der Blutdruck steigt an, die Kraft des Herzmuskels nimmt zu. Alles zusammen führt zu einer Zunahme der Förderleistung des Herzens. Statt der 4–5 l in Ruhe pumpt das Herz bei starker Belastung 20 l und mehr in der Minute.

Das sympathische Nervensystem steuert auch die Ausschüttung der Hormone →Adrenalin und →Noradrenalin aus der Nebenniere. Beide Hormone dienen als »Alarmstoffe«. Sie werden mit dem Blutstrom im ganzen Körper verteilt. Auf diese Weise werden in eine »Alarmreaktion« auch solche Zellen miteinbezogen, die nicht von Fasern des sympathischen Nervensystems erreicht werden. Die stets gleiche Alarmreaktion kann ausgelöst werden durch Arbeit, Angst, Schmerzen oder Ärger – mit einem Wort durch Streß. Damit können Sie verstehen, warum Ihr Gemütszustand Einfluß auf Ihren Herzschlag hat. Wegen dieser Zusammenhänge gilt das Herz seit Urzeiten als Sitz der Seele.

Die Alarmreaktion hat sich im Laufe der Menschheitsgeschichte nicht geändert. Mit ihrer Hilfe konnte der Körper erfolgreich Leistungsreserven mobilisieren und sich auf Angriff oder Flucht programmieren. Leider kann der gestreßte Zeitgenosse bei Angst oder Ärger oft weder fliehen noch angreifen. Er muß seinen Streß »zivilisiert« bewältigen. Blutdruck und Pulsschlag sind ganz umsonst gestiegen.

Unser Herz – ein Wunder mit kleinen Fehlern.

Das Herz schlägt Alarm

Wie sich Herzkrankheiten bemerkbar machen

Der unbekannte Arzt

Post für Dr. Heberden. William Heberden (1710–1801) betreibt eine erfolgreiche Allgemeinpraxis im Herzen Londons. Er spricht fließend Latein, Griechisch und Hebräisch. Zu seinen Freunden zählen Berühmtheiten wie der Schriftsteller Ben Johnson und der Erfinder des Blitzableiters, Benjamin Franklin.

Als Dr. Heberden den Brief öffnet, hebt er die Brauen. Das Schreiben ist nicht unterzeichnet. Heberden liest: »Ich bin im 52sten Lebensjahr, von mittlerer Größe, habe eine kräftige Statur, einen kurzen Hals und neige zu Fettansatz«. Die Zeilen stammen offensichtlich von einem ratsuchenden Patienten. Seit Jahren leidet er, wie Heberden lesen kann, unter Beschwerden in der Brust. »Das erste Anzeichen ist ein ziemlich kräftiger Schmerz in meinem linken Arm, etwas oberhalb des Ellenbogens. Nach ungefähr einer halben Minute zieht der Schmerz in die linke Hälfte meiner Brust. Ein leichtes Schwächegefühl oder schweres Atmen setzen ein. Der Schmerz fällt mich beim täglichen Spaziergang nach dem Essen an. Meistens bin ich gezwungen, stehenzubleiben«.

Damit nicht genug, der Beklagenswerte leidet noch unter anderen Beschwerden: »Ich habe oft ein Gefühl, das ich am besten beschreibe als eine 3 bis 4 Sekunden dauernde Pause meines Körpers. Wenn mein Körper seine Tätigkeit wieder aufnimmt, fühle ich einen Stoß am Herzen; so ähnlich als falle ein mit einem Seil am Körper befestigtes kleines Gewicht vom Tisch auf den

Boden. Dies hat mich oft auf den Gedanken gebracht, daß ich eines plötzlichen Todes sterben werde«.

Warum schreibt der Unbekannte an Dr. Heberden? Ausgerechnet in einer schöngeistigen Zeitschrift hat er eine Schilderung seiner Leiden gefunden. So genau, als habe er selbst alles niedergeschrieben. Der Artikel in dem literarischen Magazin war ein Bericht über einen Vortrag, den Dr. Heberden vor der Königlichen Vereinigung der Ärzte in London gehalten hatte. Deshalb wendet sich der Patient an Heberden. Er gibt sich selbst als Arzt zu erkennen. Da er fest davon überzeugt ist, bald sterben zu müssen, ermächtigt er den Kollegen Heberden zur Untersuchung seiner Leiche, »um der Ursache der Erkrankung auf die Spur zu kommen und Mittel zur Behandlung oder Behebung zu finden«.

Seine Todesahnung hat ihn nicht getäuscht. Der Dr. Anonymus stirbt kurze Zeit, nachdem Heberden seine Nachricht erhalten hat. Der Tod ereilt ihn, wie vorhergeahnt, auf einem Spaziergang nach dem Dinner.

Die Leichenöffnung nimmt auf Wunsch von Heberden der Chirurg John Hunter vor. Er leidet selbst seit Jahren unter der rätselhaften Krankheit und klagt: »Mein Leben ist in der Hand eines Schurken, der mich immerfort ängstigt und quält«. Hunter kann keine Ursache für den plötzlichen Tod des Briefschreibers finden. Deshalb glaubt Heberden, daß eine »Verkrampfung« der Brustorgane die Ursache der Schmerzen sei.

Man schreibt das Jahr 1782. Es vergehen noch mehr als 100 Jahre, bis die Ärzte wirklich verstehen, wodurch die Beschwerden hervorgerufen werden und wie man sie lindern kann. Das unverwechselbare Gefühl der Enge in der Brust gibt der Krankheit den Namen: → Angina pectoris.

Herzschmerzen sind Alarmsignale

So quälend und ängstigend die Angina-pectoris-Anfälle sind, sie haben auch ihr Gutes: »Ein paar Anfälle erteilen dem Patienten eine schwere Lehre, aber eine nützliche und praktische zugleich. Lernt er durch sie doch das große Geheimnis, wie er sich selbst behandeln kann. Er erkennt, daß es einen Punkt der körperlichen Anstrengung gibt, den er nicht ungestraft überschreiten darf. So dienen die Schmerzen fortwährend zum Schutz vor Übertreibung.« Das hat ein Landsmann von Heberden schon vor 100 Jahren erkannt.

Herzschmerzen, Herzrhythmusstörungen und Atemnot – schwerer Atem, wie Heberdens unbekannter Patient sich ausdrückte – sind wichtige Alarmsignale des Herzens. Sie warnen den Betroffenen: »Dein Herz ist krank. Es kann seine Aufgabe als Diener des Kreislaufs nicht mehr uneingeschränkt erfüllen.«

Das gesunde Herz schlägt regelmäßig. Seine Pumpleistung paßt es an die jeweiligen Bedürfnisse des Körpers an. Obendrein versorgt das Herz noch sich selbst mit der nötigen Energie. Jede Erkrankung des Herzens kann sich daher früher oder später bemerkbar machen

- als *Angina pectoris,* wenn die Versorgung des Herzmuskels mit Sauerstoff nicht ausreicht,
- als Gefühl der *Atemnot,* wenn die Pumpleistung nicht ausreicht und das Blut sich in der Lunge staut,
- als *Herzrhythmusstörung,* wenn die Erregungsbildung oder die Erregungsleitung gestört sind.

Beschwerden: Mißverhältnis von Wollen und Können

Am Beispiel der Angina pectoris können Sie ein wichtiges Prinzip der Herztätigkeit verstehen: Das Herz kann seine Aufgaben nur dann klaglos erfüllen, wenn sich Forderung und Vermögen die Waage halten. Angina pectoris, der Herzschmerz, tritt immer dann auf, wenn der augenblickliche Sauerstoffbedarf des Herzens größer ist als das jeweilige Sauerstoffangebot. Der Sauerstoffbedarf des Herzens ist um so größer, je schneller das Herz schlägt, je höher der Blutdruck ist und je kräftiger der Herzmuskel sich unter der Peitsche des sympathischen Nervensystems zusammenzieht, also bei jeder Belastung, sei sie körperlicher oder seelischer Art. Die Sauerstoffversorgung des Herzens wird in erster Linie bestimmt von der Weite der Herzkranzgefäße und dem Sauerstoffgehalt des Blutes. Wenn Sie sich belasten, gehen Ihr Atem und Ihr Puls schneller. Ihre Herzkranzgefäße erweitern sich. Ihr Herz wird stärker durchblutet und der erhöhte Sauerstoffbedarf Ihres Herzens wird gedeckt. Jede Verengung der Herzkranzgefäße vermindert die Blutzufuhr zum Herzen. Jetzt kann der gesteigerte Sauerstoffbedarf bei Belastung nicht mehr gedeckt werden. Wie bei jedem Ungleichgewicht von Angebot und Nachfrage ist die Belastung dann nur noch um den Preis von Herzschmerzen zu bewältigen. Die Schmerzen aber zwingen durch die begleitende Angst den Kranken zur Ruhe, bis sich ein neues Gleichgewicht von Sauerstoffbedarf und Sauerstoffangebot eingestellt hat.

Ähnlich verhält es sich mit dem zweiten wichtigen Alarmsignal einer Herzkrankheit, der *Atemnot*. Bei körperlicher Arbeit steigt der Sauerstoffbedarf nicht nur des Herzmuskels, sondern auch der anderen Muskeln an. Um den steigenden Bedarf zu befriedigen, muß das Herz seine Pumpleistung steigern. Ein krankes Herz stößt dabei früher oder später an eine Grenze. Seine Leistungsbreite ist eingeschränkt. Bei einem Mißverhältnis zwischen geforderter Pumpleistung und verbliebener Fähigkeit entsteht Atemnot, die wiederum zum Einhalten zwingt.

Herzkrankheiten machen nicht immer Beschwerden

Wenn Ihnen klar ist, daß Beschwerden immer dann auftreten, wenn die Forderungen größer sind als die Fähigkeiten, dann verstehen Sie auch, daß Herzkrankheiten lange Zeit keine Beschwerden machen. Entweder setzt sich der betroffene Patient keinen zu großen Belastungen aus, oder das Arbeitsvermögen des Herzens ist noch soweit erhalten, daß es die Forderungen des gewöhnlichen Alltags erfüllen kann.
Wie schwer und bedeutsam eine Herzkrankheit ist, läßt sich an den Klagen der Patienten erkennen. Man fragt einfach danach, bei welchen Belastungen Beschwerden auftreten. Nach einem Vorschlag der Vereinigung New Yorker Herzspezialisten, der New York Heart Association, aus dem Jahre 1939 werden Herzkrankheiten in vier Schweregrade eingeteilt:

Schweregrad 1: Der Patient ist auch bei Belastung beschwerdefrei; seine Leistungsbreite ist nicht oder nur wenig eingeschränkt.

Schweregrad 2: Herzschmerzen oder Atemnot treten bei starker Belastung, zum Beispiel nach 2 Stockwerken Treppensteigen auf; die Leistungsbreite ist merklich eingeschränkt.

Schweregrad 3: Schon normale Alltagsbelastungen wie eine Etage Treppensteigen verursachen Herzschmerzen oder Atemnot; die Leistungsbreite ist deutlich eingeschränkt.

Schweregrad 4: Atemnot oder Herzschmerzen quälen den Kranken schon in Ruhe oder bei geringsten

Belastungen, zum Beispiel bei der Morgentoilette, die Leistungsbreite ist erheblich gemindert.

Die meisten Herzkrankheiten sind chronische Erkrankungen

Sie heilen nicht, ohne Schaden zu hinterlassen, wie z. B. eine Grippe oder ein Ziegenpeter. Meist bleibt eine dauernde Schädigung, die zu einer Abnahme der Leistungsbreite des Herzens führt. Aber wie dauernde Belastung Ihren Bizeps wachsen läßt, so kann auch der Herzmuskel bei stärkerer Beanspruchung dicker werden. Damit läßt sich manche Beeinträchtigung für einige Zeit wettmachen. Nur verbraucht ein dicker Muskel auch mehr Sauerstoff und Nährstoffe. Schließlich wird ein Punkt erreicht, wo das verdickte Herz seinen eigenen Sauerstoffbedarf nicht mehr decken kann – seine Leistung sinkt weiter ab.

Chronische Herzkrankheiten folgen damit – wenn kein Arzt eingreift – einem natürlichen Verlauf. Je nach Art der Erkrankung kommt es mit der Zeit zu einer mehr oder weniger schnellen Abnahme der Belastbarkeit, die Beschwerden des Patienten nehmen zu. Deshalb sagt das Ausmaß der Beschwerden auch etwas aus über den Verlauf der Krankheit. An der Entwicklung der Beschwerden läßt sich erkennen, in welchem Stadium die Erkrankung sich befindet. Dieser Zusammenhang ist für die Behandlung von Herzkrankheiten wichtig. So rät man dem Patienten zu einer Herzoperation meistens erst dann, wenn er unter Schmerzen oder Atemnot vom Schweregrad 3 oder 4 leidet. Es gilt der Grundsatz: »So spät wie möglich, aber so früh wie nötig«. Auf Einzelheiten kommen wir noch zu sprechen.

Zurück zu den *Krankheitszeichen* oder → Symptomen. Woran erkennt man eine Angina pectoris? Welche Bedeutung haben Rhythmusstörungen? Welche Folgen hat eine Herzleistungsschwäche?

Angina pectoris tritt bei Belastung auf

Ballen Sie Ihre rechte Hand zur Faust. Drücken Sie Ihre Faust mit schmerzverzerrtem Gesicht auf die Mitte Ihrer Brust. Mit dieser Gebärde verdeutlichen die betroffenen Patienten dem Arzt ihre Schmerzen beim Anginapectoris-Anfall. Diese Körpersprache sagt dem Arzt oft mehr als viele Worte. Manche Patienten umkrallen auch mit der rechten Hand ihre linke Brustseite. Ihr Herz ist im Anfall wie in einem Schraubstock gepreßt. Der Schmerz ist scharf und brennend. Typisch ist die Ausbreitung der Schmerzempfindung in den Hals, den Unterkiefer, in den linken oder in beide Arme. Manchmal beginnt der Schmerz auch erst im linken Arm und breitet sich dann in die Brust aus. Ausgelöst wird ein Angina-pectoris-Anfall meistens durch bestimmte Belastungen. Besonders leicht treten die Schmerzen auf nach einer üppigen Mahlzeit, bei kaltem, windigem Wetter und bei Ärger oder Erregung.

Klagt ein Mensch über derartige Beschwerden, dann sind seine Herzkranzgefäße mit großer Wahrscheinlichkeit verengt. Die Schmerzen sind Ausdruck einer augenblicklichen Sauerstoffnot des Herzmuskels. Die belastende Tätigkeit muß sofort abgebrochen werden! Läßt der Schmerz dann nicht rasch nach, steht ein Herzinfarkt bevor. Ärztliche Hilfe ist dringend geboten!

Leider werden die Symptome oft verkannt. Weil die Schmerzen in den Unterkiefer ziehen, wird der Zahnarzt aufgesucht. Oder die Hilfe eines Orthopäden wird in Anspruch genommen, weil die Schulter schmerzt. Andere Patienten lassen den Magen röntgen, weil der Schmerz im Oberbauch sitzt. Umgekehrt können Schmerzen in der Brust viele andere Ursachen haben. Die endgültige Diagnose ist in jedem Fall Sache des Arztes.

Rhythmusstörungen beeinträchtigen die Pumpleistung

Herzrhythmusstörungen können in den Vorhöfen oder den Kammern entstehen. Häufigste Ursache ist eine gesteigerte Erregbarkeit eines Teils des Reizleitungssystems. Verschiedene Krankheiten oder Schadstoffe wie Alkohol oder Nikotin schädigen die Zellmembran. Diese verliert einen Teil ihrer ionentrennenden Fähigkeit und vorzeitige Entladungen der geschädigten Zellen sind die Folge. Der vorzeitige Impuls breitet sich wie ein normaler Impuls im Reizleitungssystem aus und führt zu einem vorzeitigen Herzschlag, einer → Extrasystole. Der vorzeitige Impuls kann auch in bestimmten Teilen des Reizleitungssystems auf einer Kreisbahn gefangen gehalten werden. Bei jedem Durchlauf durch den Kreisel wird ein neuer Herzschlag angestoßen, das Herz beginnt zu rasen. Die Zahl der Herzschläge kann auf mehr als 200 Schläge in der Minute ansteigen.

Manchen Patienten gelingt es, den Teufelskreis durch eine starke Reizung des parasympathischen Nervensystems zu durchbrechen. Eiswasser, in kleinen Schlucken getrunken, oder ein mit dem Finger im Rachen ausgelöster Brechreiz sind Maßnahmen zur Ersten Hilfe bei den Betroffenen.

Jede Rhythmusstörung stört das geordnete Nacheinander von Vorhof- und Kammertätigkeit. Die Folge ist eine Abnahme der Fördermenge des Herzens um etwa ein Viertel der normalen Leistung. Diese Beeinträchtigung der Förderleistung des Herzens ist um so bedeutsamer, je mehr die Pumpleistung des Herzens durch eine Erkrankung schon geschädigt ist. Anfallsweises Herzrasen nach reichlichem Alkoholgenuß kann bei einem sonst gesunden Herzen über Stunden anhalten, ohne daß die Pumpleistung abnimmt. Bei einem Herzen, das bereits einen oder mehrere Herzinfarkte überstanden hat, führt die gleiche Rhythmusstörung zu einem bedrohlichen Blutdruckabfall.

Herzrhythmusstörungen machen sich durch unangenehme Mißempfindungen bemerkbar. Herzklopfen, Herzstolpern, Herzrasen, Schwindel und Schweißausbruch sind die häufigsten Klagen der Patienten, wobei von Mensch zu Mensch große Unterschiede in der Empfindlichkeit bestehen. Der eine bemerkt jeden auch noch so seltenen Extraschlag, andere nehmen auch lange anhaltendes Herzrasen kaum wahr. Erst wenn sich Atemnot oder gar Bewußtseinsstörungen einstellen wird von ihnen ärztliche Hilfe gesucht.

Herzleistungsschwäche führt zur Stauung

Die Abnahme der Pumpleistung des Herzens, gleich aus welcher Ursache sie entsteht, führt zu einer Stauung des Blutkreislaufs. Der Stau im Lungenkreislauf verursacht zunehmende Atemnot, zunächst nur bei Belastung. In fortgeschrittenen Stadien tritt Atemnot aber schon in Ruhe auf. Die Kranken können nicht mehr flach liegen. Sie sitzen aufrecht, den Oberkörper auf beide Arme gestützt und ringen angestrengt um Luft. Im schwersten Stadium wird Flüssigkeit aus den Haargefäßen in die Lunge gepreßt und schaumig-weißer Auswurf zeigt dem Arzt, daß ein schwerer Blutstau in der Lunge, ein → Lungenödem vorliegt.

Die Stauung im großen Kreislauf führt zu einer Stauung in den Körpervenen. Die Symptome sind anfangs oft irreführend: Druck und Völlegefühle im Oberbauch infolge einer Stauung in den Venen von Darm und Leber. Später kommt es zu Wasseraustritt aus den Blutgefäßen in das Gewebe: Knöchelgegend und Unterschenkel schwellen an. Bei fortgeschrittenen Stadien einer Herzleistungsschwäche oder → Herzinsuffizienz »steigt das Wasser«, wie der Volksmund es ausdrückt. Schließlich können sich mehrere Liter Flüssigkeit in der Bauchhöhle ansammeln. Wassersucht oder → Aszites und eine tiefblaue Hautfarbe kennzeichnen den allgemeinen Stau des Kreislaufs in den Venen, in denen der Druck um ein Vielfaches gestiegen ist.

Über harmlos oder ernst entscheidet der Arzt

Haben Sie beim Lesen der vorangehenden Seiten geglaubt, ähnliche Krankheitszeichen auch bei sich selbst schon beobachtet zu haben? Haben Sie auch schon mal unter Schwindel und Herzklopfen gelitten? Hatten Sie auch schon mal das Gefühl, nicht richtig durchatmen zu können? Kein Grund zur Panik! Es ist eine alte Erfahrung, daß jeder Medizinstudent bei sich selbst genau die Krankheit feststellt, deren Symptome ihm in der letzten Vorlesung gerade geschildert wurden. Es ist ebenso eine feststehende Tatsache, daß vielen Beschwerden keine ernsthafte Erkrankung zugrunde liegt. Ein ruheloser Lebenswandel, Feiern ohne Fasten, Rasen ohne Rasten bringt das empfindliche Gleichgewicht unseres Kreislaufs öfter zum Wanken als eine schwere Krankheit. Zudem sind die meisten Symptome vieldeutig und schwer auf eine bestimmte Erkrankung zu beziehen. Um die Ursache von Schwindel zu finden, muß ein Patient unter Umständen vier oder fünf verschiedene Fachärzte aufsuchen – um am Ende zu erfahren, daß er zuviel raucht. Wenn sie aber – wie der unbekannte Patient von William Heberden – einen triftigen Grund haben, bei sich eine ernsthafte Erkrankung anzunehmen, dann helfen Ihnen keine Bücher, sondern nur ein Besuch beim Arzt.

Was dieser von Ihnen wissen will und warum, das steht im nächsten Kapitel.

Geben Sie Ihrem Arzt ein Interview

Was er von Ihnen wissen will und warum

Eine ungewöhnliche Patientin

»Ich heiße Martha Ludwig, bin 56 Jahre und lebe in geordneten familiären und glücklichen ehelichen Verhältnissen. Ich war noch nie ernsthaft krank, worauf ich mir aber nichts zugute halte, denn um meine Gesundheit habe ich mir nie große Gedanken gemacht. In unserer Familie sind die Frauen alle bis ins hohe Alter gesund geblieben. Ich rauche nicht und trinke Alkohol nur bei besonderen festlichen Anlässen.

Unsere beiden Kinder sind erwachsen, daher hat unser Haushalt nur noch zwei Personen, meinen lieben Mann und mich. Seit 3 Monaten spüre ich bei der Hausarbeit, die ich gerne und mit Freuden verrichte, Schmerzen im linken Arm, die immer schlimmer werden. Von einer guten Freundin weiß ich, daß solche Schmerzen auch vom Herzen kommen können. Ich bin daher sehr besorgt und möchte mich in Ihrer Klinik untersuchen lassen. Wann kann ich kommen?«

So frisch und direkt, wie dieser Brief erwarten ließ, betrat die Patientin dann auch das Sprechzimmer. Freundlich lächelnd nahm sie auf dem angebotenen Stuhl Platz, bereit, sich helfen zu lassen. Ihre Antworten auf die Fragen des Arztes waren klar und kurz; ihre Gedanken geordnet. Wenn sie etwas nicht gleich verstand, fragte sie nach. Sie schien ehrlich besorgt und war mit allen ihr vorgeschlagenen Untersuchungen einverstanden. Ihre Vermutung erwies sich als richtig. Eine Verengung der linken Herzkranzarterie war die Ursache ihrer Beschwerden. Nach erfolgreicher Behandlung – die Verengung wurde mit einem aufblasbaren Ballon beseitigt – nahm sie die angebotene Möglichkeit zur Diätberatung wahr. Die konsequente Umsetzung des dabei Gelernten führte zu einer deutlichen Senkung ihrer erhöhten Blutfette. Bei der Nachuntersuchung 3 Monate später zeigte sie sich dankbar, die verordneten Medikamente hatte sie regelmäßig genommen.

Sie haben es sicher schon gemerkt: eine ideale Patientin. Der Brief ist echt, der weitere Verlauf der Krankengeschichte ist frei erfunden. Nach einem Bild, wie sich die meisten Ärzte ihre Patienten wünschen: gefaßt, frisch, konzentriert, klar, geordnet, gelöst und bereit, sich helfen zu lassen. Nicht weniger anspruchsvoll sind die Erwartungen der meisten Patienten an ihren Arzt. Gesund und sympathisch soll er sein, geduldig zuhören soll er können, tatkräftig muß er sein und allezeit bereit, Hilfe zu bringen. Kein Wunder, daß beide, Patient und Arzt, häufig voneinander enttäuscht sind. Patienten seien zu anspruchsvoll, zu ängstlich, unzuverlässig, sogar mißtrauisch – klagen manche Ärzte. Der Arzt höre nicht zu, nehme sich zu wenig Zeit, sein Auftreten lasse Fragen oder Kritik gar nicht erst zu. Damit gehe man besser zur Schwester oder zur Sprechstundenhilfe – antworten einige Patienten. Weil daran viel Wahres ist, gibt es kluge Bücher, die den Arzt lehren, wie er sein Verhältnis zum Patienten verbessern kann.

Auf den nächsten Seiten lesen Sie, was Sie als Patient(in) beachten sollten, wenn ihr Besuch beim Arzt zur beiderseitigen Zufriedenheit ausfallen soll.

Nutzen Sie die Wartezeit

Die Zeit im Wartezimmer können Sie sinnvoll nutzen, wenn Sie, statt in alten Illustrierten zu blättern, ihre Gedanken ordnen. Überlegen Sie, warum Sie den Arzt aufsuchen, warum Sie ihn gerade jetzt aufsuchen. Was ist das Wichtigste, was Sie ihm sagen wollen? Was erwarten Sie von ihm genau? Wenn Sie Angst haben, vor Aufregung etwas zu vergessen, hilft ein kleiner Notizzettel. Aber besser keine seitenlangen Ausarbeitungen, denn die werden meistens nur »zu den Akten« genommen, der Inhalt meist nur flüchtig durchgelesen. Vielleicht erinnern Sie sich an frühere Arztbesuche. Überlegen Sie, wie diese abgelaufen sind.

Der Arzt geht beim ersten Gespräch meistens nach einem gewissen Plan vor, an den sich auch die folgende Schilderung hält.

Der erste Eindruck ist meist falsch

Für das Verhältnis, das Patient und Arzt zueinander finden, ist oft schon die erste Begegnung ausschlaggebend. Dabei kommt es beim ersten Gespräch nicht nur darauf an, was gesagt wird, sondern auch, wie es gesagt wird. Nicht nur die Sprache der Worte, sondern auch die Sprache des Körpers liefert beiden Seiten, Patient und Arzt, wichtige Informationen. Ein schlaffer Händedruck bei der Begrüßung, eine leise, tonlose Stimme, hängende Schultern prägen den ersten Eindruck des Arztes über Ihre Person. So wie Sie sich eine Meinung bilden, wenn der Arzt bei der Begrüßung sitzen bleibt, weiter telefoniert, ohne Sie zu beachten oder in irgendwelchen Papieren blättert. Geben Sie ihm noch eine Chance, den ersten Eindruck zu verbessern – der erste Eindruck ist nach aller Erfahrung meistens falsch. Sie werden gebeten, Platz zu nehmen. Sitzen Sie bequem. Aber bitte, stützen Sie nicht beide Ellbogen auf den Schreibtisch des Arztes – Sie verletzen seine Intimsphäre.

Das Sprechzimmer ist zum Sprechen da

Wenn Sie Platz genommen haben, wird der Arzt Sie fragen: »Was führt Sie zu mir?« oder so ähnlich. Jetzt haben Sie die Gelegenheit, dem Arzt mit Ihren eigenen Worten Ihre Beschwerden zu schildern. Der Arzt möchte von Ihnen selbst hören, wo Sie der Schuh drückt. Also nicht zurückfragen: »Hat mein Hausarzt das nicht draufgeschrieben?« oder: »Steht das nicht in dem Brief drin?«. Vertreten Sie sich selbst!

Ärzte finden es auch nicht witzig, wenn der Patient auf die Frage: »Was fehlt Ihnen?« antwortet: »Das sollen Sie doch rauskriegen, Herr Doktor«.

Fallen Sie auch nicht gleich mit Ihrer eigenen Diagnose ins Haus. Es ist Sache des Arztes, Ihre Beschwerden auf den richtigen Begriff zu bringen. Das soll Sie aber nicht daran hindern, Ihre eigene Vorstellung über die Art und Ursache Ihrer Beschwerden zu schildern. Also nicht: »Ich habe supraventrikuläre Tachykardien«! Besser ist: »Mein Herz schlägt plötzlich ganz schnell und dann genauso plötzlich wieder normal. Das geht schon seit drei Monaten so. Ich glaube, das hängt mit meiner Mandeloperation zusammen.« Und nur einem Arzt, den Sie gut und lange kennen, sollten Sie den neuesten Artikel aus der »Grünen Praline« mit den Worten überreichen: »Bei mir ist es genau so! Können Sie mir das nicht auch verschreiben?!«

Manchmal wird der Arzt Sie unterbrechen, um Fragen zu stellen. Lassen Sie sich davon nicht stören. Es zeigt nur, daß der Arzt Ihnen zuhört und versucht, im Fluß Ihrer Rede Steine ausfindig zu machen, auf denen er Halt für gezielte Fragen finden kann.

Gezielte Fragen sind der Schlüssel zur Diagnose

Die richtige Diagnose zu finden ist wie ein Detektivspiel: Erst schildert der Zeuge, das heißt Sie, seine Beobachtungen. Dann stellt der Detektiv, das heißt der Arzt, gezielt seine Fragen, aus denen er scharfsinnige Schlüsse zieht. Anschließend werden Spuren gesucht und der Tatort, das heißt Ihr Körper, nach verdächtigen Befunden abgesucht.

Der Arzt-Detektiv ist dabei auf klare und genaue Angaben des Zeugen angewiesen, wenn er nicht auf eine falsche Spur geraten soll. Deshalb ist es gut, wenn Sie kurz nachdenken, bevor Sie auf eine Frage antworten. Wenn Sie eine Frage nicht verstanden haben, sagen Sie es. Der Arzt wird versuchen, sich verständlicher auszudrücken.

Wählen Sie Ihre Worte! Wenn Sie Ihre Beschwerden zu drastisch schildern, wird der Arzt vielleicht denken, sie übertreiben. Kein Arzt wird beeindruckt sein, wenn Sie ihm mit einem lächelnden Gesicht erzählen: »Ich habe immer wahnsinnige Schmerzen in der ganzen Brust!«. Wo genau sitzen die Schmerzen? Was sind das für Schmerzen? Wodurch werden Sie ausgelöst und was verschafft Ihnen Linderung? Klare, knappe und überlegte Antworten auf diese Fragen helfen dem Arzt – und Ihnen – weiter.

**Frühere Krankheiten
hinterlassen oft Folgen**

Als nächstes wird der Arzt wissen wollen, welche Krankheiten Sie schon gehabt haben. Scharlach oder Diphtherie im Kindesalter, oder häufige Entzündungen der Rachenmandeln hinterlassen beispielsweise Schäden am Herzen, die sich erst Jahre später bemerkbar machen. Genau so ist es beim → »rheumatischen Fieber«. Es handelt sich um eine schmerzhafte Entzündung der großen Gelenke – Kniegelenk und Schultergelenk zum Beispiel – verbunden mit hohem Fieber. Häufig sind auch die Herzhäute mit betroffen. Sie erinnern sich: das Herz hat 3 davon. Als Folge eines solchen rheumatischen Fiebers im Kindesalter entsteht häufig ein Herzklappenfehler: Die Segel von einer oder mehreren Herzklappen verkleben oder schrumpfen. Die Ventile gehen dann nicht mehr richtig auf oder schließen nicht mehr dicht. Oft vergehen Jahrzehnte, bis ein solcher Herzklappenfehler Beschwerden verursacht. Warum das so ist, haben Sie im vorigen Kapitel gelesen.

Es ist also wichtig, sich an frühere Krankheiten zu erinnern, auch wenn sie schon Jahre oder Jahrzehnte zurückliegen und scheinbar nichts mit dem Herzen zu tun hatten.

Manche Krankheiten liegen in der Familie

Viele Krankheiten, ja eigentlich alle, haben nicht nur eine Ursache. Sie haben sich bei einer Krankheit vielleicht auch schon gefragt: »Warum gerade ich? Warum gerade jetzt?«. Den Boden für viele Krankheiten bereitet die »Veranlagung«. Es ist eine bekannte Tatsache, daß in bestimmten Familien manche Krankheiten häufiger vorkommen als in anderen Familien. Dazu gehören zum Beispiel der hohe Blutdruck oder die Zuckerkrankheit. Es soll Sie daher nicht verwundern, wenn der Arzt von Ihnen wissen will, welche Krankheiten bei Ihren leiblichen Verwandten Vater, Mutter und Geschwister, Ihnen bekannt sind. Der Arzt sammelt wichtige Indizien. Hatte der Arzt nach Ihrer Schilderung noch Zweifel, ob Sie unter echter Angina pectoris leiden, dann wird Ihre Aussage, daß Ihr Vater schon mit 50 Jahren einen Herzinfarkt hatte, den Doktor in seinem Verdacht auf eine Herzkranzgefäßerkrankung als Ursache Ihrer Beschwerden bestärken.

Medikamente verändern Befunde

Kein Detektiv gelangt ans Ziel, wenn man ihm wichtige Beweise vorenthält oder falsche Spuren legt. In einer ähnlichen Situation befindet sich ein Arzt, dem der Patient verschweigt, welche Medikamente er nimmt. Tabletten sollen helfen. Das bedeutet aber auch, daß viele Beschwerden oder Befunde durch die Einnahme von Medikamenten gebessert oder verschleiert werden. Medikamente haben oft auch Wirkungen, die zwar nicht erwünscht sind, aber in Kauf genommen werden, weil der Nutzen größer ist als der Schaden. Die Einnahme von Medikamenten kann daher auch zur Ursache von Beschwerden und Symptomen werden. Der Arzt muß daher wissen, welche Medikamente Sie wie oft einnehmen und in welcher Dosierung. Auch wenn die Tabletten nicht gegen Herzbeschwerden genommen werden, sondern für so schlichte Dinge wie eine geregelte Verdauung. Manche solcher Medikamente verfälschen auch Laboruntersuchungen oder das Elektrokardiogramm. Das ist mit ein Grund, warum solche Untersuchungen oft erst nach einer mehrtägigen »Medikamentenpause« durchgeführt werden. Am besten bringen Sie die Zettel, die den Tablettenpackungen beiliegen, zu Ihrem Arztbesuch mit. Das erspart dem Arzt das Raten, um welches Medikament es sich bei »so kleinen roten Tabletten« handelt.

Ehrlich währt am längsten

Der Arzt hat Sie jetzt schon so ausführlich interviewt, daß Sie Zutrauen gewonnen haben sollten. Überlegen Sie noch einmal. »Habe ich nichts vergessen? Was habe ich verschwiegen – vielleicht weil ich die Reaktion des Arztes fürchtete? Hatte ich den Mut zu fragen, als ich etwas nicht verstanden habe? Habe ich deutlich genug gesagt, was ich von diesem Arztbesuch erwarte? Oder habe ich einen Grund vorgeschoben, der mir »passender« erschien? Erwarte ich wirklich, daß der Arzt von alleine auf die richtige Spur gerät?«

Vertrauen gegen Vertrauen! Ein gutes Verhältnis zwischen Art und Patient entwickelt sich nur, wenn beide »echt« sind. Schließlich erwarten Sie doch auch, daß der Arzt Ihnen die Wahrheit sagt, Sie richtig aufklärt über Sinn und Risiko von Untersuchungen und Ihnen auch schlechte Botschaften nicht verschweigt.

Der Schlüssel zu Ihrem Fall liegt in einem ehrlichen Interview. Der Lösung einen Schritt näher kommt der Arzt bei der folgenden körperlichen Untersuchung.

Die wichtigsten Werkzeuge des Arztes
Womit er Herzkrankheiten erkennt

In aller Schicklichkeit

In der Schenke geht es hoch her. Fuhrknechte sind hungrige Leute. Und durstig dazu. Auf ihrem langen Treck von der Donau an die Adria halten ihre Fuhrwerke am liebsten in Graz. Die Stadt an den Ufern der Mur, zu Füßen des Schloßberges, ist berühmt für ihre Gastlichkeit. Ihre fetten steirischen Kapaune munden den Fuhrleuten besonders, wenn dazu süffige Weine aus der Steiermark gereicht werden.

Beim Auenbrugger muß jede Hand zupacken, um die lauten und hungrigen Gäste zu bedienen. Leopold, der kräftige Gastwirtssohn, schleppt unermüdlich Krüge mit Wein herbei. Portugieser aus Gonobitz, Welscher aus Littenberg und Radkesburger Mosler. Auch ungarischer Kadarka und italienischer Chianti lagern im Weinkeller. Wie es der Vater gezeigt hat, prüft der Junge den Weinstand in den großen Fässern, indem er mit den Knöcheln seiner Faust an die hölzernen Dauben schlägt.

Zwanzig Jahre später betreut der junge Arzt Leopold Auenbrugger im Spanischen Hospital zu Wien zahlreiche Brustkranke. Den Puls fühlen und auf die Geräusche achten, welche die Luft beim Ein- und Ausatmen in der Lunge hervorruft – darin besteht schon die ganze ärztliche Untersuchung. Man müßte ein Zeichen finden, das verläßlicher als der Puls eine Wendung der Krankheit zum Besseren oder Schlechteren erkennen ließe. Sieht der Brustkorb mit seinen Rippen genau betrachtet nicht ähnlich aus wie ein Faß mit seinen Dauben? Auenbrugger stehen die Fässer in Vaters Weinkeller noch deutlich vor Augen. Er beginnt, zaghaft zuerst, den Brustkorb seiner Patienten zu beklopfen. Jeder Schlag erzeugt einen Schall – und dieser Schall ändert sich, je nachdem, ob die unter der beklopften Stelle liegende Lunge krank oder gesund ist! Wie war das mit den Fässern? »Solange sie leer sind, hallen sie an jedem Punkte wider. Angefüllt aber nehmen sie um so mehr an ihrem Schall ab, je mehr die Menge der in ihnen enthaltenen Luft abnimmt«, erinnert sich Auenbrugger.

Nach 7 Jahren sorgfältiger Erprobung der neuen Methode läßt Auenbrugger 1761 ein Buch drucken. Auf nur 95 Seiten beschreibt er seine »Neue Erfindung, beim Anschlagen an den Brustkorb des Menschen durch ein Zeichen verborgene innere Brustkrankheiten zu entdecken«.

Im Namen der Schicklichkeit – die Kaiserin Maria Theresia ist in diesen Dingen empfindlich – empfiehlt Auenbrugger den Ärzten: »Die Oberfläche der Brust sei mit dem Hemd bekleidet oder die Hand des Untersuchenden mit einem Handschuh«. Ein großer Fortschritt im Vergleich zu den nicht allzu lange zurückliegenden Zeiten, wo die ärztliche Untersuchung darin bestand, am Handgelenk den Puls einer Patientin zu tasten, die sich selbst hinter einem Vorhang verborgen hielt (Abb. 4).

Aber kaum jemand nimmt von Auenbruggers neuer Erfindung Notiz. Das Beklopfen einer weiblichen Brust, wenn auch behemdet, ziemt sich nicht. Es bedarf der französischen Revolution, um Auenbruggers Erfindung die nötige Verbreitung zu sichern. Jean Corvisart, seit 1804 Leibarzt von Kaiser Napoleon I., hört im eroberten Wien von Auenbruggers Untersuchungsmethode. Er übersetzt das kleine Buch aus dem Lateinischen ins Französische und ergänzt Auenbruggers Erkenntnisse durch eigene Beobachtungen. Ein Jahr vor Auenbruggers Tod – er wird 87 Jahre alt – ist damit die Zukunft der Methode gesichert. Mit der Methode des Beklopfens gelingt es Corvisart auch, die Größe des Herzens zu bestimmen. Auf diese Weise kommt er zu einer bedeutsamen Erkenntnis: »Ein großes Herz ist immer auch ein krankes Herz«.

Bei Corvisart arbeitet ein junger Arzt mit dem poetischen Namen René Theophile Hyacinthe Laennec. Der geschickte Bretone wird rasch ein begeisterter Anwender der Auenbruggerschen Methode. Um die Atemgeräusche zu hören, lernt er, das Ohr direkt auf den Brustkorb der Kranken zu legen. Bei den Frauen der besseren Gesellschaft des Kaiserreichs ein unschickli-

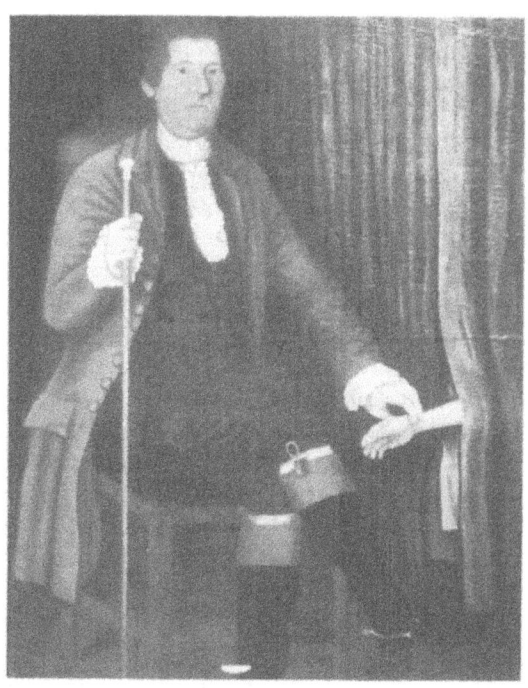

Abb. 4. Dr. William Clysson fühlt einer Patientin den Puls, die sich selbst züchtig hinter einem Vorhang verbirgt. Gemälde von W. Chandler um 1780. (Aus: Geschichte der Medizin im Spiegel der Kunst. DuMont, Köln 1980.)

ches Ansinnen. Eines Tages muß Laennec ein besonders pummeliges Fräulein untersuchen. Der feingliedrige, ewig kränkelnde Mann hat nicht den Mut, sein Ohr direkt auf die dargebotenen Speckschichten zu drücken. Da kommt ihm ein rettender Einfall. Er rollt sein Notizheft zu einer Röhre, setzt das eine Ende auf die Brust der Kranken und hält das andere Ende an sein Ohr. So bringt er einen geziemenden Abstand zuwege. Zu seinem großen Erstaunen hört Laennec mit dem einfachen Rohr die Atemgeräusche und Herztöne besser, als er sie je mit dem bloßen Ohr vernommen hat. Er probiert verschiedene Materialien aus. Am Ende entwickelt er ein Hörrohr aus zusammensteckbaren Holzzylindern. 1819 veröffentlicht er seine Erfahrungen mit der neuen Untersuchungsmethode. Im Gegensatz zu der Klopftechnik von Auenbrugger findet das Abhören mit Laennecs Hörrohr rasche Verbreitung. Schon 10 Jahre später ist der Besitz eines Hörrohrs ein Muß für jeden Arzt – nur nicht für Chirurgen, die als Handwerker angesehen werden. Heute ist das → Stethoskop, wie Laennec sein Gerät auf griechisch nennt, das Zunftzeichen aller Ärzte.

Ein neues Kapitel der Medizingeschichte beginnt. Die eingehende körperliche Untersuchung wird jetzt die wichtigste und vornehmlichste Aufgabe des Arztes. Seine fünf Sinne werden zu seinen wichtigsten Werkzeugen. Betrachten (→ Inspektion), Betasten (→ Palpation), Beklopfen (→ Perkussion) und Abhorchen (→ Auskultation) bilden die vier Säulen, auf denen die Kunst, eine Diagnose zu stellen, ruht. Nur mit Schmecken und Riechen hält sich der moderne Arzt im Gegensatz zu seinen Kollegen aus früheren Jahrhunderten zurück. Für die Untersuchung der verschiedenen Körpersäfte nimmt er, begreiflicherweise, lieber die Hilfe seiner Laborgeräte in Anspruch.

Manche Herzkrankheiten erkennt man auf den ersten Blick

Schon der berühmte »erste Blick« kann dem erfahrenen Arzt die Diagnose verraten. Gelbliche Knötchen in der Haut der Augenlider, weißliche Ringe um die Pupillen, stark geschlängelte Schlagadern an den Schläfen, eine quer über die Ohrläppchen verlaufende Hautfalte und vom Nikotin gelb verfärbte Finger: das alles läßt mit hoher Wahrscheinlichkeit auf eine Erkrankung der Herzkranzgefäße schließen. Bläulich-lila verfärbte Haut über den Wangenknochen verrät, daß die Pumpleistung des Herzens vermindert ist. Eine Ursache kann in der krankhaften Verengung der Mitralklappe liegen. Gestaute, prall gefüllte Halsvenen und geschwollene Unterschenkel sind Zeichen einer Herzleistungsschwäche, der → Herzinsuffizienz. Angeborene Herzfehler verursachen oft eine tiefe Blaufärbung des Gesichts, der Lippen und der Schleimhäute. Über Löcher in den Scheidewänden des Herzens oder andere Kurzschlüsse gelangt sauerstoffarmes, venöses Blut in den großen Kreislauf, daher die Blausucht. Die Fingerenden der betroffenen »blue babies« sind aufgetrieben wie die Enden von Trommelschlegeln. Die Fingernägel darüber sind dick und stark gebogen wie das Glas einer alten Taschenuhr.

Am Puls erkennt man den Takt des Herzens

Wenn der Arzt diese Indizien sorgfältig aufgezeichnet hat, beginnt er mit der eigentlichen Untersuchung. Zunächst fühlt er den Puls am Handgelenk. Er zählt die Zahl der Pulsschläge in der Minute. Schlägt das Herz langsam oder schnell? Ist der Herzschlag regelmäßig oder unregelmäßig? Ist der Puls kräftig oder schwach? Ist die Schlagader prall gefüllt oder nur dünn? Fehlt der Pulsschlag an einer Stelle, wo er beim Gesunden normalerweise zu tasten ist? Am Handgelenk, in der Ellenbeuge, am Kieferwinkel, in der Leiste, am Fußrücken, hinter dem Fußknöchel? (Fehlt beispielsweise der Pulsschlag auf dem rechten Fußrücken und hinter dem rechten Knöchel, besteht der Verdacht auf einen Gefäßverschluß im rechten Bein.) Vor der Einführung der verschiedenen Aufzeichnungsverfahren, die im nächsten Kapitel besprochen werden, war die sorgfältige Unterscheidung verschiedener Pulseigenschaften eine der wichtigsten Möglichkeiten, den Zustand des Herzens zu beurteilen.

Als nächstes legt der Arzt seine Hand auf den Brustkorb. Mit den Fingerspitzen sucht er nach der Lage der Herzspitze. Ein schwacher Stoß des Herzens gegen die Brustwand verrät der tastenden Hand die Stelle.

Beim Gesunden fühlt man den *Herzspitzenstoß* etwa in der Gegend der linken Brustwarze. Bei einem kranken, vergrößerten Herzen ist der Herzspitzenstoß weiter links zu tasten. Hebt sich der Brustkorb bei jedem Herzschlag über der Herzspitze? Hat ein überstandener Herzinfarkt zu einer Ausbuchtung der Herzspitze geführt, die bei jedem Herzschlag die Brustwand anhebt? Der tastenden Hand des Geübten bleibt auch das nicht verborgen. Jetzt preßt der Arzt die flache Hand auf den Brustkorb über dem Herzen. Bei einigen Herzfehlern läßt sich auf diese Weise ein deutliches Schwirren tasten. Beispielsweise wird bei einer hochgradigen Einengung der Aortenklappe das Blut aus der linken Kammer wie durch eine Düse in die Körperschlagader gepreßt. Dabei entstehen Wirbel, die den Brustkorb zum Vibrieren bringen.

Eigentlich wäre jetzt die Bestimmung der Herzgröße nach der Perkussionsmethode von Auenbrugger an der Reihe. Sie wird heute aber kaum noch durchgeführt, da ihre Ergebnisse zu ungenau sind. Eine Röntgenaufnahme gibt zuverlässigere Auskunft über die Größe der verschiedenen Herzhöhlen. Das Prinzip der Methode ist jedoch ganz einfach. Legen Sie die Finger Ihrer linken Hand flach auf die Brust, am besten etwas unterhalb des Schlüsselbeins. Atmen Sie tief ein und halten Sie die Luft an. Wenn Sie jetzt mit der Spitze Ihres rechten Mittelfingers auf den fest angedrückten Mittelfinger Ihrer linken Hand klopfen, entsteht ein hohler Klang, weil die darunterliegende Lunge mit viel Luft gefüllt ist. Ganz anders ist der Schall, wenn Sie das gleiche Manöver auf Ihrem Oberschenkel ausführen, der Schall ist kurz und dumpf. Ähnlich kurz ist der Klopfschall in dem Bereich des Brustkorbs, unter dem das muskelkräftige Herz liegt. Ein Geübter kann so durch bloßes Betasten und Beklopfen des Brustkorbs einigermaßen genau die Größe des Herzens bestimmen.

Herzgeräusche signalisieren Herzfehler

Wichtiger als die Perkussion ist noch heute das Abhorchen des Herzens mit dem Stethoskop. Während der Tätigkeit des Herzens entstehen auch beim gesunden Menschen bestimmte Töne. Der *erste Herzton* entsteht, wenn die Segel der Mitral- und der Trikuspidalklappe zusammenschlagen. Er zeigt an, daß der Druck in den Kammern über den Druck in den Vorhöfen angestiegen ist. Beide Klappen verschließen die Einstromöffnung. Die Füllungsphase oder Diastole ist zu Ende. Ein *zweiter Herzton* entsteht beim Schluß der Aorten- und Pulmonalklappe am Ende der Austreibungsphase. Aus der Lautstärke der Herztöne kann man auf die Druckverhältnisse in den Herzhöhlen und großen Arterien schließen. Bei Herzkranken kann ein *dritter Herzton* entstehen, wenn das Blut zu Beginn der Füllungsphase besonders schnell in die Herzkammern einströmt.

Neben den Herztönen achtet der Arzt beim Abhorchen besonders auf auffällige *Herzgeräusche*. Beim Gesunden strömt das Blut durch die Herzhöhlen und großen Schlagadern, ohne daß Geräusche entstehen. Krankhafte Veränderungen an den Herzklappen oder Löcher in den Scheidewänden des Herzens verändern oder behindern die Strömung des Blutes. Es entstehen Strömungswirbel, die als Herzgeräusche hörbar sind. Um die Geräusche richtig zuordnen zu können, läßt der Arzt den Atem anhalten, hört das Herz ab und fühlt gleichzeitig den Puls. Er wiederholt diesen Vorgang an mehreren Stellen, um herauszubekommen, an welcher Klappe oder in welcher Herzhöhle das Geräusch entsteht.

Eine Verengung der Einlaßventile zwischen Vorhöfen und Kammern behindert den Einstrom des Blutes und führt zu Geräuschen in der Diastole. Schließen dagegen die Einlaßventile nicht dicht, so fließt Blut beim nächsten Pumpvorgang der Kammern wieder in die Vorhöfe zurück. Dabei entstehen Geräusche in der Systole. Genau umgekehrt ist es bei Erkrankungen der Auslaßventile zwischen den Herzkammern und den großen Arterien. Sind diese Klappen verengt, kommt es zu Strömungsgeräuschen in der Systole. Sind die Klappen undicht, strömt Blut in die Kammern zurück, es entsteht ein Rückflußgeräusch während der Diastole. Auch bei krankhaften Verengungen der herzfernen Schlagadern entstehen durch Wirbelbildung im Blutstrom *Strömungsgeräusche*. Zu einer vollständigen kardiologischen Untersuchung gehört daher auch, daß das Stethoskop auf bestimmte »Gefahrenstellen« aufgesetzt wird, um dort nach Geräuschen zu fahnden. Zu diesen Gefahrenstellen, an denen es häufig zu Gefäßverengungen kommt, gehören die Halsschlagadern, die Bauchschlagader und die Beinschlagadern.

Die Blutdruckmessung gehört zu jeder Untersuchung

Abgeschlossen wird die körperliche Untersuchung mit der Messung des Blutdrucks. Erfunden hat die Methode vor fast hundert Jahren der italienische Kinderarzt Scipione Riva-Rocci. Er legte einen Fahrradschlauch um den Oberarm, pumpte ihn auf und bestimmte den Druck im Schlauch, bei dem am Handgelenk kein Puls mehr zu fühlen war. Eine einfache Überlegung ergibt, daß der Druck im Schlauch gerade etwas höher sein mußte, als der Druck des Blutes in der Oberarmschlagader. Ließ Riva-Rocci den Druck im Schlauch langsam ab, so war in dem Augenblick wieder ein Puls zu tasten, in dem der Druck im Schlauch gerade etwas unter den Blutdruck in der Schlagader gesunken war. Zu Ehren von Riva-Rocci wird der Blutdruck heute mit seinen Anfangsbuchstaben *RR* in die Fieberkurve eingetragen. Zehn Jahre nach Riva-Rocci entdeckte der russische Militärarzt Korotkoff, daß bei bestimmten Druckwerten im Schlauch bei jedem Pulsschlag über der Schlagader mit dem Hörrohr ein Ton zu hören war. Der Ton verschwand, wenn der Druck im Schlauch höher war als der höchste Druck in der Schlagader oder wenn der Druck im Schlauch niedriger war als der niedrigste Druck in der Schlagader.

Heute verwendet man statt eines Fahrradschlauches eine aufblasbare, breite Manschette (Abb. 5). Diese wird so lange aufgeblasen, bis der Puls am Handgelenk ganz unterdrückt ist und nicht mehr gefühlt werden kann. Das Hörrohr wird dann in der Ellenbeuge über die darunterliegende Schlagader gesetzt. Dann wird der Druck in der Manschette langsam abgelassen. Sobald ein Ton zu hören ist, wird der Druck, der in der Manschette herrscht, auf einer Skala abgelesen. Wird weiter Luft abgelassen, sinkt der Druck in der Manschette, der Ton über der Schlagader wird zunächst lauter. Unterschreitet der Druck in der Manschette einen bestimmten Wert, nimmt die Lautstärke des Tones plötzlich ab; schließlich ist kein Ton mehr zu hören.

Der erste abgelesene Wert entspricht dem oberen, *systolischen Blutdruckwert*. Der Manschettendruck beim Verschwinden des Tones entspricht dem niedrigsten Blutdruckwert, dem *diastolischen Blutdruck*. Die Werte werden in Millimeter Quecksilbersäule (abgekürzt mm Hg) angegeben. Der Druck in der Manschette entspricht nämlich einer Kraft, die in der Lage ist, das schwere, aber flüssige Metall Quecksilber in einer Röhre von 1 cm Durchmesser 120 mm oder mehr hochzutreiben. Der systolische Wert wird zuerst angegeben, nach einem Schrägstrich wird der zweite Wert für den diastoli-

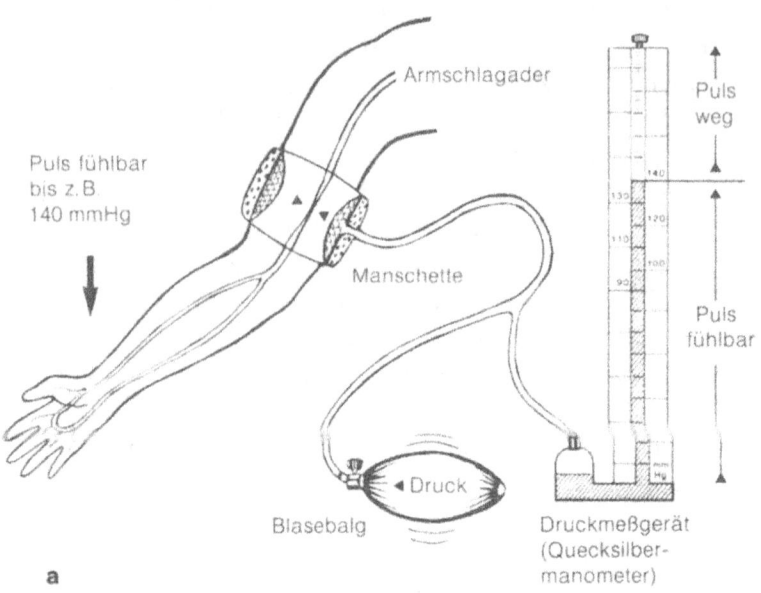

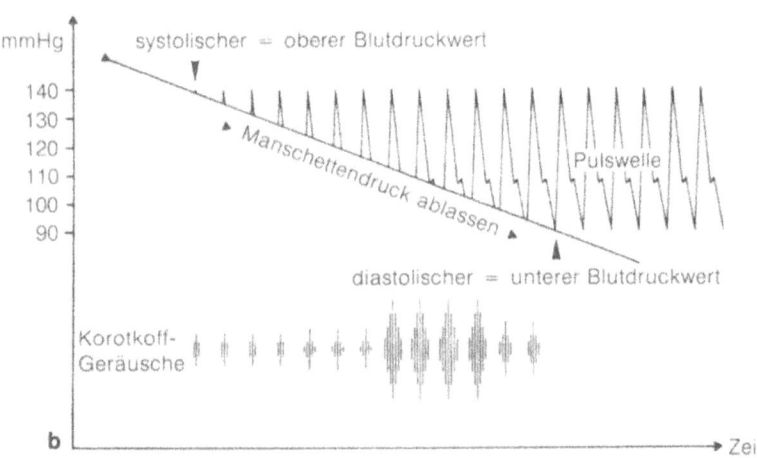

schen Blutdruck notiert. Ein Blutdruck unter 140/80 mm-Hg ist normal. Bei Werten, die diese Grenze überschreiten, besteht der Verdacht auf eine Hochdruckkrankheit. Warum ist auch in der Zeit der Apparatemedizin die eingehende körperliche Untersuchung noch so wichtig? Nicht ein sechster Sinn, sondern der sorgfältige Gebrauch der übrigen fünf Sinne führt den Arzt auf die richtige Spur. Jede Abweichung vom Normalen, die der Arzt bei der körperlichen Untersuchung entdeckt, schärft seine Aufmerksamkeit, weckt seinen Verdacht, lenkt seine Überlegungen in eine bestimmte Richtung, in die er aufgrund der angegebenen Beschwerden vielleicht noch gar nicht gedacht hatte. Darüber hinaus verstärkt jeder körperliche Befund, der »paßt«, die Ernsthaftigkeit Ihrer Beschwerden und veranlaßt den Arzt, der Sache durch weitere Untersuchungen nachzugehen, sich ein eingehendes Bild zu machen.

Abb. 5. a Bei der Blutdruckmessung wird durch eine aufblasbare Manschette die Armschlagader zugedrückt, der Puls am Handgelenk ist nicht mehr tastbar. Dann wird der Druck in der Manschette langsam abgelassen. Von einem bestimmten Moment an ist der Puls am Handgelenk wieder tastbar. Das geschieht genau dann, wenn der Druck in der Armschlagader den Druck in der Manschette übersteigt. Auf diese Weise läßt sich der systolische Blutdruck durch Pulstasten bestimmten. **b** Für eine feinere Messung des systolischen Druckes und für die Bestimmung des diastolischen Blutdruckes werden mit dem Stethoskop die Geräusche abgehört, die durch das Pulsieren des Blutes bei bestimmten Manschettendrücken entstehen. Die ersten Töne entstehen, wenn der obere Blutdruckwert gerade den Druck in der Manschette übersteigt. Die Töne werden mit abnehmendem Manschettendruck zunächst lauter, dann leiser und schließlich verschwinden sie ganz; in diesem Moment wird der diastolische Blutdruck vom Quecksilbermanometer abgelesen. (Mod. nach Arbeitsgruppe Prävention, Herzzentrum Nordrhein-Westfalen.)

Herzschrift

Was das Elektrokardiogramm verrät

Wie vor 60 Jahren

Stellen Sie sich vor, Ihr Arzt schreibt bei Ihnen ein → Elektrokardiogramm (abgekürzt EKG). Und das geht dann so: Sie werden in einen mit elektrischen Apparaten vollgestopften Raum geführt und gebeten, auf einer Liege Platz zu nehmen. Dann werden Ihre bloßen Arme und Beine mit breiten nassen Tüchern umwickelt. Die Laken sind mit angewärmtem Salzwasser getränkt. Ihre linke Wade, beide Unterarme und zum Teil auch die Oberarme werden mit einer Lage Tuch bedeckt. Darüber werden dann weiße Leinensäckchen festgewickelt, die so groß wie ein Waschlappen und mit einem Brei aus Ton und Zinksulfatlösung gefüllt sind. Zum Schluß steckt der Arzt in jeden Beutel einen Zinkstab und bindet die Säckchen dann oben zu. Ein Ende des Zinkstabs ragt dabei aus jedem Beutel heraus. An diesen Enden befestigt eine Helferin dann lange Kabel. Diese verbinden Ihren Körper mit einem Ungetüm von Apparat auf einem riesigen Küchentisch. Unter diesem Tisch stehen 5 große, stechenden Gasgeruch ausströmende Batterien, die das Gerät auf dem Tisch mit Strom versorgen. Eine Frontplatte an der Längsseite des Tisches ist mit zahlreichen Schaltern, Kurbeln und Hebeln bestückt. Dem Ungetüm auf dem Tisch steht in einigem Abstand ein zweiter Apparat gegenüber. Die Füße seines schwarzen Metallsockels ruhen auf dicken Filzplatten, um Erschütterungen des empfindlichen Geräts zu dämpfen.

Jetzt erlischt das Deckenlicht. Als nächstes zündet der Arzt eine Bogenlampe, deren grellweißes Licht den fensterlosen Raum gespenstisch erleuchtet. In der gewittrigen Dunkelheit macht sich Ihr Arzt an allerhand Hebeln und Schaltern zu schaffen. Die Arzthelferin bedient einige Schalter an einem zweiten Gerät: ein elektrischer Motor beginnt zu surren. Nach einer bangen halben Minute erlischt die Bogenlampe. Der Raum wird jetzt von einer rotgestrichenen Glühbirne erleuchtet. Die Helferin entnimmt ihrem Apparat eine schwarze Kassette und verschwindet in einer Kammer, um die photographische Aufnahme Ihrer Herzstromkurve zu entwickeln. Das Deckenlicht geht wieder an. Sie werden von den mittlerweile klammen feuchten Wickeln befreit und haben Gelegenheit, darüber nachzudenken, ob diese Wickel nun ein Fortschritt sind. Ein Fortschritt im Vergleich zu den großen, mit klebrig-feuchter Watte gefüllten Wannen, in die sie beim vorigen Male Arme und Beine eintauchen mußten, bevor eine Herzstromkurve aufgezeichnet werden konnte.

Keine Angst! Das alles ist längst Vergangenheit, wenn auch kaum 60 Jahre her. Diese komplizierte, zeitraubende, viel Mühe und Geduld erfordernde Methode, ein EKG aufzuzeichnen, war in den »wilden Zwanzigern« dieses Jahrhunderts üblich. Heute kann die Aufzeichnung einer Herzstromkurve fast auf Knopfdruck geschehen. Der Fortschritt der Elektrotechnik, die Erfindung von Transistor und Computerchip haben es möglich gemacht.

Was geschieht eigentlich bei der Aufzeichnung eines Elektrokardiogramms?

Sie wissen schon: Das Herz erregt sich selbst. Dabei fließt ein schwacher Strom von den Vorhöfen über das Reizleitungssystem zu den Herzkammern. Alle Teile des Herzens werden auf geordnete Weise nacheinander elektrisch erregt. Die vielen Zellen verhalten sich dabei wie zusammengeschaltete, winzige Batterien. Jede trägt zum Aufbau einer elektrischen Spannung und zur Ausbreitung des Stromes bei. Unser Körper aber leitet bekanntlich den elektrischen Strom. Das weiß jeder, der schon einmal mit einem defekten Stromkabel in Berührung gekommen ist. Daher teilen sich die vom Herzen erzeugten Ströme der gesamten Körperoberfläche mit. Das ist der Grund, warum man die elektrischen Erscheinungen während der Herztätigkeit durch Ableitung der Ströme von der nackten Haut untersuchen kann. Die von der Herztätigkeit auf der Haut erzeugten Spannungsunterschiede sind sehr klein. Sie betragen nur 1 Tausendstel Volt oder 1 Millivolt (mV). Es braucht daher sehr empfindliche Geräte, um diese geringen Spannungsunterschiede aufzeichnen zu können.

Anstatt der vor 60 Jahren verwendeten Wickelmethode benutzt man heute briefmarkengroße Metallplättchen, → Elektroden genannt, um die Herzstromkurve von der Haut abzuleiten. Mit einem Gummiband oder einer Klammer wird jeweils ein Plättchen oberhalb der Hand- und Fußgelenke befestigt. Anschließend werden 6 weitere Elektroden mit einem gelochten Gummiband oder mit Saugnäpfen auf der linken Brustwand über dem Herzen angebracht. Um den elektrischen Kontakt zu verbessern, wird vorher eine geringe Menge einer Spezialpaste auf alle Plättchen aufgetragen. Die Elektroden werden dann über Kabel mit dem EKG-Gerät verbunden. Das Gerät wird eingeschaltet und auf Knopfdruck erscheint auf dem laufenden Papier Ihre Herzstromkurve. Mit einem Wahlschalter am Gerät können nacheinander die Stromkurven von den verschiedenen Ableitungsstellen aufgezeichnet werden. Die Elektroden an Armen und Beinen liefern Gliedmaßen- oder *Extremitätenableitungen*. Die Metallplättchen auf dem Brustkorb liefern *Brustwandableitungen* der elektrischen Herzaktion. Mit jeder Elektrode wird das Herz gleichsam aus einem anderen Blickwinkel betrachtet. Während der Aufzeichnung ist es wichtig, daß Sie ganz still liegen bleiben, damit die Kurven nicht verwackeln.

Die von der Körperoberfläche abgeleiteten Kurven geben Aufschluß über den zeitlichen Ablauf und die räumliche Ausbreitung der elektrischen Erregung des Herzens. Zuerst erscheint in allen Kurven ein kleiner Buckel. Er ist nur 2 mm hoch und 5 mm breit. Das entspricht einem Spannungsunterschied von 0,2 Millivolt und einer Zeitspanne von nur 100 Millisekunden. In dieser Zeit breitet sich die elektrische Erregung in den Vorhöfen des Herzens aus. Anschließend verläuft die Stromkurve wieder in der Horizontalen, der *Null-Linie*. Spätestens 200 Millisekunden nach Beginn der Vorhoferregung hat die Front der Erregungswelle die Schaltstelle am Übergang von den Vorhöfen auf die Kammern, den AV-Knoten, passiert. Danach werden die einzelnen Abschnitte der Herzkammern elektrisch erregt. Im EKG erscheint wie die Spitze eines Kirchturms eine hohe Zacke, die von zwei kleineren entgegengesetzten Zacken umrahmt ist. Der ganze Vorgang dauert höchstens 10 Millisekunden, dann sind alle Herzmuskelzellen gleichmäßig elektrisch erregt. Die Stromkurve verläuft dann für weitere 300 bis 400 Millisekunden wieder in der Horizontalen. Den Abschluß bildet dann ein zweiter Buckel, der die Rückbildung der Erregung und die Wiederherstellung des Ausgangszustands anzeigt. Beim nächsten Herzschlag erscheint dann die gleiche Folge von Auf und Ab wieder auf dem Papier (Abb. 6).

Um die einzelnen Ausschläge kurz und eindeutig unterscheiden zu können, werden sie mit Großbuchstaben bezeichnet. Der erste Buckel, das Zeichen der Vorhoferregung wird *P-Welle* genannt. Die schlanken,

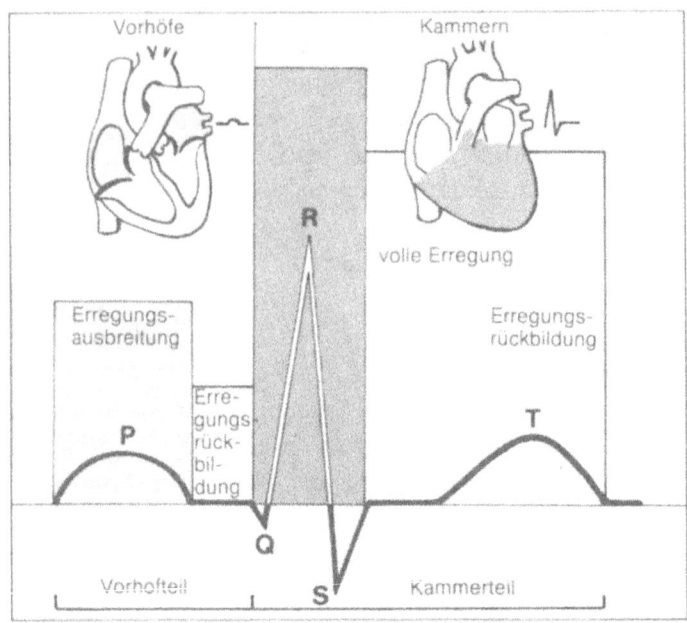

Abb. 6. Im EKG läßt sich der Ablauf der elektrischen Vorgänge am Herzen während eines Herzschlags verfolgen. Zunächst werden die Vorhöfe elektrisch erregt, im EKG entsteht die P-Welle. Anschließend erfaßt die elektrische Erregung die Herzkammern; im EKG erscheint der Kammerkomplex aus kleiner Q-Zacke, gefolgt von einer hohen R-Zacke und einer weiteren kleinen Zacke, die mit dem Buchstaben S bezeichnet wird. Die nachfolgende T-Welle kennzeichnet das langsame Erlöschen der elektrischen Erregung. (Mod. nach Gorgaß B, Ahnefeld FW (1989) Rettungsassistent und Rettungssanitäter, 2. Aufl. Springer, Berlin Heidelberg New York.)

spitzen Zacken der Kurve während der Kammererregung werden mit den Buchstaben Q, R und S bezeichnet und unter dem Begriff *Kammerkomplex* zusammengefaßt. Der abschließende Buckel, der die Rückbilung der Erregung anzeigt wird *T-Welle* genannt.

Störungen der elektrischen Erregung verändern das EKG

Für eine ungestörte Ausbreitung der Erregung im Herzen ist das Reizleitungssystem aus spezialisierten Zellen zuständig. Wenn ein Teil des Reizleitungssystems erkrankt, wird der normale Ablauf der Erregung gestört. Der geänderte Erregungsablauf spiegelt sich im EKG wider. Eine Erkrankung des AV-Knotens führt beispielsweise zu einer langsameren Überleitung der Erregung von den Vorhöfen auf die Kammern. Im EKG ist das erkennbar an der Verlängerung des Abstands zwischen Vorhoferregung und Kammererregung, also am Abstand von P-Welle und *Q-Zacke*. Erkrankt ein Teil des Reizleitungssystems der Kammern, dann zeigt die Herzstromkurve charakteristische Veränderungen, einen sog. → *Schenkelblock*. Aus den kirchturmspitzen Kammerkomplexen des normalen EKG werden dann breite, plumpe Zuckerhüte, die aussehen wie ein schiefes großes M. Durch einen Vergleich der verschiedenen Ableitungen des EKG läßt sich sogar entscheiden, welcher Schenkel des Reizleitungssystems erkrankt ist, ob also ein *Rechts-* oder ein *Linksschenkelblock* vorliegt.

Auch Extraschläge des Herzens, → Extrasystolen, sind im EKG zu erkennen. Sie durchbrechen den regelmäßigen Herzschlag und sind an vorzeitig auftretenden Kammerkomplexen im EKG auszumachen. Wenn der Extraschlag im Vorhof entsteht, bleibt der zugehörige Kammerkomplex spitz und schmal wie bei einem normalen Schlag, da die weitere Ausbreitung der Erregung über das zuständige flinke Reizleitungssystem erfolgt. Bei Extrasystolen, die von den Kammern ausgehen, sind die zugehörigen Kammerkomplexe im EKG dagegen plump und breit wie bei einem Schenkelblock, da die Erregung sich nicht über das schnelle Reizleitungssystem, sondern über die langsamer leitenden Muskelzellen ausbreitet. Für die Erkennung und Unterscheidung von Störungen im Herzrhythmus ist das EKG ein unentbehrlicher Helfer.

Aber nicht nur die zeitliche Abfolge, auch die Höhe und Richtung der Ausschläge im EKG liefern wichtige Informationen. Verdickungen der Herzwände durch Überanspruchung bei Klappenfehlern oder hohem Blutdruck führen zu besonders hohen Ausschlägen. Umgekehrt führt das Absterben von Muskelgewebe nach einem Herzinfarkt zum Verschwinden der *R-Zacke*. Dafür werden die Q-Zacken in den Ableitungen, die über dem toten Gewebe liegen, breiter und tiefer. Auch beim Herzinfarkt kann man durch Vergleich der verschiedenen Ableitungen feststellen, welcher Teil des Herzens, Vorder- oder Hinterwand, vom Infarkt betroffen ist.

Die Anfertigung eines Ruhe-EKG ist wegen der Fülle von Informationen, die die Herzstromkurve liefert, bei Verdacht auf eine Herzerkrankung unentbehrlich. Da mit dem Elektrokardiogramm jedoch nur die *elektrischen* Erscheinungen während der Herzaktion aufgezeichnet werden, kann man aus dem *Ruhe*-EKG nicht ohne weiteres auf die Belastbarkeit des Herzens oder seine Pumpleistung schließen. Zudem führen die verschiedensten Erkrankungen zu gleichartigen Veränderungen der Herzstromkurve. Ohne Kenntnis der Beschwerden und weiterer Befunde kann man aus den EKG-Veränderungen deshalb auch nicht auf die Art der Krankheit schließen.

Ein normales Ruhe-EKG schließt darüber hinaus eine ernsthafte Herzkrankheit nicht aus. Eine Erkrankung der Herzkranzgefäße kann in der Regel nur mit einem während körperlicher Belastung geschriebenen EKG nachgewiesen werden. Und selten auftretende, anfallartige Herzrhythmusstörungen sind nur bei Aufzeichnung des EKG über mehrere Stunden, also mit einem *Langzeit-EKG* zu erfassen.

Das Belastungs-EKG zeigt, ob Ihr Herz ausreichend durchblutet ist

Wie Sie wissen, wird das Herz von eigenen Arterien, den Herzkranzarterien mit Sauerstoff und Nährstoff versorgt. Krankhafte Verengungen der Kranzgefäße gefährden diese Versorgung. Dies macht sich allerdings meist erst bei körperlichen Anstrengungen bemerkbar, wenn Puls und Blutdruck steigen und dem Herzen mehr Leistung abverlangt wird. Die unter Belastung auftretenden Brustschmerzen sind ein Warnzeichen: das Herz leidet unter Sauerstoffnot. Der Mangel an Sauerstoff verändert die elektrischen Vorgänge am Herzen und damit auch das EKG in typischer Weise. Der Teil der Herzstromkurve zwischen Kammerkomplex und nachfolgender *T-Welle, ST-Strecke* genannt, der normalerweise horizontal in der Null-Linie verläuft, sinkt während eines Anfalls von Sauerstoffmangel unter die Null-Linie ab. Bei Verdacht auf eine Erkrankung der Herzkranzgefäße macht sich Ihr Arzt diese Erkenntnis zu nutze. Er fertigt ein EKG während körperlicher Belastung an. Ihr Herz kommt praktisch auf den Prüfstand.

Für die Belastung kann Ihr Arzt verschiedene Verfahren einsetzen. In den Anfängen der Elektrokardiographie genügte ein zweistufiges Treppchen, über das die Patienten im Takt eines Metronoms auf und ab steigen mußten. Heute verwendet man in Deutschland vorzugsweise ein ortsfest aufgebautes Fahrrad, das stufenweise gebremst werden kann. Die Belastung kann dabei entweder im Sitzen oder im Liegen erfolgen. In Amerika benutzt man für die Belastung ein Gerät, das »Tretmühle« genannt wird. Es handelt sich um ein motorgetriebenes Laufband, dessen Geschwindigkeit und Steigung verstellbar sind.

Nach einem bestimmten Schema wird während der Untersuchung die Belastung stufenweise gesteigert. Die von Ihnen erbrachte Leistung wird dabei in → Watt (W) angegeben – ein Begriff, den Sie auf jeder Glühbirne finden. Die Belastung beginnt meist mit 25 W, das entspricht der Anstrengung bei einem gemütlichen Einkaufsbummel. Nach 1–3 Minuten wird die Belastung auf 50 W erhöht. Diese Leistung erbringen Sie bei eiligen Besorgungen vor Ladenschluß. Die Leistung auf der nächsten Stufe, 75 W, ist nötig, wenn Sie nach dem Einkauf etwas verspätet Ihren Bus noch erreichen wollen. Ab 100 W wird es dann sportlich. Jogging, Wettlauf und – bei 200 W – der Endspurt geben Ihnen und Ihrem Arzt Aufschluß über Ihre augenblickliche Belastbarkeit.

Selbstverständlich wird während der gesamten Untersuchung das EKG fortlaufend beobachtet. Auffällige Veränderungen werden auf diese Weise sofort erkannt, so daß die Belastung rechtzeitig beendet werden kann. Bleibt das EKG während der Belastung unauffällig, wird die Belastung erst beendet, wenn Sie Beschwerden bekommen oder wenn Pulszahl und Blutdruck auf bestimmte, vorher festgelegte Werte angestiegen sind.

Die Zahl Ihrer Herzschläge und Ihr Blutdruck werden während der Belastung regelmäßig gemessen. Sind Sie bei guter Kondition, so steigt die Zahl der Herzschläge unter Belastung nur gemächlich an. Bei 100 W angelangt, schlägt Ihr Herz dann nicht schneller als 120 Schläge in der Minute. Sind Sie aber gänzlich untrainiert, schnellt die Zahl Ihrer Herzschläge unter Belastung hoch. Ein leichter Zockeltrab läßt Ihr Herz jagen wie das Herz eines Sportlers beim Endspurt. Wenn

Sie zu den Menschen gehören, die zu erhöhtem Blutdruck neigen, wird dies unter Belastung auch offenbar. Die Blutdruckwerte klettern dann bei höherer Belastung auf Werte über 220/110 mm Hg an. Das Belastungs-EKG gibt aber nicht nur Auskunft über Ihre Kondition. Werden im EKG während der Belastung Veränderungen der ST-Strecke aufgezeichnet, die auf einen Sauerstoffmangel des Herzens unter der Belastung hinweisen, so ist mit ziemlicher Sicherheit der Schluß erlaubt, daß eine Erkrankung der Herzkranzgefäße vorliegt. Der Verdacht wird bestärkt, wenn gleichzeitig noch Brustschmerzen auftreten. Die Untersuchung ist aber nicht zu 100 % genau. Die Herzstromkurve kann unter Belastung auffällige Veränderungen zeigen, ohne daß eine Erkrankung der Herzkranzgefäße besteht. Das ist beispielsweise die Regel, wenn Sie vorher bestimmte Medikamente eingenommen haben. Das muß der Arzt daher von Ihnen erfahren. Umgekehrt kann die Herzstromkurve unter Belastung ganz unauffällig aussehen, obwohl die Herzkranzgefäße verengt sind. Dann wurde während der Belastung nicht die Grenze überschritten, jenseits derer ein Sauerstoffmangel am Herzen auftritt. Vielleicht haben vorher die Beine versagt. Das Belastungs-EKG liefert also auch nur einen Mosaikstein zu der endgültigen Diagnose.

Ganz ungefährlich ist die Untersuchung übrigens nicht. Bei 1 von 10 000 Untersuchungen kann es während oder nach der Belastung zu einer gefährlichen Rhythmusstörung, dem → *Kammerflimmern,* kommen. Deshalb müssen bei jeder Belastungsuntersuchung Medikamente für den Notfall und ein Gerät zur elektrischen Beseitigung der Rhythmusstörung bereit stehen.

Das Langzeit-EKG erfaßt anfallartige Rhythmusstörungen

Mit anfallsartig auftretenden Rhythmusstörungen ist es wie mit Zahnschmerzen: Im Wartezimmer sind sie plötzlich weg. Wird dann endlich ein Ruhe-EKG geschrieben, gibt es nichts Besonderes zu sehen. Hier schafft das *Langzeit-EKG* Abhilfe. Zunächst werden wieder Elektroden am Brustkorb aufgeklebt. Die Elektroden werden mit Kabeln verbunden, die zu einem kleinen Kästchen in der Größe eines Walkmans führen. Das Kästchen ist bequem an einem Gürtel zu tragen, so daß das EKG während Ihres normalen Tagesablaufs und auch während Sie schlafen aufgezeichnet werden kann. So klein das Kästchen auch ist, es enthält alles, um die Herzstromkurve über einen längeren Zeitraum, meistens über 24 Stunden, aufzuzeichnen. Die Aufzeichnung erfolgt auf eine Magnetbandkassette, bei ganz modernen Geräten auch schon digital auf einen Computerchip. Da kommt dann eine Menge an Information zusammen. Rechnen Sie einmal nach: In Ruhe schlägt das Herz etwa 70mal in der Minute. Bei Alltagsbelastungen steigt die Zahl der Herzschläge auf etwa 100 in der Minute an. Und ein Tag hat 1440 Minuten. Wie soll man die mehr als 100 000 Kammerkomplexe, die im Laufe von 24 Stunden auf so ein Band aufgezeichnet werden, hinterher beurteilen? Der Trick besteht darin, daß durch eine elektronische Zeitraffung das Band mit 60- bis 120facher Wiedergabegeschwindigkeit abgespielt wird. Auf diese Weise verkürzt sich die Wiedergabe einer 24stündigen EKG-Aufzeichnung auf 10–20 Minuten. Das fortlaufend aufgezeichnete EKG wird elektronisch zerhackt und so aufbereitet, daß alle Kammerkomplexe auf einem Bildschirm übereinander geschrieben werden (Abb. 7). So ist jede Abweichung vom normalen Sinusrhythmus

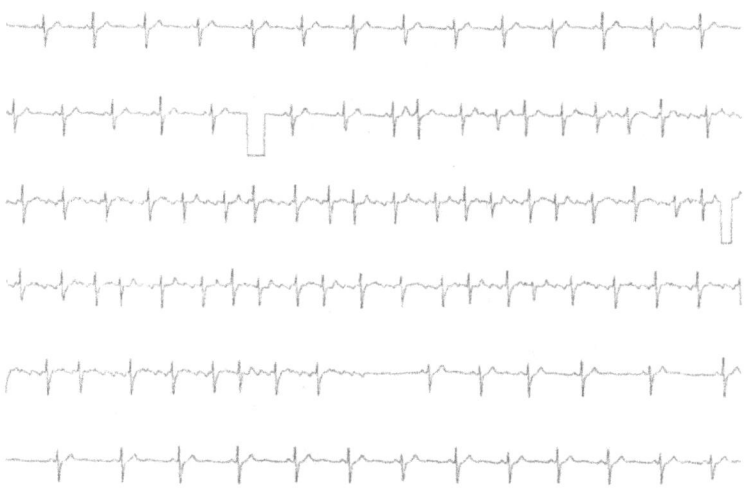

Abb. 7. Durch eine geraffte Wiedergabe auf einem Bildschirm oder Registrierpapier kann man bei der Auswertung eines Langzeit-EKG sehr schnell Unregelmäßigkeiten in der Herzschlagfolge erkennen. Das Bild zeigt in der 2ten und 3ten Zeile völlig unregelmäßige Abstände zwischen den einzelnen Herzaktionen, es handelt sich um vorübergehendes Vorhofflimmern.

leicht zu erkennen. Die Auswertung erfolgt meistens schon mit Hilfe eines Computerprogramms. Dem Arzt bleibt noch die Aufgabe, die vom Computer gemeldeten Auffälligkeiten durch eigene Anschauung der entsprechenden Kurvenverläufe zu überprüfen. Da auf das Band gleichzeitig eine Zeitmarkierung aufgezeichnet wird, lassen sich alle Besonderheiten auch genau Ihrem Tagesablauf und den gerade ausgeübten Tätigkeiten zuordnen.

Ihre Aufgabe ist es, während der Aufzeichnung des Langzeit-EKG eine Art Tagebuch zu führen. Darin soll festgehalten werden, was Sie im Laufe dieser 24 Stunden getan haben und welche Beschwerden Sie möglicherweise hatten. Manche Geräte besitzen auch einen Schaltknopf, mit dem Sie Beginn und Ende von Beschwerden auf dem Band kennzeichnen können.

Die Auswertung des aufgezeichneten Elektrokardiogrammes zusammen mit Ihren Angaben im Tagebuch hilft bei der Klärung so unsicher zu deutender Beschwerden wie Schwindel, Herzklopfen oder Atemnot bei Belastung. Manchmal ist auch das Langzeit-EKG unauffällig; bei begründetem Verdacht auf eine Rhythmusstörung als Ursache Ihrer Beschwerden bleibt dann nichts weiter übrig, als die Untersuchung geduldig zu wiederholen. Wiederholt wird die Aufzeichnung auch dann, wenn es zu beurteilen gilt, ob die Ihnen verordneten Medikamente Rhythmusstörungen auch wirksam unterdrücken.

Bei Patienten, die einen Herzinfarkt überstanden haben, gibt die Art und Häufigkeit von Rhythmusstörungen, die im Langzeit-EKG vor der Entlassung aus stationärer Behandlung oder während des Anschlußheilverfahrens gefunden werden, Aufschluß über den weiteren Verlauf der Erkrankung. Mit den neuesten Geräten können sogar Veränderungen der ST-Strecken, die auf Sauerstoffmangel bei Alltagsbelastungen deuten, aufgezeichnet und ausgewertet werden. Diese neue Möglichkeit hat zu der überraschenden Erkenntnis geführt, daß die meisten Episoden einer solchen Sauerstoffnot bei Koronarkranken nicht von Angina-pectoris-Schmerzen begleitet sind, daß die Kranken also von ihrem Herzen keine Alarmsignale erhalten, wenn ihr Herz zu stark beansprucht ist.

Seit einiger Zeit gibt es auch die Möglichkeit, den Blutdruck mit vollautomatischen Geräten während des normalen Alltags zu messen und die Werte über 24 Stunden aufzuzeichnen. Auf diese Weise erhält man ein viel genaueres Bild über das Verhalten des Blutdrucks als bei einer einmaligen Messung in der Sprechstunde.

Bis vor kurzem besaßen die meisten EKG-Geräte noch zusätzliche Einrichtungen, mit denen über ein Mikrofon Herztöne und Herzgeräusche und mit Hilfe von Pulsabnehmern gleichzeitig auch Pulskurven von verschiedenen Stellen aufgezeichnet werden konnten. Diese Methoden dienten zur Beurteilung der mechanischen Herztätigkeit, besonders bei der Diagnose von Herzfehlern. Heute werden diese Verfahren mehr und mehr durch die Echokardiographie, die im nächsten Kapitel beschrieben wird, ersetzt.

Die Durchsicht Ihres Herzens

Wie der Arzt sich ein Bild vom Herzen macht

Ein Freundschaftsdienst

Am 7. Dezember 1835 fährt die erste deutsche Eisenbahn mit Dampfkraft von Nürnberg nach Fürth. Gezogen von der 40 PS starken Lokomotive »Adler« befördert sie auf ihrer Jungfernfahrt etwa 200 Personen in 9 Minuten auf der 6035 Meter langen Strecke. Die Durchschnittsgeschwindigkeit beträgt demnach rund 40 Stundenkilometer. Die ganze Strecke wird von begeisterten Zeitgenossen gesäumt, die die neue Art der Fortbewegung bejubeln. Aber die Ärzte warnen. Sie glauben zu wissen, daß dieser Geschwindigkeitsrausch nur ein Ende haben kann: Geisteskrankheit.

Wenige Jahre später scheinen sich die Befürchtungen der Ärzte zu bestätigen. Es geht wunderlich zu an der Bahnstrecke. Seriöse Herren in langen Bratenröcken und mit hohen Zylindern auf dem Kopf stehen am Bahndamm andächtig still, die Arme auf dem Rücken unter den Rockschößen verschränkt. Sie halten den Kopf leicht geneigt, ihre Augen sind geschlossen. Da braust der Zug heran. Spuk oder Traum? Auf dem letzten offenen Wagen sitzt eine Handvoll Trompeter, die mit vollen Backen in ihre Instrumente blasen. Alle spielen den gleichen und nur einen Ton. Beim Vorbeifahren des Zuges machen die Herren am Bahndamm wie auf Kommando einen Wendehals, dem entschwindenden Spektakel gilt nicht einmal ein Blinzeln. Erst wenn der Zug längst außer Sichtweite ist, offnen sie ihre Augen. Um sogleich seltsame Zeichen in kleine Notizbücher zu malen. Zwei Tage währt diese seltsame Posse. Die meisten der gaffenden Zuschauer ahnen nicht, daß es sich bei dieser Veranstaltung um ein ernsthaftes wissenschaftliches Experiment handelt. Die Herren am Bahndamm sind Musiker mit dem absoluten Gehör. Es ist ihre Aufgabe, die Veränderung des von den Trompetern geblasenen Tones bei der Vorbeifahrt des Zuges zu notieren. Ihr Auftraggeber ist der Engländer Buys Ballot, der mit diesem Arrangement einen Freundschaftsdienst leistet. Ballot ist ein guter Freund des österreichischen Physikers und Mathematikers Christian Johann Doppler (1803–1853). Doppler hat 1842 eine wissenschaftliche Abhandlung »Über das Licht der Doppelsterne« herausgegeben. Er hat herausgefunden, daß sich die Wahrnehmung von Licht- oder Schallwellen ändert, wenn sich die Licht- oder Schallquelle auf einen Beobachter zu oder von ihm weg bewegt. Wir, die wir im Zeitalter der Vollmotorisierung leben, kennen alle die Erscheinung. Die Töne eines Martinshorns auf einem heranrasenden Peterwagen werden immer höher, beim Vorbeifahren nimmt die Tonhöhe schlagartig ab, und je weiter sich das Auto entfernt, desto tiefer tönt das Horn. Doppler hat auch eine Formel gefunden, mit der sich diese Gesetzmäßigkeit beschreiben läßt. Und die gilt es jetzt mit dem Experiment am Bahndamm zu beweisen. Schließlich bietet die rasende Fahrt mit der Dampfeisenbahn vor 1850 die schnellstmögliche Art, sich auf der Erde fortzubewegen. Wenn Doppler mit seinen Formeln Recht hat, sollte sich das mit Hilfe der Eisenbahn und eines guten Gehörs beweisen lassen. Der Freundschaftsdienst war nicht umsonst: Dopplers Formel wird von den Herren Musikern voll bestätigt.

Eine akustische Täuschung

Wie ist die Änderung der Tonhöhe beim Vorbeifahren zu erklären? Statt der Trompeter hätte man auch eine große Stimmgabel auf dem Waggon aufbauen können. Mit einem kräftigen Schlegel angeschlagen, hätte die Stimmgabel einen bestimmten Ton erzeugt. Die Tonhöhe einer Stimmgabel wird bestimmt von der Zahl der Schwingungen, die die Stimmgabel in der Minute ausführt, technisch gesprochen von der → Frequenz der

Schwingungen. Je häufiger die Gabel hin und her schwingt, desto höher ist der wahrgenommene Ton. Die von der Stimmgabel ausgesandten Schallwellen treffen beim Heranfahren des Zuges schneller auf das menschliche Ohr, so daß der Ton höher klingt. Beim Entfernen des Zuges kommen die Schallwellen langsamer am Ohr an, der Ton klingt tiefer. Der Unterschied zwischen der Zahl der von der Stimmgabel wirklich ausgeführten Schwingungen und der Zahl der wahrgenommenen Schwingungen, der Frequenzunterschied, ist um so größer, je schneller der Zug fährt. Die Frequenzänderung von bewegten Licht- oder Schallquellen wird zu Ehren ihres Entdeckers *Doppler-Effekt* genannt. Damit ist unser Wissen um das Verhalten von Schallwellen wesentlich erweitert worden.

Mit dem Echo kann man Entfernungen messen

Eine andere Eigenschaft von Schallwellen kennt jedes Kind: das Echo. Wer in den Bergen ruft, hört nach einiger Zeit das Echo seiner eigenen Stimme. Schallwellen breiten sich mit einer Geschwindigkeit von 331 m pro Sekunde in der Luft fort. Treffen sie auf eine Wand, werden sie zurückgeworfen, technisch gesprochen reflektiert, und erreichen nach einiger Zeit wieder ihren Ursprungsort. Aus der Zeit, die zwischen Senden und Empfangen eines Schalles vergeht, kann man also auf die Entfernung der Wand schließen. Diese Gesetzmäßigkeit hat man bei der Ortung von U-Booten mit dem Echolot ausgenutzt.

Ultraschall ist für das menschliche Ohr nicht hörbar

Das menschliche Ohr ist in der Lage, Schallwellen bis zu einer Frequenz von 20 000 Schwingungen pro Sekunde – also 20 000 → Hertz – noch wahrzunehmen. Darüber gibt es noch höhere Töne, die unser Ohr nicht mehr wahrnehmen kann. Erinnern Sie sich nur an die Hundepfeife oder an die Fledermäuse. Schallwellen mit Frequenzen von mehr als 20 000 Hertz werden als → Ultraschall bezeichnet. Ultraschallwellen können die Gewebe unseres Körpers durchdringen. Beim Übergang von einem Gewebe zum nächsten kommt es zur → Reflexion, das Gewebe gibt ein Echo. Dabei richtet der Ultraschall im Gewebe keinerlei Schaden an.

Mit Ultraschall kann man lebendes Gewebe untersuchen

Anfang der 50er Jahre haben die Schweden Inge Edler und C. Hellmuth Hertz Ultraschall zum ersten Male zur Untersuchung des menschlichen Herzens benutzt. Sie besorgten sich dafür einen Apparat, mit dem in einer Werft in Malmö Schweißnähte in Schiffsrümpfen geprüft wurden. Wenn man mit so einem Gerät Schlakken und Luftblasen in Schweißnähten aufspüren konnte, sollte es doch auch möglich sein, durch den Brustkorb hindurch Herzwände und Herzhöhlen sichtbar zu machen. Diese Überlegung erwies sich als richtig.

Wissen Sie noch: Das Herz hat drei Häute. Den Herzbeutel, Perikard genannt, die Außenhaut, also das Epikard, und die Innenhaut, das Endokard. Zum Glück für Edler und Hertz reflektieren diese Häute den Ultraschall besonders gut, so daß beide Forscher wirklich

in der Lage waren, mit Hilfe des Ultraschalls Bilder vom schlagenden Herzen zu erzeugen. Nach mehr als 30 Jahren Forschung und Entwicklung ist die → Ultraschallkardiographie oder, wie sie auch genannt wird, die → Echokardiographie zu einer der wichtigsten Untersuchungsmethoden des Herzens geworden.
Erzeugt wird der Ultraschall von einem Schallkopf. Ein dünnes Plättchen aus Keramik wandelt elektrische Impulse in Schallwellen um. In der Echokardiographie werden Frequenzen zwischen 1 und 7 → Megahertz benutzt, das heißt die Keramikmembran wird bis zu 7 Millionen mal pro Sekunde in Schwingungen versetzt. Der Ultraschall dringt mit einer Geschwindigkeit von etwa 1500 m pro Sekunde in das Gewebe ein. Von den einzelnen Herzabschnitten kommt dann ein Echo zum Schallkopf zurück, das von der Keramikmembran wieder in elektrische Impulse umgewandelt wird. Der Schallkopf ist also Lautsprecher und Mikrophon zugleich. Die von den Herzwänden und Herzklappen zurückkommenden Echos werden dann in der Reihenfolge ihrer Rückkunft auf einem Bildschirm dargestellt. Auf diese Weise kommen die Echos der weiter vorn am Brustkorb liegenden Wand der rechten Kammer auf dem Bildschirm oben zur Darstellung, während die Echos von der tiefer im Brustkorb gelegenen Hinterwand der linken Herzkammer später zurückkommen und am unteren Bildschirm erscheinen (Abb. 8). Da das Herz immer in Bewegung ist, tanzen die Echos ständig auf und ab, je nachdem, ob der betreffende Wandabschnitt oder ein Klappensegel sich gerade auf den Schallkopf zu bewegt oder sich von ihm entfernt. Durch langsames Schwenken des Schallkopfs kann man dann die »Blickrichtung« ändern und fast alle Abschnitte des Herzens von der Spitze bis zum Anfangsabschnitt der Aorta darstellen. Das Schwenken des Schallkopfs erfolgt heute

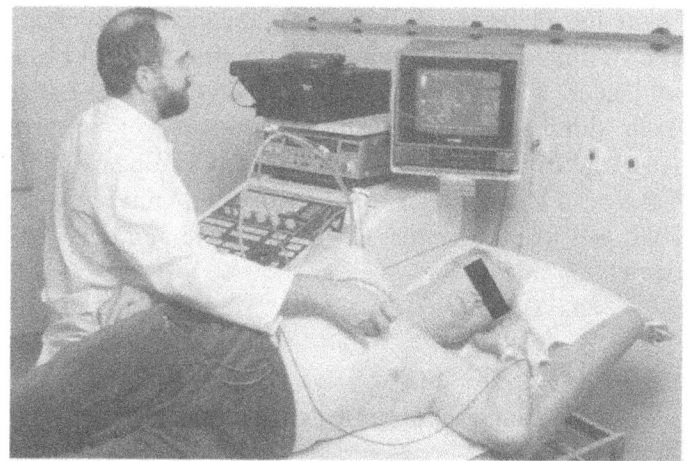

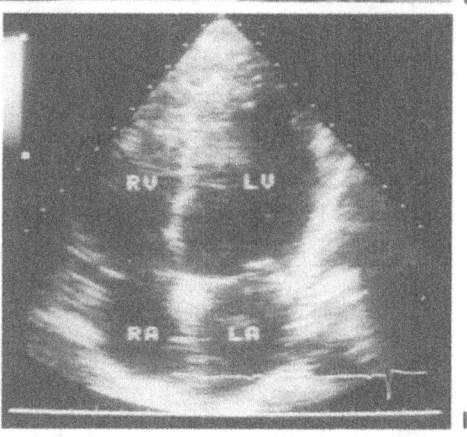

Abb. 8. a Die Echokardiographie gehört zu den wichtigsten unblutigen Untersuchungsmethoden in der Kardiologie. Sie ist für die Patienten ungefährlich und kann jederzeit wiederholt werden. Alles, was Patient und Untersucher aufwenden müssen, ist Geduld, denn die Darstellung des ständig schlagenden Herzens und seiner Teile erfordert viel Zeit. **b** Mit modernen Echogeräten können die verschiedenen Herzhöhlen, die Herzwände und die Herzklappen sichtbar gemacht werden. Auf einem Bildschirm können das Spiel der Klappen und die Bewegung der einzelnen Wandabschnitte verfolgt werden. Im Bild erkennt man deutlich vier Herzhöhlen und ihre Trennwände: *RV* rechte Herzkammer, *LV* linke Herzkammer, *RA* rechter Vorhof, *LA* linker Vorhof.

sogar automatisch. Die dabei empfangenen Echos erzeugen auf dem Bildschirm ein zweidimensionales Bild vom schlagenden Herzen. Es ist, als läge das Herz der Länge nach durchgeschnitten, aber schlagend vor unseren Augen. Öffnung und Schluß der zarten Klappensegel im Takt des Herzschlags sind ebenso zu erkennen wie die kräftigen Kontraktionen der Herzwände und die Weite der Herzhöhlen.

Am Doppler-Effekt erkennt man Richtung und Geschwindigkeit des Blutstroms

Aber auch die Strömung des Blutes in den Herzhöhlen und durch die Herzklappen hindurch läßt sich mit Ultraschall darstellen. Dazu macht man sich den Doppler-Effekt zunutze. Nicht nur die Herzhäute, auch die vielen Millionen roten Blutkörperchen, die ständig durch das Herz gepumpt werden, reflektieren Schallwellen. Sendet man einen Schall einer bekannten Frequenz in den Blutstrom eines Herzabschnitts, so kommt nach dem Dopplerprinzip der an den in Bewegung befindlichen roten Blutkörperchen reflektierte Schall mit einer anderen Frequenz zum Empfänger zurück. Nach der von Doppler gefundenen Formel kann man aus dem Unterschied von gesendeter und empfangener Frequenz die Richtung und die Geschwindigkeit des Blutstroms in der beschallten Herzhöhle berechnen. Natürlich geschieht das bei modernen Geräten automatisch. Mit den allerneuesten Geräten läßt sich die Richtung und Geschwindigkeit des Blutstroms in einer Herzhöhle mit Hilfe von unterschiedlichen Farben sogar sichtbar machen. Vor dem Auge des Untersuchers entstehen Bilder von künstlerischem Reiz und bewegender Eindringlichkeit. Mit dieser Methode sind die Ärzte ihrem Traumziel, ohne

Verletzung von außen Aufbau und Funktion aller Teile des schlagenden Herzens untersuchen zu können, sehr nahe gerückt.

Für Sie als Patient ist die Untersuchung weder schmerzhaft, noch gefährlich. Nur Geduld ist erforderlich. Bis mit dem Schallstrahl alle Herzabschnitte aufgesucht, alle Klappen im Bild dargestellt und die Strömungen des Blutes in allen Höhlen des Herzens und den großen Gefäßen vermessen sind, kann leicht mehr als eine Stunde vergehen. Für die Untersuchung bittet man Sie, den Oberkörper leicht nach links gewendet, auf einer Untersuchungsliege Platz zu nehmen. Der untersuchende Arzt gibt dann eine reichlich bemessene Menge Gel auf die Stellen am Brustkorb, auf die anschließend der Schallkopf aufgesetzt wird. Manchmal bittet er Sie, den Atem anzuhalten, damit die Darstellung nicht durch die Atembewegungen verwackelt wird. Wenn das Echogerät plötzlich zu fauchen beginnt wie ein zugiger Kamin an einem stürmischen Herbstabend, ist das ein Zeichen dafür, daß »der Doppler«, wie die Ärzte sprachfaul sagen, eingeschaltet ist, um Richtung und Geschwindigkeit der Blutströme zu messen. Der Untersucher läßt sich dabei von seinem Gehöreindruck leiten. Die verschiedenen Ströme lassen sich nämlich an ihrem charakteristischen Fauchen erkennen. Übrigens hat man Ihnen zu Beginn noch Elektroden an Armen und Beinen befestigt, damit während der Aufzeichnung des *Echokardiogramms* auch ein Elektrokardiogramm mitgeschrieben werden kann. Auf diese Weise können alle Vorgänge, die im Echokardiogramm registriert werden, auch eindeutig den einzelnen Phasen der Herzaktion, also Systole und Diastole, zugeordnet werden.

Auch die Auswertung eines Echokardiogramms ist trotz Computerhilfe zeitaufwendig. Dafür liegt im Ergebnis ein umfassendes Bild Ihres Herzens vor: Durchmesser und Weite der einzelnen Herzhöhlen, Dicke und Kraft der verschiedenen Herzwandabschnitte, das Spiel der Ventile, die Weite ihrer Öffnung und die Dichtigkeit beim Klappenschluß, krankhafte Verdickungen und Verkalkungen der Segel und die krankhafte Ansammlung von Flüssigkeit im Herzbeutel sind ebenso zu erkennen, wie die seltenen Gewebeneubildungen oder *Tumoren* des Herzens. Die während der Untersuchung angefertigten Bilder sind wichtige Dokumente in Ihrer Akte. Sie bieten die Grundlage für Vergleichsuntersuchungen zur Kontrolle des Krankheitsverlaufs oder der Wirksamkeit einer eingeleiteten Behandlung.

Ein wichtiger Baustein des komplizierten Motors Herz läßt sich im Echokardiogramm leider nicht darstellen. Nur die Abschnitte der Herzkranzgefäße, die nahe am Ursprung aus der Hauptschlagader liegen, können unter günstigen Umständen, aber eben nicht sicher und bei jedem, mit dem Ultraschall dargestellt werden. Der Durchmesser der meisten Äste der Kranzarterien ist kleiner als 3 mm und liegt damit jenseits des Auflösungsvermögens der Echokardiographie.

Das Herz wird eine künstliche Strahlenquelle

Für die Erkennung und Beurteilung von Erkrankungen der Herzkranzgefäße stehen aber andere unblutige, bildgebende Untersuchungsmethoden zur Verfügung. Die größte praktische Bedeutung haben dabei heute die Methoden der Nuklearmedizin, also jener Verfahren, die radioaktive Substanzen für die Diagnose von Erkrankungen einsetzen. Wer heute das Wort »radioaktiv« hört, ist sofort besorgt über mögliche Strahlenschäden. Die für eine Untersuchung des Herzens erforderlichen Mengen an radioaktiver Substanz sind jedoch sehr gering. Die Strahlenbelastung entspricht der Strahlenbelastung von 4-5 der üblichen Röntgenaufnahmen des Brustkorbs. Als radioaktive Substanzen werden vor allem zwei Stoffe verwendet: → Thallium und → Technetium. Beide Stoffe haben eine kurze Lebensdauer, das heißt sie zerfallen innerhalb von Stunden bis Tagen in nicht mehr radioaktive Stoffe. Thallium ist dem Ihnen schon bekannten Kaliumion sehr ähnlich und wird daher leicht in die Herzmuskelzellen aufgenommen. Auf diese Weise wird das Herz zur künstlichen Strahlenquelle. Die von den radioaktiven Stoffen abgegebene Strahlung ist eine Art besonders »harter«, das heißt energiereicher Röntgenstrahlung. Sie wird mit dem griechischen Buchstaben Gamma (γ) gekennzeichnet.

Die Gammakamera macht Gammastrahlung sichtbar

Ohne raffinierte Technik und die Hilfe des Computers sind die nuklearmedizinischen Untersuchungen nicht denkbar. Sichtbar gemacht wird die für das menschliche Auge unsichtbare → Gammastrahlung mit einem trickreich konstruierten Gerät, der → Gammakamera. Sie arbeitet im Prinzip wie das Facettenauge der Biene. Als Linse dient eine dicke Bleiplatte mit 40000 feinen Bohrlöchern. Dahinter befindet sich ein großer oder viele kleine Kristalle aus dem Salz Natriumjodid. Die Bleiplatte verschluckt die ankommende Gammastrahlung, während die vielen kleinen Bohrlöcher einen Durchschlupf bilden. Wenn ein Gammateilchen durch eines der Bohrlöcher durchgekommen ist, erzeugt es in dem dahinterliegenden Kristall einen Lichtblitz. Nach einem aus dem griechischen Wort für Blitz abgeleiteten Kunstwort wird diese Erscheinung Szintillation genannt. Mit Photoverstärkern wird jeder Lichtblitz in einen elektrischen Impuls umgewandelt. Alle ankommenden Strahlungsteilchen können so gezählt und die Richtung, aus der sie kommen, bestimmt werden. Mit dieser sinnreichen Konstruktion, 1956 von dem amerikanischen Physiker Hal Anger erfunden, läßt sich dann unter Mithilfe eines Computers ein Bild von der räumlichen Verteilung der Strahlung im Herzen erzeugen. Der ganze Vorgang wird → Szintigraphie genannt.

Pumpfunktion und Durchblutung des Herzens werden gemessen

Mit der → Binnenraumszintigraphie erzeugt man Bilder vom Füllungszustand der Herzhöhlen. Die radioaktive Substanz wird in eine Vene gespritzt und ihr Weg durch die einzelnen Herzhöhlen mit der Gammakamera verfolgt. Gleichzeitig wird ein EKG aufgenommen. Auf diese Weise kann die Zahl der von der Kamera gemessenen Strahlenimpulse eindeutig der Systole oder der Diastole zugeordnet werden. Aus dem Unterschied der Impulszahlen während Diastole und Systole läßt sich dann die Pumpleistung des Herzens errechnen. Die Untersuchung kann in Ruhe, aber auch während einer Belastung auf dem Fahrrad durchgeführt werden. Beim Gesunden nimmt die Pumpleistung unter Belastung zu. Eine Erkrankung der Herzkranzgefäße gibt sich dadurch zu erkennen, daß die Pumpleistung unter Belastung nicht ansteigt oder sogar abfällt.

Thallium reichert sich im gesunden Herzmuskel an

Die zweite nuklearmedizinische Untersuchungsmethode wird Myokardszintigraphie genannt. Der Name bringt zum Ausdruck, daß mit diesem Verfahren der Herzmuskel, beziehungsweise die Durchblutung des Herzmuskels, bildlich dargestellt werden kann. Zuerst wird wieder eine Belastung auf dem Fahrrad mit gleichzeitiger Aufnahme eines EKG durchgeführt. Am Ende der Belastung wird dann eine geringe Menge radioaktives Thallium in eine Vene gespritzt. Die Substanz reichert sich dann in allen gut durchbluteten Abschnitten der Herzwand an (Abb. 9). Bei einer krankhaften Verengung der Herzkranzgefäße reicht die Durchblutung in der von dem betreffenden Gefäß versorgten Wand jedoch nicht aus. Deshalb wird in diesen Abschnitten weniger Thallium eingelagert als in normal durchbluteten Bezirken. Im → Myokardszintigramm sind daher gut durchblutete Wandabschnitte als stark radioaktive »heiße« Gebiete zu erkennen. Schlecht durchblutete Abschnitte zeigen dagegen keine oder nur geringe Radioaktivität, sie sind »kalt«. Ein früher durchgemachter Herzinfarkt hinterläßt eine ebenfalls schlecht durchblutete Narbe am Herzen. Deshalb wird etwa 2–3 Stunden nach der ersten Sitzung ein weiteres Myokardszintigramm angefertigt. Damit läßt sich entscheiden, ob ein »kalter« Bezirk unverändert nachweisbar ist – das spricht für einen alten Herzinfarkt. Oder ob ein vorher »kalter« Bezirk jetzt genau soviel Radioaktivität besitzt wie die gesunden Wandabschnitte. Dies ist ein Zeichen für Mangeldurchblutung wegen einer Verengung des versorgenden Gefäßabschnitts. Die Szintigramme werden übrigens aus verschiedenen Blickwinkeln aufgenommen. Bei Aufnahme von vorne, von der Seite und in

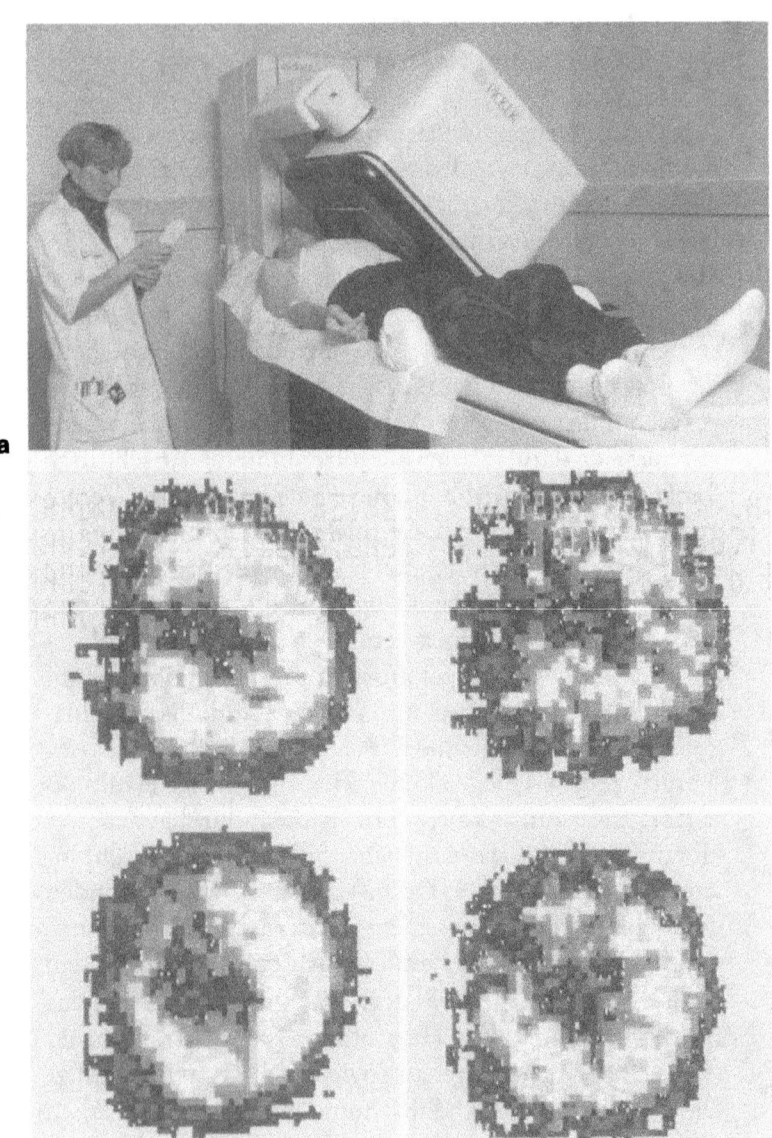

verschiedenen Schrägaufnahmen kommen immer andere Abschnitte der Herzwand zur Darstellung. Die gewonnenen Bilder erlauben daher auch eine Voraussage, welcher der drei Hauptäste wahrscheinlich eingeengt ist und damit für die dargestellte Mangeldurchblutung verantwortlich ist.

Auch bei dieser Untersuchungsmethode gibt es, wie beim Belastungs-EKG, keine hundertprozentige Gewißheit. Und im besten Fall kann man sagen, daß eine Kranzarterie mehr als zur Hälfte verengt ist. Wieviel Prozent der ursprünglichen Gefäßweite genau verloren gegangen sind, läßt sich auch mit dieser aufwendigen Methode nicht entscheiden.

Die Diagnose ist nur ein Indizienbeweis

Sind Sie jetzt enttäuscht? Hätten Sie erwartet, daß nach soviel Aufwand modernster Technik ein genaues und eindeutiges Bild Ihres Herzens vorliegt? Erinnern Sie sich an frühere Stationen unseres gemeinsamen Weges in die Kardiologie zurück! Ihre Beschwerden können vieles bedeuten. Auffälligkeiten bei der körperlichen Untersuchung liefern Hinweise, aber keine Beweise für eine

---

Abb. 9. a Mit radioaktiven Stoffen geringer Aktivität und einer Gammakamera läßt sich die Güte der Durchblutung des Herzmuskels bestimmen. Auch diese Methode ist für den Patienten nicht gefährlich, die Strahlenbelastung ist vergleichbar mit einer Röntgenaufnahme. **b** Gut durchblutete Abschnitte des Herzmuskels werden auf dem Bildschirm des Auswertungsgerates als gleichmäßig helle Bezirke sichtbar. Schlecht durchblutete Abschnitte sind dunkel dargestellt. Um alle Abschnitte des Herzens einzusehen, werden die Aufnahmen mit verschiedenen Blickrichtungen der Kamera aufgenommen.

bestimmte Erkrankung. Auch die aufwendigen technischen Untersuchungen bringen nur weitere Indizien für die Diagnose. Der tiefere Grund dafür liegt darin, daß es in Wirklichkeit keine scharfe Grenze zwischen gesund und krank, zwischen normal und krankhaft gibt. Der Übergang von einem Zustand zum anderen ist unbestimmt, fließend. Nur aus praktischen Gründen werden von den Ärzten Grenzen und Grenzwerte festgelegt. Sie müssen dabei jedoch immer im Auge behalten, daß auch aufwendige Methoden fälschlicherweise normale oder fälschlicherweise krankhafte Befunde liefern können. Aus vielen guten Gründen ist deshalb für Sie das Ende der diagnostischen Treppe noch nicht erreicht. Eine Herzkatheteruntersuchung bildet die nächste und vorläufig letzte Stufe im schwierigen Prozeß der Diagnosefindung. Nach dieser Untersuchung wird bei fast jedem dritten Patienten die vorher gestellte Diagnose geändert. Wie diese Untersuchung vor sich geht und welche zusätzlichen Erkenntnisse sie liefert, erfahren sie im nächsten Kapitel.

Der Königsweg zum Herzen

Wann ein Herzkatheter nötig ist

Gewagt, gewonnen, verspielt

Die Szene ist weltberühmt: Ort der Handlung ist ein kleines Krankenhaus in Eberswalde bei Berlin. Die Handlung spielt an einem Sommertag des Jahres 1929 zur Mittagszeit. Ärzte und Schwestern nehmen im Kasino ihre Mahlzeit ein. Nicht alle. In einem Operationssaal macht sich ein junger Arzt noch zu schaffen. Seinem Aussehen nach ist er höchstens Mitte zwanzig. Auf dem Operationstisch hat er eine Patientin in voller Kleidung festgeschnallt. Ihre Tracht verrät die Krankenschwester. Was geht vor? Dr. Werner Forßmann, so lautet der Name des jungen Doktors, plant einen Selbstversuch, den ihm sein Chef, Geheimrat Dr. Schneider ausdrücklich verboten hat: Er will einen dünnen Schlauch über eine Vene in das rechte Herz vorschieben. Niemand hat das bisher gewagt, da niemand weiß, ob durch den Schlauch nicht lebensbedrohliche Herzrhythmusstörungen ausgelöst werden oder das Herz sogar ganz aufhört zu schlagen. Aber Forßmann ist ein Dickkopf. Mit seinem Charme und seiner ganzen Überredungskunst hat er die junge OP-Schwester davon überzeugt, daß die Sondierung des Herzens ganz ungefährlich sei. Sie hat ihm daraufhin Instrumente bereit gestellt und ist jetzt sogar willens, die erste → Sondierung eines menschlichen Herzens von Forßmann bei sich selbst durchführen zu lassen. Für ihr Vorhaben haben Arzt und Schwester die Mittagszeit ausgesucht, damit niemand die beiden stören kann. Doch Forßmann denkt nicht daran, Leben oder Gesundheit der jungen Krankenschwester zu gefährden. Nachdem sie sich opferbereit auf den OP-Tisch gelegt hat, schnallt er sie fest, um so ungestört bei sich selbst die Sondierung vorzunehmen. Mit einem raschen Schnitt legt er die Vene in der linken Ellenbeuge frei. Ein Scherenschlag und das Gefäß ist geöffnet. Ein dünner, gut geölter Blasenkatheter wird von dem Arzt rasch in das blutende Gefäß eingeführt und etwa 30 cm vorangeschoben. Der Katheter stößt nirgends auf einen Widerstand. Soweit gekommen, bindet der Doktor die Krankenschwester los und bittet sie, ihn in den Keller des Krankenhauses zu begleiten. Dort ist die Röntgenabteilung untergebracht. Im Keller angekommen, stellt sich Forßmann hinter einen Durchleuchtungsschirm. Das Deckenlicht wird gelöscht und die Röntgenröhre eingeschaltet. Da Forßmann hinter dem grünlich phosphoreszierenden Schirm steht, kann er das Durchleutungsbild auf dem Schirm nicht direkt sehen. Deshalb hält die zitternde Schwester ihm einen Spiegel hin, so daß er den Verlauf der Sonde in der Vene und ihren Weg zum Herzen doch verfolgen kann. Unerschrocken schiebt er den Blasenkatheter so lange vor, bis die Spitze den rechten Vorhof erreicht hat. Zum Beweis, daß die Sonde wirklich das Herz erreicht hat, wird eine Röntgenaufnahme angefertigt.

Dr. Schneider ist nachsichtig. Schließlich hat Forßmann mit seiner Idee Recht behalten. Man kann die Höhlen des Herzens mit einem dünnen Katheter über die Venen der Arme erreichen. Das bietet vor allem neue Moglichkeiten, Mittel gegen Herzkrankheiten direkt ins Herz zu bringen. Von Geheimrat Schneider beraten, veröffentlicht Forßmann seinen Selbstversuch in einer Fachzeitschrift. Schneider besorgt Forßmann auch eine unbezahlte Assistentenstelle in Deutschlands renommiertester Klinik, der Charité in Berlin. An der von dem weltberühmten Ferdinand Sauerbruch geleiteten Chirurgischen Klinik soll der junge Arzt versuchen, seine Methode weiter zu entwickeln. Vier Wochen bekommt Forßmann den gefürchteten Chef der Klinik nur von Ferne zu Gesicht. Als er endlich zum Chef befohlen wird, steht dem Zornesröte im Gesicht. Auf dem Schreibtisch vor Sauerbruch liegt ein sensationell aufgemachter Bericht über Forßmanns Selbstversuch, den ein Boulevardblatt ohne Forßmanns Wissen gedruckt hat. Ein Kollege hat der Regenbogenpresse einen Tip gegeben, noch bevor Forßmanns Artikel in der Fachpresse erschien. Damit nicht genug. Sauerbruch hält noch einen Brief in Händen. Absender ist der Chefchirurg des Berliner Rudolf-Virchow-

Krankenhauses. Er will selbst vor Jahren schon ähnliche Versuche wie Forßmann durchgeführt haben. Forßmann habe aber diese Versuche in seiner Arbeit nicht erwähnt und damit eine wissenschaftliche Erbsünde begangen. Unter diesen Umständen endet das Gespräch wie zu erwarten. Forßmann bleibt Sauerbruch keine Antwort schuldig, die Audienz endet mit dem Rauswurf Forßmanns aus Sauerbruchs Klinik.

Eine Chance ist verspielt. Forßmann wird Urologe, Landarzt im Schwarzwald, Facharzt in Bad Kreuznach. Mehr als 10 Jahre vergehen, bevor zwei amerikanische Forscher während des 2. Weltkriegs Forßmanns Ideen aufgreifen und zur Anwendungsreife bringen. 1956 erhalten der Amerikaner Dickinson Richards, der gebürtige Franzose André Cournand und der schon fast vergessene Werner Forßmann den Nobelpreis für Medizin.

Forßmann hat der Kardiologie den Königsweg zum Herzen gebahnt. Die neue Untersuchungsmethode findet nach dem 2. Weltkrieg rasch weltweite Verbreitung. Die Sondierung der Herzhöhlen wird am Ende der 50er Jahre ergänzt durch die direkte Darstellung der Herzkranzgefäße mit Hilfe eines Katheters.

1989 arbeiten in der Bundesrepublik etwa 150 Herzkatheterlabors. In diesem Jahr werden mehr als 140 000 Untersuchungen durchgeführt. Bei jedem dritten untersuchten Patienten fällt nach der Herzkatheteruntersuchung die endgültige Entscheidung zur Operation am Herzen.

Sie werden um schriftliches Einverständnis gebeten

Für Juristen ist jeder Eingriff an Ihrem Körper eine Körperverletzung. Sie ist nur dann nicht strafbar, wenn Sie hierzu Ihr Einverständnis erklärt haben. Dazu aber müssen Sie wissen, was im einzelnen geschieht. Was ist der Sinn und Zweck der Untersuchung? Welche Risiken bestehen? Gibt es andere Möglichkeiten, um an die gewünschten Erkenntnisse zu gelangen? Im vorigen Kapitel haben Sie schon erfahren, daß die der → Herzkatheteruntersuchung meistens vorgeschalteten Untersuchungen keine absolut sicheren Ergebnisse liefern. Oder sie verstärken den Verdacht auf eine bedeutsame, möglicherweise sogar operationsbedürftige Herzerkrankung. Für die endgültige Entscheidung und die Planung einer Operation ist dann eine Herzkatheteruntersuchung unumgänglich. Wie diese Untersuchung vor sich geht, was Sie selbst beachten müssen und wo in Ihrem Falle besondere Risiken oder Probleme bestehen, das alles sollte vorher in einem eingehenden Gespräch mit dem Arzt geklärt werden. Fragen Sie nach, wenn Sie etwas nicht verstanden haben! Am Schluß des Gesprächs wird der Arzt Sie nämlich um Ihre Unterschrift auf einem Formular bitten. Damit ist dokumentiert, daß Sie über die Untersuchung umfassend unterrichtet wurden, keine Fragen mehr hatten und der Untersuchung zustimmen.

Untersucht wird in örtlicher Betäubung

In den meisten Kliniken wird die Untersuchung von der rechten Leiste aus durchgeführt. Ein anderer Zugangsweg zum Herzen kann von der Ellenbeuge gesucht werden. Diese Möglichkeit wird vor allem genutzt, wenn die Arterien im Becken durch eine → Arteriosklerose verschlossen oder hochgradig verengt sind. Damit alles sauber vonstatten geht, werden die Körperhaare entfernt, die Haut desinfiziert und Ihr Körper mit sterilen Tüchern abgedeckt. Die Haut über den Gefäßen wird anschließend örtlich betäubt. Dann werden mit einer etwas dickeren Nadel die Arterie und falls nötig die Vene punktiert. Ist die Arterie gefunden, wird durch die Nadel ein dünner Draht in das Gefäß eingeführt. Er dient als Leitschiene für den eigentlichen Katheter. Als nächstes wird ein dünnes Röhrchen über den Draht geschoben. Dieses Röhrchen funktioniert wie eine Schleuse. Für eine vollständige Untersuchung werden nämlich verschiedene Katheter benötigt. Mit Hilfe der Gefäßschleuse können die Katheter ausgetauscht werden, ohne daß Blut aus den Gefäßen austritt.

Im Röntgenbild wird der Weg zum Herzen sichtbar

Für alle weiteren Schritte braucht man eine Röntgenanlage. Mit ihrer Hilfe läßt sich Ihr »Innenleben« auf einem Fernsehschirm darstellen und der Weg des Katheters in den Gefäßen verfolgen. Das Vorschieben des Katheters in das Herz ist völlig schmerzlos, da die Blutgefäße innen gegen Berührung unempfindlich sind. Für den ersten Akt der Untersuchung wählt der Arzt einen besonders geformten Katheter, der wegen seiner Form an der Spitze den sprechenden Namen »Schweineschwanzkatheter« führt. Dieser Katheter wird gegen den Blutstrom über die Aortenklappe in die linke Herzkammer vorgeschoben (Abb. 10). Dabei kann es zu Rhythmusstörungen kommen, wenn der Katheter die Wand der linken Herzkammer berührt. Eine kleine Änderung der Lage der Katheterspitze genügt meistens, um die Rhythmusstörung zu beheben. Nun werden Blutdruck und Sauerstoffgehalt in der linken Herzkammer gemessen. Anschließend werden mit einer Hochdruckspritze 30–40 Kubikzentimeter eines → *Kontrastmittels* über den Katheter rasch in die linke Herzkam-

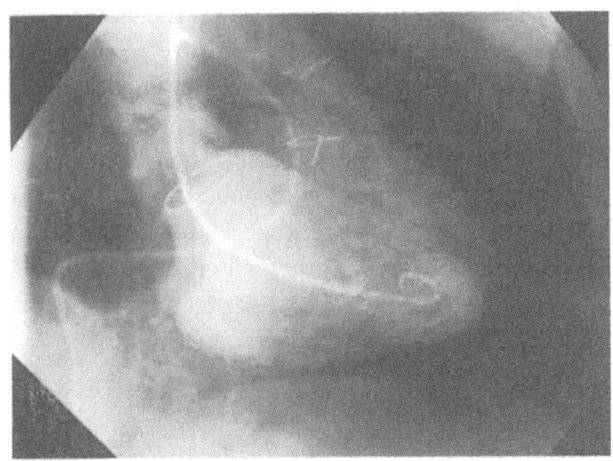

Abb. 10. Bei der Herzkatheteruntersuchung wird ein Röntgenkontrastmittel in die Herzkammer gespritzt, so daß diese auf dem Röntgenschirm sichtbar wird. Im bewegten Bild kann man erkennen, ob sich alle Abschnitte der Herzwand aktiv am Pumpvorgang beteiligen oder ob bestimmte Bezirke »ausfallen«, weil dort die Muskelfasern bei einen Herzinfarkt abgestorben sind und durch Narbengewebe ersetzt wurden.

mer gespritzt. Auf diese Weise läßt sich die linke Herzkammer auf dem Röntgenschirm sichtbar machen. Den gleichen Trick benutzt man, wenn man die Gallenblase oder die Harnwege auf einem Röntgenbild sichtbar machen will. Das Kontrastmittel verursacht ein rasch abklingendes Hitzegefühl im Körper, manchmal auch Übelkeit oder Brechreiz. In seltenen Fällen reagieren die Patienten auf das Kontrastmittel mit einem bedrohlichen Absinken des Blutdrucks. Es ist daher wichtig, daß Sie dem Arzt sagen, ob Sie schon einmal Kontrastmittel bekommen und wie Sie darauf reagiert haben. Gab es früher schon einmal Probleme oder sind Sie gegen andere Stoffe oder Medikamente allergisch, bekommen Sie einige Tage vor der Katheteruntersuchung vorbeugende Medikamente. Nach der Darstellung der linken Herzkammer wird der Ringelschwanzkatheter gegen einen anderen Katheter ausgetauscht. Für die jetzt folgende Darstellung der Herzkranzgefäße benötigt man besonders vorgeformte Katheter. Schließlich muß dem Untersucher das Kunststück gelingen, durch Drehen und Schieben des Katheters an einem Ende die 150 cm entfernte Spitze in eine Öffnung von nur 3–4 mm Durchmesser zu bringen. So klein sind nämlich die Koronararterien an ihrem Ursprung aus der Hauptschlagader. Ist das Kunststück geglückt, werden mit der Hand 3–4 Kubikzentimeter Kontrastmittel in das Herzkranzgefäß gespritzt. Dabei wird die Röntgendurchleutung eingeschaltet. Auf dem Fernsehschirm wird die Kranzarterie sichtbar wie ein Baum mit seinen Ästen und Zweigen. Um alle Abschnitte des Gefäßes gut einsehen zu können, werden Röntgenröhre und Bildverstärker automatisch um Ihren Brustkorb gefahren und Aufnahmen aus verschiedenen Blickwinkeln gemacht. Sie werden aufgefordert, tief einzuatmen und die Luft anzuhalten, damit die Aufnahmen nicht verwackeln.

Mit dem Katheter ist jede Herzhöhle zu erreichen

Damit ist die Untersuchung auch schon beendet. Es sei denn, es besteht der Verdacht auf einen Herzklappenfehler oder andere Herzerkrankungen. Dann wird die Untersuchung erweitert durch zusätzliche Darstellungen der rechten Herzkammer, der Hauptschlagader oder der Lungenschlagader. Jeder Abschnitt Ihres Herzens und der großen Blutgefäße ist heute mit einem Katheter erreichbar, wenn nötig auch auf Umwegen. Ein solcher Umweg führt durch die Beinvene und die Scheidewand zwischen beiden Vorhöfen in die linke Herzkammer. Nötig wird dieser Umweg, wenn eine hochgradig eingeengte Aortenklappe den normalen Weg in die linke Herzkammer versperrt. Der Arzt führt dann einen Katheter über die Leistenvene in den rechten Vorhof ein. Dort angekommen bahnt er sich einen Weg in den linken Vorhof, indem er mit einem dünnen Spieß ein Loch in die Vorhofscheidewand macht. Über dieses Loch kann dann der Katheter in den linken Vorhof und von da aus in die linke Herzkammer vorgeschoben werden. Das Loch schließt sich, wenn der Katheter entfernt wird, wieder von selbst. Der ganze Vorgang ist schmerzlos, aber nicht ohne Risiko. Mit dem Spieß kann die Wand der Hauptschlagader oder der Vorhöfe verletzt werden, so daß Blut in den Herzbeutel austritt. Bei einer stärkeren Blutung kann dann eine Operation notwendig werden. Aus diesem Grund wird diese Technik nur von erfahrenen Kardiologen benutzt. Ist ein solcher Eingriff geplant, müssen Sie vorher über Sinn und Risiko informiert werden.

Bedrohliche Komplikationen sind selten

Wenn wir schon bei den möglichen Komplikationen der Herzkatheteruntersuchung sind: Bedrohliche oder gar tödliche Komplikationen sind sehr selten. Aus großen Sammelstatistiken deutscher und amerikanischer Fachgesellschaften ergibt sich, daß etwa bei jeder 2000. Untersuchung mit einem tödlichen Zwischenfall gerechnet werden muß. Dabei müssen Sie berücksichtigen, daß die Herzkatheteruntersuchung bei vielen Patienten, die schwer herzkrank sind, durchgeführt wird.

In aller Regel ist diese Untersuchung der einzige Weg, die für eine lebensrettende Operation erforderlichen Befunde zu bekommen.

Bedrohliche Zwischenfälle können auch, wie schon erwähnt, durch das Kontrastmittel ausgelöst werden. Diese Zwischenfälle sind in der Regel durch Medikamente zu kontrollieren. Nur in extrem seltenen und leider nicht vorhersehbaren Fällen kommt es zu einem völligen Kreislaufzusammenbruch. Deshalb wird ständig nach neuen und besser verträglichen Kontrastmitteln geforscht. Es besteht die Hoffnung, daß durch neue Kontrastmittel nicht nur die bedrohlichen Nebenwirkungen, sondern auch die lästigen und unangenehmen Folgen wie Übelkeit oder Erbrechen wesentlich seltener werden.

Daß durch den Katheter Herzrhythmusstörungen ausgelöst werden können, wurde schon erwähnt. Die Rhythmusstörungen sind meistens harmlos und erfordern keine besondere Behandlung. Nur vor dem völligen Zusammenbruch eines geordneten Ablaufs der elektrischen Vorgänge, dem *Kammerflimmern,* hat auch der Kardiologe noch Respekt. Diese bedrohliche Rhythmusstörung führt rasch zum völligen Stillstand des Blutkreislaufs, da sich das Herz weder ausreichend mit Blut füllen, noch ausreichend Blut in die Aorta pumpen kann. Rasches Handeln ist daher geboten: Mit einem elektrischen Stromstoß wird das Kammerflimmern »ausgelöscht«, so daß der Sinusknoten wieder das Kommando über die Herztätigkeit übernehmen kann.

Häufiger als diese dramatischen Zwischenfälle während der Untersuchung sind die zwar weniger gefährlichen, aber nichtsdestoweniger beeinträchtigenden Komplikationen danach. Da eine Arterie, die unter hohem Druck steht, punktiert wurde, muß sie für mehrere Stunden abgedrückt werden. In der Regel geschieht das mit einer Mullrolle und einem Sandsack, die mit einem Wickeltuch über der Punktionsstelle befestigt werden. Deshalb müssen Sie nach der Untersuchung fest im Bett liegen, bis sich das kleine Loch in der Gefäßwand wieder geschlossen hat.

Trotz aller Sorgfalt des Untersuchers kann es zu Verletzungen der Gefäßwand an der Punktionsstelle kommen. Große Blutergüsse oder sogar Verbindungen zwischen Arterie und Vene sind die Folge. Wenn die Folgen dieser Komplikationen sich in der Regel auch ohne Behandlung zurückbilden, sollte Ihnen jedoch nicht verschwiegen werden, daß in einigen Fällen der Chirurg die Schäden reparieren muß. Geht jedoch alles gut, können Sie am nächsten Tag wieder aufstehen und nach einigen Tagen die Klinik verlassen. Vorher bespricht der Arzt mit Ihnen noch das Ergebnis der Untersuchung und welche Folgen für die Behandlung sich daraus ergeben.

Der Katheterfilm ist ein einzigartiges Dokument

Während der Untersuchung wurden alle Darstellungen der Herzkammer und der Herzkranzgefäße von einer Filmkamera aufgezeichnet. Ist der Film entwickelt und in der richtigen Reihenfolge geklebt, hält Ihr Arzt ein Dokument in den Händen, das ihm wie kaum ein anderes Verfahren »Einblick« in Ihr Herz gewährt. Anhand des Filmes läßt sich feststellen, wie gut die einzelnen Abschnitte der Kammerwände sich während der Systole zusammenziehen. Im Film wird sichtbar, ob und wie sehr die Vorderwand oder die Hinterwand der linken Kammer durch einen früheren Herzinfarkt in Mitleidenschaft gezogen wurden. Der Film verrät, ob die

Klappen zwischen Vorhöfen und Kammern beziehungsweise zwischen Kammern und großen Arterien dicht schließen. Im Film wird eine krankhafte Ausbuchtung der Herzwand als Folge eines Herzinfarkts, ein → Aneurysma, sichtbar. Nur mit diesem Film läßt sich entscheiden, welche Kranzarterie verengt ist, wo genau die Verengung sitzt, wieviele Abschnitte der Kranzarterien von Verengungen befallen sind und vor allem, wie hochgradig die einzelnen Engpässe sind. Nur mit diesen präzisen Kenntnissen über Art und Schwere der Veränderungen kann die für Sie beste Form der Behandlung festgelegt werden.

Nicht nur der angefertigte Film, auch die während der Untersuchung durchgeführten Messungen und die daraus errechneten Werte liefern wichtige Erkenntnisse über die Arbeitsweise Ihres Herzens. Wieviel Blut ihr Herz zu fassen vermag, wieviel Blut bei jedem Schlag in die Aorta ausgepumpt wird, wieviel Blut über eine undichte Klappe wieder zurückfließt, das alles läßt sich ebenso errechnen wie die Weite oder Enge der Ventilöffnungen oder das Druckgefälle vor und hinter einer verengten und nicht genügend öffnenden Klappe. Von diesen Werten hängt es unter anderem ab, ob eine erkrankte Herzklappe ersetzt werden muß oder nicht.

Sie sehen, wenn Nutzen und Risiken dieser Untersuchung gegeneinander aufgewogen werden, neigt sich die Waagschale immer dann in Richtung Untersuchung, wenn aufgrund der Schwere der Erkrankung eine Operation am Herzen in Erwägung gezogen werden muß.

Dies gilt ganz besonders für eine Gruppe von Herzkrankheiten, die im nächsten Kapitel besprochen wird, die angeborenen Herzfehler. Erst durch die kühne Tat von Werner Forßmann wurden die Chirurgen in die

Lage versetzt, schon vor der Operation eine genaue »Landkarte« an die Hand zu bekommen, die ihnen verrät, welcher Art der Herzfehler ist und welchen Weg sie zu seiner Beseitigung einschlagen müssen. Das ist eine neue aufregende Geschichte.

Falsch programmiert

Was angeborene Herzfehler bedeuten

Weltsensation aus Baltimore

Amerika im Friedensrausch. Am 8. Mai 1945 ist der 2. Weltkrieg in Europa zu Ende. Die Siegesfeiern sind noch nicht zu Ende, da melden die Zeitungen bereits eine weitere Sensation. Was da zu lesen ist, treibt den Zeitgenossen erneut Freudentränen in die Augen. Nach dem Übermaß des Sterbens weckt die Nachricht Hoffnung auf neues Leben. Die Meldung enthält alles, was geeignet ist, die kriegsmüden Leser aufzurichten: todgeweihte Babys, ein mutiger Chirurg und eine fürsorgliche Ärztin sind ihre Helden.

Die Nachricht kommt aus Baltimore, einer wenige Kilometer nordwestlich der Bundeshauptstadt Washington am Ende der Chesapeake Bay gelegenen Universitäts- und Hafenstadt. Dort hat der Chirurg Alfred Blalock am 29. November 1944 zum ersten Male ein 15 Monate altes, schwerkrankes Mädchen mit einem angeborenen Herzfehler operiert. Bis zu diesem Tag konnte niemand den bedauernswerten → »blue babies« helfen. Diese Kinder mit angeborenen Herzfehlern und Blausucht hatten eine deutlich eingeschränkte Lebenserwartung. Ihre Leistungsfähigkeit blieb während ihres kurzen Lebens drastisch eingeschränkt. Typischerweise hockten sie still und zusammengekauert in einer Ecke, wenn der Herzfehler sie nicht zu einem Leben unter dem Sauerstoffzelt verurteilte. Die Ohnmacht der Ärzte führte dazu, daß sich auch nur wenige Mediziner ernsthaft mit Behandlung der »blue babies« befaßten. Eine Ausnahme ist Helen Taussig, Kinderärztin am weltberühmten Johns Hopkins Hospital in

Baltimore. Seit 1930 leitet sie die kardiologische Abteilung der Kinderklinik. Ihre besondere Aufmerksamkeit und Fürsorge gilt den Schützlingen mit angeborenen Herzfehlern, besonders aber den »blue babies«. Der Ruf, den sie damit erwirbt, führt dazu, daß Eltern aus allen Bundesstaaten der USA in Baltimore Rat und Hilfe suchen. Bei der Untersuchung und Behandlung der vielen blausüchtigen Kinder macht Frau Dr. Taussig im Laufe der Jahre immer wieder eine entscheidende Beobachtung. Das Befinden der Kinder wird regelmäßig schlechter, wenn sich eine Kurzschlußverbindung zwischen Lungenschlagader und Körperschlagader im Lauf der ersten Lebenswochen verschließt. Das ist bei allen gesund geborenen Kindern ein normaler Vorgang. Nur bei den blausüchtigen Kindern wird durch den Verschluß die nicht ausreichende Durchblutung der Lungen noch weiter gedrosselt, so daß sich die Blausucht verschlimmert. Immer wieder kreisen die Gedanken von Helen Taussig um diese Beobachtung. Dann reift in ihr eine kühne Idee. Könnte man nicht durch eine künstlich angelegte Kurzschlußverbindung zwischen beiden großen Arterien die Durchblutung der Lungen von »blue babies« verbessern? Als sie ihre Gedanken dem leitenden Chirurgen des Johns Hopkins Hospitals vorträgt, findet sie offene Ohren. Blalock hat schon einige Erfahrung mit operativen Eingriffen an den großen Gefäßen. Im Tierexperiment prüft Blalock zunächst, ob die Idee von Helen Taussig technisch durchführbar ist.

Sie ist es. So ist Blalock gerüstet, als er am 29. 11. 1944 die 15 Monate alte Eileen Saxon operiert. Seit Wochen liegt das Mädchen in Helen Taussigs Kinderklinik unter einem Sauerstoffzelt. Ohne Operation bestand keine Hoffnung mehr, daß das Kind noch lange am Leben bliebe. Die erste Operation an einem blausüchtigen Kind gelingt. Der Verlauf nach der Operation ist durch stürmische Komplikationen gekennzeichnet. Dennoch kann das kleine Mädchen Ende Januar 1945 nach Hause entlassen werden. Zwei weitere Eingriffe folgen. Im Februar operiert Blalock innerhalb einer Woche zwei andere Kinder, die 12 Jahre alte Barbara Rosenthal und den 7 Jahre alten Mervin Mason. Auch diese beiden Operationen verlaufen erfolgreich.

Zehn Tage nach der deutschen Kapitulation erscheint ein Bericht über die drei Operationen in einer angesehenen Fachzeitschrift. Die Zeitungen greifen die Neuigkeit auf. Ihre Berichte wecken Hoffnung in aller Herren Länder. Mit finanzieller

Unterstützung der Presse werden Kinder aus aller Welt in den kommenden Monaten zur Operation nach Baltimore gebracht. Ein erster Wermutstropfen fällt in die allgemeine Begeisterung, als die kleine Eileen trotz einer zweiten Operation bereits im Juli 1945 stirbt. Jetzt wird auch Laien deutlich, daß die Operation nur eine Linderung der Symptome, aber keine Beseitigung der Mißbildungen am Herzen der betroffenen Kinder bringt. Dennoch, die beiden anderen Kinder erhalten durch die Operation, wie viele hundert Kinder nach ihnen, die Chance, alt genug zu werden, um durch eine zweite Operation endgültig Heilung zu finden. Durch die Blalock-Taussig-Operation wird Zeit gewonnen. Zeit auch für die Ärzte, um nach neuen Wegen zur Behandlung von angeborenen Herzfehlern zu suchen.

Gründliche Kenntnisse über die Natur dieser Erkrankungen und ihren Folgen für den Kreislauf sind dafür unverzichtbar. Wie und wodurch entstehen diese Herzfehler? Wie kann man sie rechtzeitig erkennen? Und vor allem, wie kann man sie endgültig beheben?

Das Herz entsteht schon in der 2. Woche der Schwangerschaft

Jedes neue Menschenleben entsteht aus der Vereinigung der mütterlichen Eizelle mit der vom Vater stammenden Samenzelle. Danach entwickelt sich der neue Mensch nach einem festen, in den Erbanlagen niedergelegten Programm. Dieses Programm bestimmt, wann und wo sich die einzelnen Organe entwickeln und wie sie in Wechselwirkung mit den anderen Organen des heranwachsenden Körpers treten. Dieser Fahrplan sieht vor, daß das Herz bereits in der 2. Schwangerschaftswoche angelegt wird. Zu dieser Zeit weiß die werdende Mutter noch nicht einmal sicher, ob sie schwanger ist oder nicht. Von der ersten Anlage bis zur fertigen

Entwicklung des Herzens vergehen etwa 4 Wochen. Der Keimling im Mutterleib erreicht während dieser Zeit eine Länge von ganzen 10 mm. Daran wird deutlich, mit welch unvorstellbarer Präzision die Erbanlagen die Entwicklung eines so komplizierten Organes steuern. Am Anfang ist das Herz ein einfacher Schlauch. In der 4. Schwangerschaftswoche fängt dieser Schlauch an zu pulsieren. Der erste Herzschlag von mehr als einer Milliarde von Herzschlägen im Laufe des Lebens ist getan. In den folgenden Tagen wächst der einfache Schlauch und bildet eine Schleife wie ein überdrehtes Seil. In der 5. Schwangerschaftswoche gibt es bereits einen einfachen Blutkreislauf. Nun folgt der komplizierteste und störanfälligste Teil der Entwicklung des Herzens. In allen Abschnitten der Herzschleife beginnt die Teilung der einfachen Höhlung in einen venösen und einen arteriellen Teil. Es ist, als teile man ein Großraumbüro durch Aufstellung von Trennwänden in kleinere Einheiten. Von der Wand des hohlen Schlauches wachsen die → Scheidewände des Herzens ins Innere vor. Geschwindigkeit und Richtung des Wachstums werden wieder vom Erbprogramm bestimmt. Bei fehlerfreiem Ablauf sind am Ende der 6. Schwangerschaftswoche rechter und linker Vorhof, rechte und linke Kammer und die großen Arterienstämme durch Scheidewände voneinander getrennt. Das Herz ist vollständig entwickelt.

Der letzte Entwicklungsschritt geschieht bei der Geburt

Solange das heranwachsende Kind im Mutterleib lebt, ist die Lunge aus dem allgemeinen Kreislauf ausgeschlossen. Das Kind atmet nicht. Sauerstoff und Nährstoffe erhält der heranwachsende Körper über die

Nabelschnur aus dem mütterlichen Kreislauf. Zwei Kurzschlußverbindungen sorgen dafür, daß die Lunge vor der Geburt aus dem kindlichen Kreislauf ausgeschaltet wird. Das Blut aus der unteren Körperhälfte des Kindes wird über ein Loch in der Vorhofscheidewand aus dem rechten Vorhof direkt in den linken Vorhof geleitet. Von dort gelangt es in die linke Kammer und anschließend in die Aorta. Das Blut aus der oberen Körperhälfte fließt über den rechten Vorhof in die rechte Herzkammer und von dort in die Lungenschlagader. Von der Lungenschlagader führt eine weitere Kurzschlußverbindung unter Umgehung der Lungen direkt in die Aorta. Diese Kurzschlußverbindung wurde vor über 400 Jahren von dem Anatomen Leonardo Botallo in der uns bekannten Universitätsstadt Bologna entdeckt. Zu seinen Ehren trägt die Verbindung den lateinischen Namen → Ductus Botalli. Es ist genau die Kurzschlußverbindung, die bei den Überlegungen von Dr. Helen Taussig eine so große Rolle gespielt hat.

Beim ersten Atemzug des Neugeborenen werden beide → Kurzschlußverbindungen, das Loch in der Vorhofscheidewand und der Botalli-Gang »außer Betrieb« gesetzt. Das Blut kreist jetzt im Körper in zwei hintereinander geschalteten Kreisläufen. Beide Kreisläufe sind nur noch durch die Haargefäße der Lunge und der anderen Organe verbunden.

Erbschäden, Gifte und Viren sind die häufigsten Ursachen für → angeborene Herzfehler

Bei jedem Einzelschritt dieser komplizierten Entwicklung kann sich ein Fehler einschleichen. Je früher er auftritt, desto schwerwiegender sind die Folgen. Die

Ursachen bleiben in den meisten Fällen unentdeckt. Erbschäden spielen sicher eine bedeutsame Rolle. Dabei können nicht nur fehlende, sondern auch überzählige Erbanlagen zu Mißbildungen des Herzens und nicht nur des Herzens führen. Bekanntestes Beispiel für Mißbildungen durch überzählige Erbanlagen ist der Mongolismus, nach seinem Entdecker auch → Down-Syndrom genannt. Kinder mit dieser Krankheit besitzen in allen Zellen statt der normalen Zahl von 23 paarigen Erbkörperchen oder → Chromosomen ein zusätzliches Chromosom. Jedes fünfte Kind mit dieser Krankheit weist Mißbildungen am Herzen auf. Auffallend ist auch, daß bestimmte angeborene Herzfehler bei Knaben häufiger vorkommen als bei Mädchen und umgekehrt. Neben Erbschäden können auch Schadstoffe, die über das mütterliche Blut in den heranwachsenden Organismus gelangen, → Herzfehler verursachen. In den ersten Wochen der Schwangerschaft ist das Kind durch Alkohol-, Nikotin- und Drogenmißbrauch der Mutter aufs höchste gefährdet. Seit 1947 gilt auch als erwiesen, daß Viruserkrankungen der Mutter in der Frühschwangerschaft zu Mißbildungen führen können. Damals beschrieb der australische Augenarzt Gregg Mißbildungen von Augen, Gliedmaßen und Herzen bei Kindern, deren Mütter in den ersten Schwangerschaftswochen eine Rötelnerkrankung durchgemacht hatten. Aufgrund der Erkenntnisse von Gregg werden heute heranwachsende Mädchen gegen Röteln geimpft. Es besteht Grund zu der Annahme, daß auch andere Viruserkrankungen der Mutter, vielleicht sogar eine banale Grippe, in der Frühschwangerschaft Mißbildungen hervorrufen können.

Blausucht ist Zeichen einer schlechten Lungendurchblutung

Nach dieser langen Vorrede verstehen Sie, daß angeborene Herzfehler auf zwei Wegen entstehen. Entweder bildet sich ein wesentlicher Teil des Herzens, zum Beispiel die Vorhofscheidewand, nicht richtig aus, oder ein nur zum vorübergehenden Gebrauch angelegter Teil bildet sich nicht zurück, wie z. B. ein offenbleibender Ductus Botalli. Die Ärzte haben viel Mühe und Scharfsinn darauf verwendet, Ordnung und Übersicht in die Vielzahl der angeborenen Herzfehler und ihrer Kombinationen zu bringen. Der untersuchende Arzt muß zwei Fragen beantworten:

- Liegt eine Kurzschlußverbindung zwischen der venösen und der arteriellen Seite des Blutkreislaufs vor?
- Führt diese Kurzschlußverbindung zur → Blausucht?

Diese tritt immer dann auf, wenn reichlich sauerstoffarmes Blut aus dem venösen Kreislauf über den Kurzschluß in den arteriellen Kreislauf übertritt. Ein Loch in der Vorhofscheidewand oder der Kammerscheidewand ist ein Beispiel für eine Kurzschlußverbindung zwischen vernösem und arteriellem Kreislauf, die nicht zur Blausucht führt. Denn aufgrund der höheren Druckwerte im linken Herzen tritt bei diesen Herzfehlern sauerstoffreiches Blut aus dem arteriellen Kreislauf in den venösen Kreislauf über. Die Folge ist eine Luxusdurchblutung der Lungen, die mit der Zeit die Lungengefäße verändert. Darüber hinaus muß die rechte Herzkammer bei diesen Herzfehlern je nach Größe des Loches oft mehr als das Doppelte der normalen Blutmenge in der Minute umwälzen.

Bei angeborenen Herzfehlern mit Blausucht liegt immer ein Strömungshindernis im Bereich des kleinen Kreislaufs vor, gleichzeitig besteht eine Kurzschlußverbindung zwischen venöser und arterieller Seite des Kreislaufs. Ursache der Behinderung des Blutstroms im kleinen Kreislauf kann eine verengte Pulmonalklappe, eine zu enge Lungenschlagader oder eine Verengung der Lungenarterienäste sein. Durch die Strömungsbehinderung im kleinen Kreislauf kommt es zu einem Anstieg der Blutdruckwerte im rechten Herzen. Dieser Druckanstieg ist die treibende Kraft für den Übertritt von sauerstoffarmem Blut über eine Kurzschlußverbindung in den großen Kreislauf. »Blue babies« leiden also immer an einem komplizierteren Herzfehler als Kinder ohne Blausucht.

Angeborene Herzfehler sind von Fall zu Fall unterschiedlich ausgeprägt

Am einfachsten zu verstehen sind die angeborenen Herzfehler, bei denen keine Kurzschlußverbindung zwischen venösem und arteriellem Kreislauf besteht. In den meisten Fällen liegt nur eine Verengung der großen Arterien vor. Ein gutes Beispiel für diese Gruppe ist die → Aortenisthmusstenose. Es handelt sich um eine krankhafte Einengung der Hauptschlagader nahe der Stelle, wo während der Zeit im Mutterleib der Ductus Botalli Blut aus der Lungenschlagader in die Aorta einleitete. Die Einengung behindert den Abfluß des Blutes in die untere Körperhälfte. Daher herrscht in den Arterien der Arme und des Kopfes, die vor der Engstelle aus der Schlagader abzweigen, ein höherer Druck als in den Arterien der Beine.

Wie die meisten angeborenen Herzfehler ist die Aortenisthmusstenose von Fall zu Fall sehr unterschiedlich ausgeprägt. Der Spielraum reicht von einer unbedeutenden und kaum wahrnehmbaren Einengung bis zu einem fast völligen Verlust der lichten Weite der Hauptschlagader. Im letzteren Fall muß das Blut über Umgehungsstraßen den Weg in die untere Körperhälfte finden. Ein ähnlich breites Spektrum findet sich auch bei den Löchern in den Vorhof- oder Kammerscheidewänden. Das bedeutet, daß viele Kinder mit solchen angeborenen Herzfehlern das Erwachsenenalter erreichen und ein normales Leben führen können. Mitunter verschließen sich kleinere Löcher in der Kammerscheidewand im Laufe des Wachstums sogar von selbst. Die Hälfte aller Erwachsenen mit einem Loch in der Vorhofscheidewand hat keinerlei Beschwerden. Oft wird der Herzfehler nur durch Zufall bei einer Routineuntersuchung entdeckt.

Bei einigen Herzfehlern besteht Infektionsgefahr

Wenn auch viele angeborene Herzfehler die Leistungsfähigkeit nicht beeinträchtigen, so zeichnen sich doch einige durch eine besondere Gefahr aus. Kurzschlußverbindungen zwischen venösem und arteriellem Kreislauf bergen das Risiko, daß in den Körper eingeschleppte Keime sich leicht an den Wänden ansiedeln. Bleibt nach der Geburt ein Ductus Botalli offen, dann tritt mit jedem Pulsschlag Blut aus der Aorta in die Lungenschlagader über. Der Blutstrahl schädigt die Wand der Lungenschlagader und macht sie anfällig für die Ansiedlung von Krankheitserregern. Auch bei einem Loch in der Kammerscheidewand, einem → Ventrikelseptumdefekt, trifft bei jedem Herzschlag ein Blutstrahl aus der linken Kammer auf die gegenüberliegende Wand der rechten Herzkammer. Dort finden Krankheitskeime leichter Halt als auf der unversehrten Wand. Bei zahnärztlichen oder chirurgischen Eingriffen können Krankheitskeime aus der Mundhöhle oder den Eingeweiden in die Blutbahn gelangen. Deshalb müssen Menschen mit bestimmten angeborenen Herzfehlern vor solchen Eingriffen zum Schutz vor einer → Herzinnenhautentzündung, der → Endokarditis, → Antibiotika wie zum Beispiel → Penicillin einnehmen.

Herzinnenhautentzündung: Was kann man zur Vorbeugung tun?

Wer ist gefährdet?
- Jeder Patient mit einer künstlichen Herzklappe;
- jeder Patient, der schon eine Endokarditis durchgemacht hat;
- jeder Patient mit einem erworbenen Herzklappenfehler;
- jeder Patient, der an bestimmten angeborenen Herzfehlern leidet.

Wann ist die vorsorgliche Einnahme von Medikamenten erforderlich?
Bei allen Situationen, die zum Eintritt von Krankheitskeimen in die Blutbahn führen können! Das gilt insbesondere für Zahnbehandlungen, instrumentelle Untersuchungen mit möglichen Schleimhautverletzungen oder der Entnahme von Gewebeproben, z.B. eine Magenspiegelung.

Was ist zu tun?
Am besten schützen Sie sich vor einer Endokarditis durch gute Körperpflege, insbesondere gute Zahnpflege. Lassen Sie sich vor ärztlichen Eingriffen mit Endokarditisrisiko Penicillintabletten geben. Wenn Sie Penicillin früher nicht vertragen haben, sagen Sie das Ihrem Arzt, damit er Ihnen ein anderes Antibiotikum verordnet.

Neben der Belastung für Herz und Kreislauf wird daher auch das erhöhte Risiko für eine Endokarditis berücksichtigt, wenn entschieden werden soll, ob ein angeborener Herzfehler operiert werden muß oder nicht.

Die meisten angeborenen Herzfehler können operativ beseitigt werden

Der erste angeborene Herzfehler, der überhaupt erfolgreich operiert wurde, war ein offen gebliebener Ductus Botalli. Diese Operation wurde am 26. August 1938 von dem amerikanischen Chirurgen Robert E. Gross bei einem 7 Jahre alten Mädchen ausgeführt. Die Kurzschlußverbindung wurde durchtrennt und die Stümpfe mit einer Naht verschlossen. Erst 6 Jahre später wagen sich Herzchirurgen an die Operation einer Aortenisthmusstenose. Vier Wochen vor der ersten Operation von Alfred Blalock schneidet der schwedische Chirurg Clarence Crafoord das verengte Stück einer Hauptschlagader heraus und verbindet die gesunden Gefäßstücke wieder mit einer Naht. Heute ist es möglich, beide Herzfehler auch ohne Operation zu beheben. Die Entwicklung der Herzkathetertechnik hat das möglich gemacht. Mit Hilfe des Katheters läßt sich ein offener Ductus Botalli durch einen Kunststoffschwamm verstopfen. Und eine verengte Aorta kann durch einen aufblasbaren Ballon an der Katheterspitze so weit geweitet werden, daß das Blut ungehindert in die untere Körperhälfte abfließen kann.

Die meisten angeborenen Herzfehler müssen jedoch weiterhin vom Chirurgen behandelt werden. Noch am einfachsten ist der Verschluß von Löchern in den Scheidewänden des Herzens mit Flicken aus Kunststoffgewebe. Schwerere Mißbildungen verlangen vom Chirurgen mehr, oft ist eine komplette Neugestaltung der Herzhöhlen und Arterien durch den operativen Eingriff nötig. Bei einem Meisterstück besonderer Art werden die Herzkranzgefäße mit einem Stück Gefäßwand aus der Aorta ausgeschnitten und in die Lungenschlagader eingenäht. Anschließend werden beide Arterien ein Stück oberhalb ihrer Wurzeln durchtrennt und an das jeweils andere Gefäß angenäht. Zusätzlich werden Löcher in den Scheidewänden verschlossen. All dies ist nötig, wenn die großen Arterien im Laufe der Entwicklung im Mutterleib Anschluß an die »falsche« Herzkammer gefunden haben. Dann entspringt die Aorta aus der rechten Kammer und die Lungenschlagader aus der linken Kammer. Großer und kleiner Kreislauf sind durch diese Mißbildung parallel geschaltet und haben keine Verbindung miteinander. Am Leben bleiben die Kinder nur, wenn Löcher in den Scheidewänden für einen Kurzschluß zwischen Körperkreislauf und Lungenkreislauf sorgen.

Möglich wurden solche komplizierten Operationen erst durch die Erfindung der → Herz-Lungen-Maschine (Abb. 11). Dieser sinnreiche Apparat kann für Stunden die Aufgaben von Herz und Lunge übernehmen.

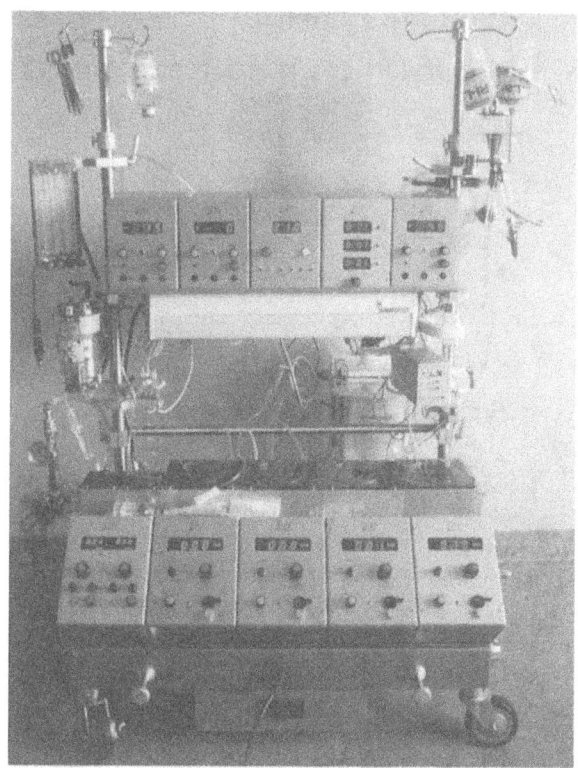

Abb. 11. Eine Herz-Lungen-Maschine wird benötigt für Operationen am offenen, spillstehenden und blutleeren Herzen. Mit ihrer Hilfe können auch komplizierte und zeitaufwendige Operationen unter Sicht des Auges am Herzen durchgeführt werden. Für die Dauer der Operation übernimmt die Maschine die Aufgaben des Herzens und der Lunge.

Mit Hilfe der Herz-Lungen-Maschine kann der Chirurg daher am stillstehenden und blutleeren Herzen Herzfehler beheben. Die Erfindung der Herz-Lungen-Maschine weckte auch die Hoffnung, eines Tages das menschliche Herz nicht nur reparieren, sondern durch ein künstliches Organ sogar ganz ersetzen zu können. Darüber mehr in einem späteren Kapitel.

Herz mit Fehlern

Wie erworbene Herzfehler entstehen

Frau mit besonderer Mission

Mary Richardson war 31 Jahre alt, als sie zum ersten Mal am Herzen operiert wurde. Hinter ihr lag ein Leben voller Ungewißheit. Ungewißheit darüber, ob ihr jemals jemand werde helfen können.
Im Alter von 9 Jahren hörte der Hausarzt bei ihr zum ersten Mal ein Herzgeräusch. Aber niemand ging der Sache auf den Grund. Nur vom Turnen wurde das zarte Mädchen vorsichtshalber befreit.
Mit 19 Jahren und glücklich verheiratet brachte sie ihr erstes Kind zur Welt. Vor ihrer Hochzeit hatte sie als Verkäuferin in einem Warenhaus gearbeitet. Die Arbeit war ihr zunehmend schwerer gefallen. Außer Atem und todmüde kam sie nach ihrem 9 Stunden langen Arbeitstag nach Hause. Nach der Geburt der Tochter arbeitete sie bei einem Immobilienmakler. Die Arbeit war weniger anstrengend als der Job im Warenhaus. Aber Schwäche und Atemnot überfielen sie zuletzt schon, wenn sie sich nur über die Kästen mit der Kundenkartei beugte. »Einbildung«, sagten die Ärzte. »Kein Zusammenhang mit dem Herzgeräusch«, lautete das Urteil. Mary hatte sich mit ihren »Zuständen« abzufinden.
Als ihr Mann sie zum ersten Mal bewußtlos in der Garage fand, war Mary Richardson 30 Jahre alt. Erst jetzt wurde sie zu einem Herzspezialisten überwiesen. Nach mehr als 20 Jahren wurde endlich die richtige Diagnose gestellt. Eine hochgradige Verengung der Aortenklappe, eine → Aortenstenose, war die

Ursache für Schwindel, Leistungsabfall und wiederkehrende Bewußtlosigkeit. Mary mußte am Herzen operiert werden. So bald wie möglich.

Dr. Dwight E. Harken war 48 Jahre alt, als Mary Richardson zum ersten Mal in seine Behandlung kam. Beide, Patientin und Arzt, konnten nicht ahnen, wie sehr sie in den nächsten Jahren aufeinander angewiesen sein würden. Nach 4 Herzoperationen in 5 Jahren fühlten sich der Chirurg und seine Patientin einer gemeinsamen Aufgabe verpflichtet. Harken glaubte daran, daß erkrankte menschliche Herzklappen vom Chirurgen durch künstliche Ventile ersetzt werden könnten. Mary wurde sein lebendigster Beweis. Sie betrachtete es als ihre Mission, durch ihr Beispiel anderen Patienten Mut zu machen. So wurde sie der erste Mensch, der länger als 25 Jahre mit einer künstlichen Herzklappe lebte.

Mit 35 Jahren war Harken aus dem Krieg zurückgekehrt. Wahrscheinlich war er trotz seiner Jugend einer der erfahrensten Herzchirurgen der Welt. 135mal hatte er zu Tode verwundeten Soldaten Kugeln und Granatsplitter aus dem Herzen entfernt und dabei eines gelernt: Das menschliche Herz ist weit robuster, als viele Ärzte bis dahin geglaubt hatten. Operationen sind am Herzen genauso möglich wie an anderen Organen des menschlichen Körpers.

Sieben Jahre später versuchte er zum ersten Mal, eine undichte Herzklappe mit Hilfe einer an einem Faden im Herzen befestigten Kugel zu reparieren. Die Kugel sollte bei jedem Herzschlag aus der linken Herzkammer in die undichte Mitralklappe gepreßt werden. Mit diesem primitiven Ventil sollte der Rückfluß des Blutes über die kranke Klappe in den linken Vorhof verhindert werden. Die Operationen schlugen fehl. Harken suchte nach einem besseren Weg.

1958 begann er mit der Entwicklung einer künstlichen Herzklappe. Das neue Ventil war dazu gedacht, erkrankte Herzklappen ganz zu ersetzen und nicht nur notdürftig auszubessern. Die Klappenprothese, eine Kunststoffkugel in einem Stahlkäfig, befand sich noch auf dem Prüfstand, als Mary Richardson zum ersten Mal von Harken operiert wurde. Daher begnügte sich der Chirurg damit, dicke Kalkablagerungen von den Taschen der Aortenklappe abzutragen. Er befreite die Klappe gleichsam von einem Panzer, der bisher die weite Öffnung der Klappe behindert hatte. Die Operation besserte Marys Befinden jedoch nur für ein halbes Jahr, dann traten die alten Symptome auf. Im Laufe der Monate wurde immer klarer, daß eine zweite Operation nicht zu umgehen war.

Mary Richardson war 38 und Dr. Harken 50 Jahre alt, als der Chirurg daran ging, die zerstörte Herzklappe seiner Patientin durch eine seiner künstlichen Klappen zu ersetzen. Mary war der zweite Patient, bei dem Harken diesen damals unerhörten Eingriff wagte. Der erste Patient hatte die Operation nicht überlebt. Mary schaffe es. Am 10. März 1960 wurde die Operation durchgeführt. Am 3. April verließ eine strahlende Mary Richardson das Krankenhaus und flog mit der Mittagsmaschine von Boston, wo sie operiert worden war, nach Jacksonville in Florida, wo ihre Familie lebte.

Siege und Niederlagen, strahlende Triumphe und bittere Enttäuschungen liegen in der Medizin dicht beieinander. Der Leidensweg von Mary Richardson war noch nicht zu Ende. Nach 2 Jahren wurde ein dritter Eingriff erforderlich. Einige Nähte, mit denen das künstliche Ventil in der Hauptschlagader festgehalten wurde, hatten sich gelockert und mußten erneuert werden. Damit nicht genug. Schon ein Jahr später mußte das erste Ventil gegen eine neue Herzklappe ausgetauscht werden.

Auch für Dr. Harken gab es bittere Rückschläge. Nach Mary setzte er noch bei 6 weiteren Patienten eine künstliche Herzklappe ein. 5 Patienten starben. Nur der Erfolg bei Mary Richardson und dem zweiten Überlebenden, Alfred Gallo, gaben Harken den Mut weiterzumachen. Das künstliche Ventil wurde verbessert. Anfang 1961 begann Harken mit einer zweiten Operationsserie. Wieder starben 4 von 6 Patienten bei oder nach der Operation.

Harken gab nicht auf. Inzwischen hatten auch andere Chirurgen seine Gedanken aufgegriffen. Neue und bessere Ventile wurden entwickelt, die Operationstechnik verfeinert. Mit der Zeit wurde der → Herzklappenersatz zur Routineoperation. Als 1985 das Silberne Jubiläum der Klappenchirurgie gefeiert wurde, waren Mary Richardson und Alfred Gallo – beide mit einer zweiten Kunstklappe versorgt – lebende Zeugen des dornenreichen Anfangs und des erreichten Fortschrittes zugleich.

1988 wurden allein in der Bundesrepublik über 6000 künstliche Herzklappen eingebaut. Mehr als 800 Patienten erhielten bei der Operation sogar zwei oder drei künstliche Ventile. Nur 5 von 100 Patienten starben während oder in den ersten Wochen nach der Operation. Bei den meisten Verstorbenen war das Herz durch den → Klappenfehler schon zu stark in Mitleidenschaft gezogen, oder andere schwere Krankheiten erhöhten das Risiko der Operation. Für die weit überwiegende Zahl der Überlebenden brachte die Operation eine wesentliche Besserung ihrer Leistungsfähigkeit bis hin zu einem – fast – normalen Leben.

Wie kommt es dazu, daß bei einem Menschen eine Herzklappe ihren Dienst aufgibt? Warum muß schließlich ein künstliches Ventil die erkrankte Herzklappe ersetzen? Was bedeutet ein Herzklappenfehler für die Lebensqualität eines Betroffenen? Und was ist überhaupt ein Herzklappenfehler?

Kranke Herzklappen sind zu eng, undicht oder beides

Wie Sie wissen, haben die Herzklappen nur eine Aufgabe: Sie hindern das Blut daran, dahin zurückzufließen, wo es gerade hergekommen ist. Das heißt, die Herzklappen arbeiten wie Rückschlagventile. Wie Sie in Kapitel 2 erfahren haben, sind die Herzklappen aus zarten und dünnen Segeln bzw. Taschen aufgebaut. Damit ist sichergestellt, daß die Klappen im geöffneten Zustand für das durchfließende Blut kein Hindernis darstellen.

Bei krankhaft veränderten Herzklappen ist alles anders. Die Segel sind verdickt, durch Kalkeinlagerung verkrustet und die Ränder miteinander verklebt. Die erkrankte Klappe öffnet sich nicht mehr richtig, das Blut muß jetzt regelrecht durch die verengte Klappe hindurch gepreßt werden. Als Folge einer solchen → Klappenstenose steigt der Blutdruck in der Herzhöhle, die vor der verengten Klappe liegt, an. Die Höhle wird weiter, die Muskelfasern in der Wand der Herzhöhle werden dicker. Durch vermehrte Arbeit können die verdickten Muskelfasern den erhöhten Widerstand, den die verengte Klappe dem Blutstrom entgegensetzt, lange Zeit überwinden. In Ruhe ist die Pumpleistung des Herzens daher trotz Klappenstenose noch längere Zeit ausreichend. Aber bei körperlicher Belastung kann der Blutfluß über die verengte Klappe nicht genügend gesteigert werden, die Belastbarkeit des Kranken ist eingeschränkt.

Eine andere Art von Klappenfehler entsteht, wenn die zarten Segel einer Herzklappe schrumpfen und ihre Ränder sich einrollen wie welker Salat. Dann schließt die Klappe nicht mehr dicht. Das Blut fließt zum Teil über die undichte Klappe wieder in die Herzhöhle zurück, aus der es gerade gekommen ist. Es pendelt gleichsam zwischen beiden Kammern hin und her. Eine → Klappeninsuffizienz bedeutet deshalb Mehrbelastung für die Kammer vor der undichten Klappe und für die Kammer dahinter. Die Folge ist eine deutliche Erweiterung beider Herzhöhlen. Gleichzeitig werden auch die Wände dicker. Im ungünstigsten Fall kann eine Erkrankung der Herzklappe dazu führen, daß die Klappe nicht mehr richtig öffnet und auch nicht mehr richtig schließt. Dann liegt ein kombinierter Herzklappenfehler vor, der die Herzhöhlen doppelt belastet.

Am häufigsten erkranken die Klappen der linken Herzseite. Sie sind schon beim Gesunden wegen der höheren Drücke im linken Herzen einer größeren Belastung ausgesetzt. Ein → Mitralvitium, auf Deutsch ein

Mitralklappenfehler, liegt vor, wenn die Klappe zwischen linkem Vorhof und linker Hauptkammer erkrankt ist. Ist die Klappe verengt, handelt es sich um eine → Mitralstenose. Ist die Klappe undicht, spricht man von einer → Mitralinsuffizienz. Genauso werden bei einer Erkrankung der Klappe zwischen linker Hauptkammer und Hauptschlagader verengte Klappen als → Aortenstenosen und leckgeschlagene Klappen als → Aorteninsuffizienzen bezeichnet.

Die Klappen der rechten Herzhälfte erkranken seltener als die Klappen der linken Herzhälfte. Bei Fixern allerdings, die sich ihre Droge häufig mit nicht sterilen Nadeln in die Venen spritzen, kommt es nicht selten zu Erkrankungen der Klappe zwischen rechtem Vorhof und rechter Kammer, einem → Trikuspidalvitium. Womit wir bei den Ursachen von Herzklappenfehlern wären.

Klappenfehler sind meist Folge von Infektionen

Die meisten Herzklappenfehler entstehen beim Kampf der Abwehrkräfte des Körpers mit eingedrungenen Bakterien. Der Schaden an den Klappen entsteht dabei auf zwei verschiedenen Wegen. Entweder verrichten die Bakterien und die von ihnen abgesonderten Gifte selbst das zerstörerische Werk an den Klappen, oder die körpereigene Abwehr wird von Krankheitskeimen, die selbst nicht direkt auf den Herzklappen sitzen, zum Angriff auf die Herzklappen veranlaßt.

Wenn sich Bakterien direkt auf einer Herzklappe ansiedeln, kommt es zu einer Herzinnenhautentzündung, einer → Endokarditis. Zwei Pannen treffen dabei zusammen: Zunächst müssen die Krankheitskeime ein Einfallstor finden, durch das sie in die Blutbahn einbrechen können. Und dann muß es eine Schwachstelle geben, an der sie sich festsetzen können. Die häufigsten Eintrittspforten für Krankheitskeime sind Zähne und Zahnfleisch, die ableitenden Harnwege sowie die Haut. Sie erkennen an dieser Aufzählung, wie wichtig eine gute Körperpflege ist, um einer Endokarditis vorzubeugen. Anfällig für die Besiedelung mit Keimen sind die zarten Herzklappen immer dann, wenn angeborene Herzfehler oder schon früher abgelaufene Entzündungen die Segel verändert haben. Häufig bilden sich dann auf der veränderten Klappe kleine Blutgerinnsel, die einen idealen Nährboden für eingedrungene Bakterien abgeben. Der Kampf des Körpers mit den eingedrungenen Erregern kann stürmisch verlaufen oder sich nach Art einer Belagerung schleppend hinziehen. Die befallene Klappe wird entweder in kürzester Zeit zerstört, oder die Keime werden um den Preis eines bleibenden Schadens an der Klappe besiegt: eine Achillesferse für weitere Entzündungen. Vor der Entdeckung des Penicillins war die Endokarditis eine todbringende Erkrankung. 1911 fiel ihr der weltberühmte Komponist Gustav Mahler zum Opfer, seine 10. Symphonie blieb unvollendet. Heute hat die Endokarditis dank der verschiedenen Antibiotika viel von ihrem Schrecken verloren. Trotzdem sind manche Patienten nur durch eine Operation zu retten, denn mit dem Blutstrom werden Bakterien von der Klappe überall in den Körper verschleppt – schwere Schäden an anderen Organen sind die Folge. Die zerstörte Klappe muß deshalb entfernt und durch eine künstliche Klappe ersetzt werden.

Rückfälle sind bei Klappenfehlern häufig

Auch ohne Einbruch in die Blutbahn können Bakterien die Herzklappen zerstören. Sie benutzen die körpereigene Abwehr als Fernlenkwaffen. Ausgelöst werden die Kampfhandlungen von Erregern des → Scharlach. 2–3 Wochen nach einer scheinbar ausgeheilten eitrigen Angina befällt den Kranken erneutes Fieber. Gleichzeitig schwellen die großen Gelenke sehr schmerzhaft an. Als Zeichen einer Entzündung ist die Haut über den Gelenken gerötet. Die Entzündung springt von Gelenk zu Gelenk, kein Gelenk ist länger als 2–3 Tage betroffen. Die seltsame Krankheit wird daher → rheumatisches Fieber genannt. Aber nicht nur die Gelenke, sondern auch das Herz, die Nieren und sogar das Gehirn werden von der Krankheit betroffen. Was ist geschehen? Die körpereigene Abwehr hat gegen bestimmte Bestandteile der Scharlacherreger Abwehrstoffe, → Antikörper gebildet. Aber diese Antikörper reagieren auch mit körpereigenen Geweben. Daher kommt es zu einer Entzündung der Gelenkkapseln, der Herzhäute und der Nieren. Auch beim rheumatischen Fieber kann die Auseinandersetzung des Körpers mit der Krankheit stürmisch mit hohem Fieber und starken Schmerzen oder kaum merklich mit vorübergehender Schwäche und Abgeschlagenheit verlaufen. Ist die Erkrankung glücklich überstanden, bleibt häufig ein Klappenfehler der Mitral- oder der Aortenklappe zurück. Viel bedeutsamer als der anfangs vielleicht harmlose Klappenfehler ist die Tatsache, daß der Körper von nun an bei jedem Infekt mit Scharlacherregern zu Rückfällen neigt. Bei jedem Rückfall aber nimmt die Klappe erneut Schaden.

Bei vorgeschädigten Klappen kommt es aber auch ohne erneute Entzündung im Laufe von Jahrzehnten zu weiteren Veränderungen durch Verkalkung. Die ehemals zarten Segel sind mit dicken Kalkauflagerungen verkrustet wie ein schlecht gepflegter Wasserhahn, die Klappe degeneriert. Mit der Verbesserung der Lebensverhältnisse und der Entdeckung des Penicillins hat die Häufigkeit des rheumatischen Fiebers abgenommen. Dafür nimmt mit der steigenden Lebenserwartung die Häufigkeit von → Klappendegenerationen stetig zu. Diese Erkrankung der Herzklappen nimmt einen schleichenden, chronischen Verlauf.

Klappenfehler machen erst nach Jahren Beschwerden

Bis die ersten Beschwerden auftreten, vergehen daher meist 1-2 Jahrzehnte. Gegenwärtig sind die meisten Patienten zwischen 50 und 60 Jahre alt, wenn sich ernsthafte Symptome eines Klappenfehlers einstellen. Übrigens treten Mitralklappenfehler bei Frauen zweimal häufiger auf als bei Männern. Aber die Natur hält sich an die Quotenregelung: Männer leiden zum Ausgleich 3mal häufiger als Frauen an Aortenklappenfehlern.

Wichtigstes Zeichen eines Mitralklappenfehlers ist die Atemnot. Der Abfluß des Blutes aus den Lungen in die linke Herzkammer wird durch die erkrankte Mitralklappe behindert. Das Blut staut sich in der Lunge, der Druck in den Lungengefäßen und schließlich auch in der rechten Herzkammer steigt. Die prall gefüllten Lungengefäße können manchmal platzen. Blut tritt in die Lungenbläschen über und wird abgehustet. Der Auswurf sieht aus wie Zwetschgenbrühe. Zu Anfang macht sich die Luftnot nur bei Belastung bemerkbar, nach längerer Anstrengung leidet der Patient unter Husten und Heiserkeit. Im fortgeschrittenen Stadium besteht

Luftnot schon in Ruhe. Der Kranke kann schließlich nur noch im Sitzen schlafen, die Nachtruhe wird durch Anfälle von Atemnot gestört. Im Laufe der Erkrankung geht der regelmäßige Pulsschlag verloren. Die Muskelfasern des stark vergrößerten linken Vorhofs zucken nur noch unregelmäßig und ungeordnet. Es besteht → *Vorhofflimmern*. In den Nischen des vergrößerten Vorhofs bilden sich Blutgerinnsel. Bruchstücke davon können sich ablösen und mit dem Blut in andere Organe verschleppt werden. Nicht selten sind solche → Embolien die ersten Warnzeichen eines fortgeschrittenen Mitralvitiums.

Ein Aortenklappenfehler macht sich anfangs nicht durch Atemnot, sondern durch rasche Ermüdung bemerkbar. Die Belastbarkeit des Patienten nimmt mit der Zeit ab, weil das Herz bei Belastung seine Pumpleistung wegen des Klappenfehlers nicht an die gesteigerten Bedürfnisse des Körpers anpassen kann. Jede stärkere Belastung stellt für Patienten mit einer Aortenstenose eine Gefahr dar: Schwindel und schließlich sogar Anfälle von Bewußtlosigkeit, wie bei Mary Richardson, sind Warnzeichen dafür, daß die Hirndurchblutung unter Belastung nicht mehr gewährleistet ist. Schließlich wird auch die Durchblutung des Herzmuskels beeinträchtigt. Angina pectoris-Anfälle stellen sich ein. Sie sind hier nicht die Folge einer Erkrankung der Herzkranzgefäße. Vielmehr werden die Herzkranzgefäße, die hinter der verengten Aortenklappe entspringen, schlecht mit Blut gefüllt. Und ein hoher Druck in der linken Kammer preßt die kleinen Kranzgefäße im Herzmuskel zusätzlich zusammen. Der Herzmuskel gerät in Sauerstoffnot, die sich als Angina pectoris bemerkbar macht.

Nicht nur körperliche Anstrengung, auch jede andere zusätzliche Belastung des Kreislaufs verschlechtert das Befinden von Patienten mit einem Herzklappenfehler. Das macht sich besonders bei fieberhaften Erkrankungen bemerkbar. Eine an sich harmlose Grippe trifft daher einen Patienten mit einem Klappenfehler schwerer als einen Gesunden. Haben die Beschwerden ein gewisses Maß überschritten, wird eine Klappenoperation unumgänglich. Die Entscheidung für eine Operation fällt nach dem Grundsatz: »So spät wie möglich, aber so früh wie nötig«!

Kranke Herzklappen können ersetzt werden

Zur Operation wird spätestens dann geraten, wenn die Lebenserwartung des Patienten ohne Operation erheblich verkürzt ist. Selbstverständlich hat der Patient das Recht, eine Operation abzulehnen. Leidet er an einer schweren Mitralstenose, wird er ohne Operation noch etwa 4 Jahre am Leben bleiben. Mit einer fortgeschrittenen Aortenstenose darf er noch auf 2 weitere Lebensjahre hoffen. Patienten mit hochgradigen Klappeninsuffizienzen leben ohne Operation noch etwa 2½–3 Jahre. Frühzeitig wird meistens dann zu einer Operation geraten, wenn bereits erste Komplikationen durch den Klappenfehler aufgetreten sind, beispielsweise wenn es bei einem Mitralvitium schon zu Embolien gekommen ist.

Vor der Operation ist in den meisten Fällen eine Herzkatheteruntersuchung erforderlich, um die genauen Verhältnisse an der kranken Herzklappe zu klären. Bei der Untersuchung werden auch die Herzkranzgefäße mit dargestellt. Finden sich dabei bedeutsame Verengungen dieser Gefäße, wird während der Operation nicht nur die kranke Herzklappe ersetzt, sondern auch eine → Bypassoperation an den Kranzgefäßen durchgeführt.

Die Operation selbst erfolgt in tiefer Narkose unter Einsatz der *Herz-Lungen-Maschine*. Diese Maschine übernimmt für die Dauer des Eingriffs die Aufgaben von Herz und Lunge. Das Herz selbst wird für die Operation durch Medikamente zum Stillstand gebracht. Das erleichtert dem Chirurgen seine schwierige Arbeit. Nach Abschluß aller Vorbereitungen wird das Herz geöffnet und die kranke Klappe inspiziert. Dann wird die endgültige Entscheidung getroffen, was zu tun ist. Schwer zerstörte Klappen werden herausgeschnitten und durch eine künstliche Herzklappe ersetzt. Dieser radikale Eingriff ist nicht in jedem Falle erforderlich. Besonders bei Mitralklappenfehlern kann die herzeigene Klappe oft erhalten werden. Sind die Segel nur wenig verkalkt und lediglich die Ränder der Segel miteinander verklebt, kann der Chirurg die Verklebungen mit dem Finger oder einem Instrument lösen. Die Segel können dann wieder frei schwingen, die Mitralstenose ist beseitigt. Bei einer undichten Mitralklappe genügt es manchmal, die Durchtrittsöffnung zwischen linkem Vorhof und linker Kammer durch Raffnähte zu verkleinern, um den Fehler zu beheben. Meistens ist aber der Ersatz der Klappe durch ein künstliches Ventil nicht zu vermeiden.

Es gibt verschiedene Arten von künstlichen Herzklappen

Der Operateur kann heute aus einer Fülle verschiedener künstlicher Ventile das geeignete Modell in der passenden Größe aussuchen. Es gibt zwei große Gruppen von künstlichen Herzklappen. → Mechanische Herzklappen sind aus Materialien wie Metall, Kunststoffen oder Kohlefasern hergestellt. Sie bestehen aus einem Ring, dem außen ein Kunststoffgewebe aufsitzt.

Durch zahlreiche Nähte, die durch das Kunststoffgewebe geführt werden, wird die künstliche Klappe im Herzen befestigt. In dem Ring bewegen sich eine oder zwei Kippscheiben wie Schwingtüren in Scharnieren (Abb. 12 a). Diese künstlichen Klappen sind zwar nahezu unverwüstlich und halten unbegrenzt, aber auf ihrer Oberfläche lagern sich leicht Blutgerinnsel ab. Aus diesem Grunde müssen Patienten, die eine mechanische Klappenprothese tragen, nach der Operation zeitlebens gerinnungshemmende Medikamente einnehmen.

Leben mit gerinnungshemmenden Medikamenten

1. Nehmen Sie jeden Abend genau die verordnete Dosis ein.
2. Ändern Sie die verordnete Dosis nicht selbständig.
3. Erneuern Sie Ihren Tablettenvorrat rechtzeitig und sorgen Sie vor Reisen für ausreichend Reserven.
4. Die Kontrolltermine müssen pünktlich eingehalten werden. Den Ausweis mit den Quick-Werten sollten Sie immer bei sich haben.
5. Medikamente aus der Hausapotheke dürfen Sie nur nach Rücksprache mit Ihrem Arzt nehmen.
6. Weisen Sie vor ärztlichen Untersuchungen und Eingriffen darauf hin, daß und warum Sie gerinnungshemmende Medikamente einnehmen.
7. Sie dürfen sich keine intramuskulären Spritzen geben lassen.
8. Rauchen verändert die Quick-Werte ungünstig, die Einstellung auf den für Sie richtigen Wert wird schwierig. Werden Sie Nichtraucher!

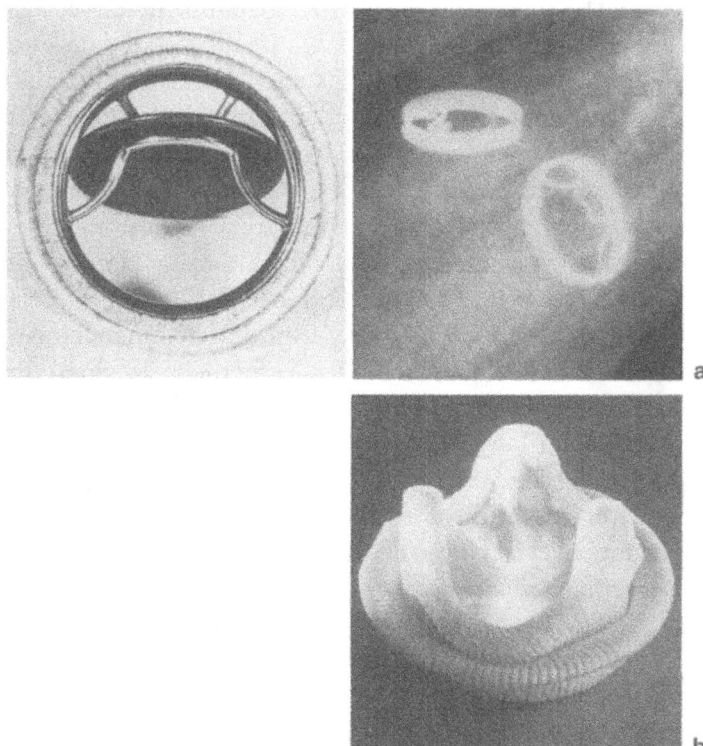

Abb. 12. a Kippscheibenprothesen bestehen aus einem meist metallischen Ring und einem beweglich im Ring aufgehängten Deckel. Sie können zum Ersatz der Aortenklappe und der Mitralklappe verwendet werden. Geöffnet und geschlossen wird das künstliche Ventil durch die Schwankungen des Blutdrucks während eines Herzschlags. **b** Bioprothesen werden häufig aus Herzklappen von Schweinen hergestellt. Man erkennt besonders gut den Aufbau der Herzklappe aus drei einzelnen Taschen, deren Ränder sich in geschlossenem Zustand wie ein Stern zusammenlegen.

Die zweite Sorte von Klappenprothesen besteht aus tierischem Gewebe, man nennt sie daher auch → Bioprothesen. Am häufigsten werden die Herzklappen von Schweinen verwendet. Für den Klappenersatz beim Menschen wird die Schweineklappe mit Chemikalien behandelt und auf ein Trägergestell montiert (Abb. 12 b). Das Trägergestell dient dann auch zur Befestigung der Klappe im menschlichen Herzen. Bei dieser Art von Klappenprothesen ist meistens keine lebenslange Einnahme von gerinnungshemmenden Medikamenten erforderlich. Der wesentliche Nachteil dieser Prothesen liegt aber in ihrer eingeschränkten Haltbarkeit. Im Laufe der Jahre können diese Prothesen wie eine menschliche kranke Herzklappe degenerieren. Eine zweite Operation wird dann erforderlich. Aus diesem Grunde werden diese Prothesen in letzter Zeit nur noch selten eingesetzt.

Die Operation ist mittlerweile zu einem Routineeingriff geworden. Das Operationsrisiko beim Ersatz von einer Klappe beträgt etwa 5%, das heißt 5 von 100 operierten Patienten überleben die ersten 3–4 Wochen nach der Operation nicht. Dabei muß man sich jedoch vor Augen halten, daß die Lebenserwartung des Patienten ja bereits ganz erheblich eingeschränkt ist, wenn ihm zur Operation geraten wird.

Der Klappenersatz verlängert das Leben

Gelingt die Operation, bilden sich viele der Veränderungen am Herzen im Laufe der nächsten Monate wieder zurück. Die Herzhöhlen werden kleiner, die verdickten Wände werden wieder dünner. Und vor allem nimmt die Leistungsfähigkeit des Patienten deutlich zu. Besonders Patienten mit Aortenklappenfehlern verspüren im Laufe des ersten halben Jahres nach der Operation eine erhebliche Verbesserung ihrer Lebensqualität. Viele werden nahezu beschwerdefrei und können wieder ihrer gewohnten Arbeit nachgehen. Bei Patienten mit Mitralklappenfehlern fällt die Besserung nach dem Klappenersatz meistens etwas bescheidener aus. Das hängt oft damit zusammen, daß die jahrzehntelangen Belastungen der Lungengefäße zu nicht mehr rückbildungsfähigen Veränderungen geführt haben. Häufig sind auch die Muskelfasern der linken Herzkammer durch die Erkrankung in Mitleidenschaft gezogen. Dann kommt es nach dem Klappenersatz zwar zu einer Besserung der schlimmsten Beschwerden, die Belastbarkeit bleibt aber auch mit der neuen Herzklappe eingeschränkt. Neben der Besserung der Belastbarkeit und der Minderung von Beschwerden bringt der Klappenersatz für die betroffenen Patienten vor allem eine erhebliche Verlängerung ihres Lebens um Jahre und Jahrzehnte mit sich.

Es soll aber nicht verschwiegen werden, daß das Leben mit einer künstlichen Herzklappe auch Risiken birgt. Trotz gerinnungshemmender Medikamente können sich auf einer mechanischen Klappe oder anderswo im Herzen Blutgerinnsel bilden. Diese Gerinnsel können die Funktion der Klappe behindern oder zu Embolien führen. Eine oder mehrere Nähte, mit denen die Klappe befestigt ist, können sich lösen, weil das umgebende Gewebe morsch ist und wenig Halt bietet. Dann entsteht zwischen Klappenring und der Herzwand ein Leck, durch das Blut wie bei einer undichten Klappe zurückfließen kann. Ist das entstandene Leck groß, muß die Klappe in einer zweiten Operation neu befestigt werden. Diese Erfahrung hatte bereits Mary Richardson gemacht.

Leben mit einer künstlichen Herzklappe

Die zuverlässige Einnahme von gerinnungshemmenden Medikamenten bleibt lebenslänglich notwendig.

Sie müssen selbst dafür sorgen, daß bei Infektionen oder ärztlichen Eingriffen vorbeugend Penicillin verordnet wird.

Verständigen Sie den Arzt, wenn
- Ihr Puls ungewohnt langsam oder schnell schlägt,
- Sie Fieber bekommen,
- plötzlich Sehstörungen oder Sprachstörungen auftreten,
- Urin oder Stuhl dunkel oder schwarz gefärbt sind,
- ungewöhnliche Geräusche an der Klappe auftreten.

Auch wenn alles in Ordnung ist, müssen Sie die regelmäßigen Kontrolltermine einhalten. Die Untersuchung gibt Ihnen Sicherheit.

Das Kunststoffgewebe des Nahtrings bietet auch einen guten Schlupfwinkel für Bakterien. Daher kann es auch nach dem Einbau einer künstlichen Herzklappe zu einer Endokarditis kommen. Patienten mit künstlicher Herzklappe müssen daher vor zahnärztlichen oder anderen Eingriffen Antibiotika einnehmen, um einer Prothesenendokarditis vorzubeugen.

Trotz dieser Einschränkung und Risiken bleibt festzuhalten, daß die künstliche Herzklappe in den letzten 30 Jahren für Hunderttausende von Menschen auf der ganzen Welt Erleichterung und neues Leben gebracht hat. Begonnen hat es mit der tapferen Mary Richardson.

Die Zeitbombe

Welche Folgen hoher Blutdruck hat

Politik unter Hochdruck

Die Konferenz beginnt in bester Stimmung. Die Leiter der Delegationen tauschen Artigkeiten aus. »Auf das Leben des Marschall Stalin, das den Herzen und Hoffnungen von uns allen teuer ist«. Der so Gepriesene bedankt sich bei Churchill mit einem Toast »auf den Führer des Britischen Empire, der ausgehalten hat, als ganz Europa vor Hitler im Staube lag«! Stalins nächster Trinkspruch gilt dem Präsidenten der Vereinigten Staaten, Franklin D. Roosevelt, »dem Hauptschmied der Waffe, die die ganze Welt gegen Hitler in Bewegung setzte«. Waffenbrüderschaft im Februar 1945, der Sieg gegen Hitler-Deutschland ist zum Greifen nahe.

Die gastgebenden Russen tun alles, um das Klima der Konferenz in den nächsten Tagen in dieser Hochstimmung zu halten. Die Zahl der Trinksprüche wird in dieser Woche auf mehr als 200 ansteigen. Allein am 5. Konferenztag werden 45 Toasts mit Wodka und kaukasischem Kognak ausgebracht. Die englische Delegation ist in der Villa Woronzow untergekommen. Als die Gentlemen die gewohnten Zitronenschalen in ihren Cocktails vermissen, stellen die Russen ihnen gleich einen echten fruchttragenden Zitronenbaum in die Eingangshalle.

Die Hauptbühne der Konferenz von Jalta ist der Ballsaal in der ehemaligen Sommerresidenz der Zaren, das Rokokopalais Livadia. Mit kostbaren Möbeln und wertvollen Teppichen wurde das Palais für die Konferenz hergerichtet. Bedienung und Versorgung sind gut und reichlich wie im tiefsten Frieden. Im Palais

Livadia hat die amerikanische Delegation Quartier genommen. Hier und nicht bei den Russen in der Villa Koreis finden auch die Vollversammlungen der Konferenz von Jalta statt. Der Grund: der amerikanische Präsident, vor einem Monat für eine vierte Amtszeit wiedergewählt, ist so hinfällig, daß man ihm jeden Weg ersparen will. Die Plenarsitzungen beginnen erst am Nachmittag und dauern etwa 3-4 Stunden. Am Abend folgt ein üppiges Dinner mit der nicht abreißenden Kette von Trinksprüchen. Erst weit nach Mitternacht legt man sich zur Ruhe. Für Roosevelt ist die Konferenz, nach einer Flugreise von mehr als 2500 Kilometern, eine schwere Strapaze. In den ersten Nächten wird er von quälenden Hustenanfällen geweckt. Anderntags sieht er müde und abgespannt aus. Vor Mittag kann er schließlich keine Besucher mehr empfangen. Auf Anraten seiner Ärzte legt er sich vor Konferenzbeginn für eine Stunde zur Ruhe.

Die 3 Politiker, die in Jalta verhandeln, haben sich viel vorgenommen. Die Neuordnung der Welt für die Zeit nach dem Krieg steht auf der Tagesordnung. Die Teilung Deutschlands, die Höhe der Wiedergutmachungszahlungen, die Grenzen Polens und die Gründung der Vereinten Nationen sind die wichtigsten Verhandlungspunkte. Durch harte und geschickte Verhandlungstaktik erreicht Stalin von Roosevelt wichtige Zugeständnisse. Viele der offiziellen Papiere enthalten ungenaue, für Deutungen und Mißverständnisse offene Formulierungen. Doch Roosevelt sieht die Zukunft rosig, den Frieden für mindestens 50 Jahre gesichert. War sein Urteilsvermögen getrübt, hat er die Absichten Stalins bei der Neuordnung Europas und der Welt verkannt?

Am 6. Konferenztag wird in Jalta nicht gearbeitet. Man nutzt die freie Zeit, um die offiziellen Konferenzfotos vor dem Palais Livadia aufzunehmen. Die Großen Drei nehmen im Freien auf Lehnstühlen Platz. Alle tragen sie Mäntel, um sich gegen das kühle Februarwetter zu schützen. Und jenseits von aller Politik tragen die drei Männer, die in die Kamera blicken, an einem gemeinsamen Schicksal, von dem sie – vermutlich – nichts ahnen. Ihr Leben und Sterben, ihre politischen Niederlagen und Erfolge werden von einer gemeinsamen Krankheit beeinflußt. Alle drei leiden an erhöhtem Blutdruck und seinen Folgen.

Zur Rechten von Roosevelt sitzt Winston L. Churchill, Erster Minister Seiner Majestät des Königs von England. Mit 71 Jahren ist er der älteste in der Runde. Die reichliche Zufuhr hochprozentiger alkoholischer Getränke hat seine ohnehin bullige Statur noch massiger gemacht. Der unmäßige Genuß von schwarzen Zigarren, deren Banderolen seinen Namen tragen, scheint an seiner rosigen Gesichtsfarbe spurlos vorübergegangen zu sein. Aber Churchill leidet seit 4 Jahren unter Angina-pectoris-Anfällen und wird von Gedächtnislücken geplagt. Der alternde Löwe, der Mann von »Blut, Schweiß und Tränen«, spielt auf der Konferenz von Jalta nur eine Nebenrolle. Nach Kriegsende wird er von den Briten abgewählt und aufs Altenteil geschickt. Doch er kann von der Macht nicht lassen. Trotz zweier Schlaganfälle kehrt er 1951 nach gewonnener Wahl in das berühmte Haus Downing Street 10 zurück. Aber die Krankheit hat ihn gezeichnet. Nach 4 Jahren muß Churchill aufgeben. Weitere Schlaganfälle folgen, der letzte 1959. Ein Schatten seiner selbst, verbringt Churchill noch 6 Jahre bis zu seinem Tode 1965 in seinem Herrenhaus in Chartwell.

Josef Wassilowitsch Stalin ist zur Zeit der Konferenz von Jalta 66 Jahre alt. Der Generalsekretär der KPdSU hat links von Roosevelt Platz genommen. Er trägt Mantel und Mütze eines Marschalls der Sowjetunion. Der militärische Aufzug verleiht seiner kleinen und übergewichtigen Figur eine gewisse Haltung. Stalin scheint der kräftigste, gesündeste und trinkfesteste der Großen Drei zu sein. Bei einem Toast bedient sich Stalin aus einer nur für ihn reservierten Flasche. Sie enthält Wodka – mit viel Wasser vermischt. Als leidenschaftlicher Raucher wie Churchill benutzt Stalin das Stopfen oder Leeren seiner Pfeife während der Verhandlungen, um Zustimmung oder Ablehnung zum Ausdruck zu bringen. Der scheinbar gesunde Stalin wird im Jahr der Konferenz von Jalta drei Herzanfälle erleiden. Während der Konferenz plagen ihn Kopfschmerzen, Schwindel und Ohrensausen, Folgen eines erhöhten Blutdrucks. Stalin stirbt 8 Jahre nach Kriegsende an einer Hirnblutung. Ein kleines Hirngefäß hat dem erhöhten Druck nicht mehr standgehalten.

Zwischen Churchill und Stalin hat der jüngste der drei Staatsmänner Platz genommen. Franklin D. Roosevelt ist erst 63 Jahre alt, aber vom nahenden Ende gezeichnet. Eingefallene Wangen und tiefliegende Augen lassen keine Spur von dem ehemals berühmten Charme des 32. Präsidenten der USA erkennen. Seine Spannkraft ist erschlafft. Roosevelts Aufmerksamkeit und Konzentration lassen während der Sitzungen, zum Ärger von Churchill, regelmäßig nach. Seit Jahren leidet der Präsident unter einem erhöhten Blutdruck. Am dritten Konferenztag messen die Ärzte bedrohlich hohe Werte: 300/170 mm Hg! Wirksame Medikamente zur Blutdrucksenkung stehen den behandelnden Ärzten 1945 nicht zur Verfügung. So verbieten sie dem Präsidenten die geliebten Zigaretten und die großen Steaks, verordnen Ruhe und Schonung bis zum Mittag. An den reichlichen Mengen Alkohol nimmt keiner der Ärzte Anstoß. Präsident Roosevelt stirbt nur 8 Wochen nach der Konferenz von Jalta am 12. April 1945 an einer Hirnblutung. Das Ende des heißen und den Beginn des kalten Krieges hat er nicht mehr erlebt. Howard Bruenn, sein behandelnder Kardiologe, hat sich später oft gefragt, welche Wendung die Geschichte wohl genommen hätte, wenn moderne Medikamente zur Behandlung des hohen Blutdrucks schon 1945 bekannt gewesen wären.

Drei Politiker in schweren Zeiten, drei Männer mit herrischem Temperament, trinkfreudige, übergewichtige Raucher, vom Hochdruck und seinen Folgen geplagt, bestimmen in Jalta den Lauf der Welt.

Wie entsteht ein erhöhter Blutdruck? Warum ist er so gefährlich? Was kann man dagegen tun?

Der Blutdruck wird geregelt

Der Druck in den Arterien entsteht durch die Arbeit des Herzens. Es liefert die Kraft, die das Blut durch die Organe treibt. Der Blutdruck steigt und fällt in den Gefäßen im Rhythmus des Herzschlags. Während der Systole erreicht der Blutdruck eine Höhe von etwa 120–140 mm Hg. In der darauffolgenden Diastole fällt der Blutdruck auf etwa 70–80 mm Hg ab. Neben diesen Schwankungen des Blutdrucks von Schlag zu Schlag wird seine Höhe von vielen anderen Umständen beeinflußt: Anstrengung oder Ärger lassen den Blutdruck ansteigen; in Ruhe oder im Schlaf sinkt der Blutdruck ab. Mit modernen, automatisch messenden und aufzeichnenden Geräten kann der Blutdruck bei Tag und Nacht in regelmäßigen Abständen, zum Beispiel alle 15 Minuten gemessen werden. Die Aufzeichnung der gemessenen Werte zeigt, daß die Blutdruckwerte am frühen Morgen noch vor dem Aufwachen bei jedem Gesunden ansteigen. Die höchsten Werte werden am frühen Vormittag gefunden. Im Laufe des Nachmittags kommt es zunächst zu einem geringen Abfall und dann wieder zu einem leichten Anstieg der Blutdruckwerte. Während der Nacht liegen die Blutdruckwerte am tiefsten. Es besteht also beim Blutdruck ein deutlicher Unterschied zwischen Tages- und Nachtzeiten, man spricht von einem Tag-Nacht-Rhythmus. Diese Eigenschaft teilt der Blutdruck mit vielen anderen Kenngrößen Ihres Körpers, zum Beispiel der Körpertemperatur oder dem Blutzuckerspiegel. Der Körper ist bemüht, die Veränderungen dieser Größen in möglichst engen Grenzen zu halten und sie den äußeren Umständen anzupassen. Das funktioniert so ähnlich wie die Regelung der Temperatur Ihres Wohnzimmers mit einem Heizungsthermostat. Nur sind an der Regelung der Blutdruckhöhe viele miteinander verknüpfte »Thermostate« beteiligt. Vegetatives Nervensystem und zahlreiche, von verschiedenen Organen abgegebene Hormone greifen in die Regelung ein. Alles dient dem Ziel, eine bedarfsgerechte Durchblutung der verschiedenen Organe sicherzustellen, ohne Herz und Gefäße zu überfordern.

Beim Hochdruckkranken stimmt die Regelung nicht

Bei Patienten mit dauernd erhöhten Blutdruckwerten ist dieses komplizierte Regelwerk offensichtlich verstellt. Einerseits liegen die Blutdruckwerte im Verlauf des Tag-Nacht-Rhythmus im Vergleich zu einem Gesunden durchweg höher. Andererseits steigt der Blutdruck beim Hochdruckkranken bei Belastung oder Ärger auch noch stärker an als beim Gesunden. Warum das Regelwerk beim Hochdruckkranken verstellt ist, weiß man bis heute nicht. Nur bei einem geringen Prozentsatz aller Hochdruckkranken läßt sich eine eindeutige Ursache für die erhöhten Blutdruckwerte finden. Leicht erklärlich ist zum Beispiel, daß eine Aortenisthmusstenose zu erhöhten Blutdruckwerten führt (aber nur in der oberen Körperhälfte). Die hochgradige Einengung der Körperschlagader im Brustkorb behindert den Abfluß des Blutes in die untere Körperhälfte. Das Blut muß sich Umgehungsstraßen suchen, um in den unteren Teil des Körpers zu gelangen. In der oberen Körperhälfte kommt es zum Stau und zu erhöhtem Druck. Wird das Strömungshindernis durch die Operation der Aortenisthmusstenose beseitigt, sinkt der Blutdruck in der oberen Körperhälfte wieder auf Normalwerte ab. Bei Nierenerkrankungen oder von einigen Tumoren werden zuviel blutdrucksteigernde Hormone im Körper gebildet. Wird der hormonbildende Tumor oder eine kranke Niere entfernt, sinkt der Blutdruck ebenfalls wieder in den normalen Bereich ab.

Erhöhter Blutdruck hat viele Ursachen

Leider läßt sich bei 9 von 10 Patienten mit einem erhöhten Blutdruck trotz eingehender Untersuchungen keine einfache und behebbare Ursache für die Störung der Blutdruckregelung nachweisen. Nach jahrzehntelanger Forschung sind zwar einige Einsichten in die Entstehung des Bluthochdrucks gewonnen, eine endgültige

Vorstellung über das Wesen der Hochdruckkrankheit haben die Ärzte jedoch noch nicht.

Die Erbanlage scheint eine wesentliche Rolle zu spielen. Wenn Vater oder Mutter unter erhöhtem Blutdruck litten, muß damit gerechnet werden, daß auch ihre Kinder im Laufe des Lebens erhöhte Blutdruckwerte entwickeln. Die Höhe des Kochsalzverbrauchs wird ebenfalls mit erhöhtem Blutdruck in Zusammenhang gebracht. Bei Naturvölkern, die kaum Kochsalz benutzen, ist Bluthochdruck eine Seltenheit. Im Gegensatz dazu leidet in den Ländern der westlichen Welt jeder fünfte Erwachsene an Bluthochdruck. Die Nahrungsmittelstatistik besagt, daß in diesen Ländern der tägliche Kochsalzverzehr etwa 2- bis 3mal höher liegt, als ein gesunder Körper benötigt! Überhaupt ist anzumerken, daß die Zahl der Hochdruckkranken seit dem Ende des 2. Weltkriegs stetig zugenommen hat. Dies mag auch daran liegen, daß mit der überreichlichen Ernährung in den Wohlstandsgesellschaften immer mehr Menschen ein deutliches Übergewicht mit sich herumschleppen. Die Nahrungsmittelstatistik weist aus, daß wir in der Bundesrepublik zu viel, zu fett und zu salzig essen und zuviel Kalorien in Form von Alkohol zu uns nehmen. Übergewicht aber spielt bei der Entstehung und Aufrechterhaltung eines hohen Blutdrucks eine entscheidende Rolle. Viel Beachtung haben auch die Ergebnisse der Streßforschung gefunden. Es unterliegt keinem Zweifel, daß eine dauernde, als unangenehm empfundene Belastung körperlicher oder seelischer Art krank machen kann. Streß führt zu tiefgreifenden Veränderungen im komplizierten Räderwerk der Hormone, die auch an der Regelung des Blutdrucks beteiligt sind. Es ist eine Alltagserfahrung, daß unter seelischer Belastung ein bisher gut behandelter Blutdruck außer Kontrolle geraten kann. Alle diese Befunde zusammen liefern genügend

Ansatzpunkte für die Bekämpfung eines erhöhten Blutdrucks, auch wenn noch kein abschließendes Urteil über ihre Bedeutung im Einzelfall abgegeben werden kann.

Ein erhöhter Blutdruck entwickelt sich unbemerkt

Ein erhöhter Blutdruck stellt sich nicht über Nacht ein, er entwickelt sich allmählich im Laufe von Jahren. Davor gibt es meist eine Zeit, in der sich die Neigung zu erhöhten Blutdruckwerten nur bei körperlicher Belastung, zum Beispiel bei einem Belastungs-EKG, nachweisen läßt. Dann gibt es Zeiten, in denen nur gelegentlich erhöhte, meist aber noch normale Blutdruckwerte oder Werte an der oberen Grenze des Normalen gemessen werden. Erst in der Mitte des Lebens, zwischen 40 und 50 Jahren, finden sich bei den meisten Hochdruckkranken dauerhaft erhöhte Blutdruckwerte. Die diastolischen Werte liegen dann dauernd über 90 mm Hg, in schweren Fällen oft über 115 mm Hg. Eine Behandlung wird dann unumgänglich. Denn ein dauerhaft erhöhter Blutdruck, eine → Hypertonie, bringt Herz und Gefäße in Gefahr.

Ein erhöhter Blutdruck schädigt Herz und Gefäße

Die Gefäße bis hin zu den kleinsten Adern in den Organen verlieren ihre elastischen Eigenschaften. Sie werden hart, spröde und verkalken. Schließlich besteht die Gefahr, daß die Wand dem erhöhten Druck nicht mehr standhält und reißt. Blutungen in die Organe wie zum Beispiel beim → *Schlaganfall* sind die Folge. Oder die Wand der Hauptschlagader selbst reißt ein. Das Blut wühlt sich dann zwischen den einzelnen Wandschichten der Aorta weiter und verlegt die Abhänge der großen Arterien zum Gehirn oder den Nieren, die dann nicht mehr durchblutet werden und ihren Dienst aufgeben. Eine Katastrophe mit meist tödlichem Ausgang.

Das Herz als Motor des Kreislaufs wird durch dauerhaft erhöhte Blutdruckwerte ebenfalls in Mitleidenschaft gezogen, muß es doch seine Arbeit gegen einen ständig erhöhten Widerstand leisten. Der Herzmuskel wird dicker, damit aber sein Sauerstoffbedarf auch größer. Leider halten die Kapillaren im Herzmuskel mit dem Dickenwachstum der Herzmuskelfasern nicht Schritt. An einem bestimmten Punkt ist der Herzmuskel der Mehrbelastung nicht mehr gewachsen, es entwickelt sich eine Herzleistungsschwäche, eine → Herzinsuffizienz, als Folge einer langjährigen Hypertonie. Die nächtlichen Hustenanfälle von Präsident Roosevelt, die ihm in Jalta den Schlaf raubten, waren ein Zeichen dafür, daß sein Herz durch die stark erhöhten Blutdruckwerte Schaden genommen hatte.

Der hohe Blutdruck spielt auch noch eine Hauptrolle in einem anderen Drama. Er ist eine der wesentlichsten Ursachen für die Entstehung einer → Herzkranzgefäßerkrankung. Denn auch die Herzkranzgefäße bleiben von den Beschädigungen durch eine Hypertonie nicht verschont. Wie Sie im nächsten Kapitel lesen können, spielen für die Entstehung einer Herzkranzgefäßerkrankung neben dem Bluthochdruck auch das Zigarettenrauchen und erhöhte → Cholesterinwerte im Blut eine entscheidende Rolle. Treffen alle drei Risikofaktoren, Hypertonie, Zigarettenrauchen und hohe Cholesterinwerte, zusammen, ist die Gefahr einer Herzkranzgefäßerkrankung mit allen Folgen bis zum → Herzinfarkt besonders hoch.

Ein erhöhter Blutdruck verkürzt das Leben

Es wird Sie nach all dem nicht mehr wundern, daß die Lebenserwartung eines Menschen direkt von der Höhe seiner Blutdruckwerte abhängt. Das heißt, je höher die Blutdruckwerte zu einem bestimmten Zeitpunkt liegen, desto geringer ist die Lebenserwartung (Abb. 13). Ein 35 Jahre alter Mann mit einem Blutdruck um 150/100 mm Hg kann hoffen, noch weitere 26 Jahre zu leben. Nach großen Lebensversicherungsstatistiken werden Männer mit solchen Blutdruckwerten im Durchschnitt nur 61 Jahre alt. Männer mit einem normalen Blutdruck von 120/80 mm Hg erreichen dagegen ein durchschnittliches Alter von 77 Jahren!

Erhöhter Blutdruck verkürzt das Leben und macht krank. Das ist die schlechte Nachricht. Aber im Gegensatz zu 1945 gibt es heute wirksame Mittel, um einen erhöhten Blutdruck zu behandeln und Folgekrankheiten zu verhindern. Das ist die gute Nachricht. Eine erfolgreiche Behandlung des erhöhten Blutdrucks setzt aber voraus, daß der Betroffene seinen Blutdruckwert kennt und die Bedeutung erhöhter Werte für seine weitere Zukunft ernst nimmt. Denn ein erhöhter Blutdruck verursacht meistens keine Beschwerden. Einen erhöhten Blutdruck spürt man nicht. Der einzige Weg, einen erhöhten Blutdruck bei sich zu entdecken, ist die regelmäßige Blutdruckmessung. Es gibt heute viele Möglichkeiten, seinen Blutdruck messen zu lassen. Und trotzdem weiß einer von drei Hochdruckkranken nicht, daß er an zu hohem Blutdruck leidet. Der zweite weiß von seinem Problem, wird aber nicht oder nicht ausreichend behandelt, und nur jeder dritte Hochdruckkranke hat seine Hypertonie im Griff. Dabei ist erwiesen, daß eine wirksame Behandlung der erhöhten Blutdruckwerte die Gefahr eines Schlaganfalls oder eines Herzinfarkts

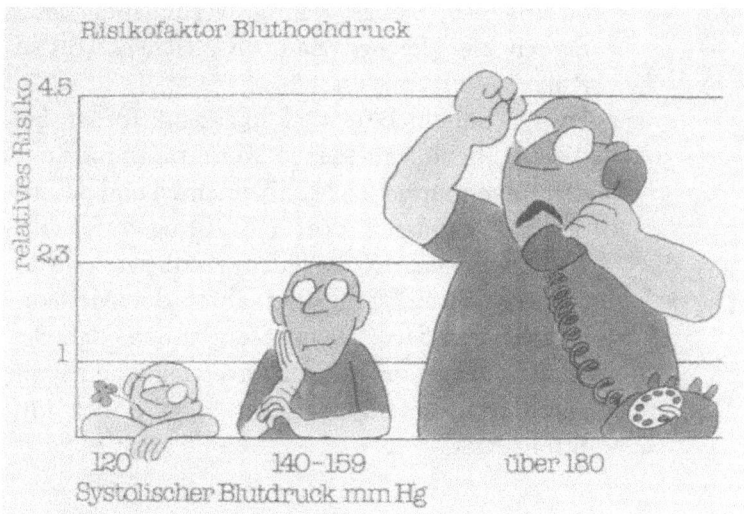

Abb. 13. Bluthochdruck fördert Herz-Kreislauf-Erkrankungen. Das Risiko, einer solchen Erkrankung zum Opfer zu fallen, steigt mit der Höhe des Blutdrucks an. Menschen mit systolischen Blutdruckwerten über 180 mm Hg besitzen ein mehr als 4faches höheres Risiko als Menschen mit systolischen Blutdruckwerten von 120 mm Hg. (Arbeitsgruppe Prävention, Herzzentrum Nordrhein-Westfalen.)

erheblich verringert. Ja sogar die Verdickung des Herzmuskels bildet sich bei regelmäßiger Einnahme von blutdrucksenkenden Medikamenten zurück.

Den Blutdruck selber messen

1. Lassen Sie sich von Ihrem Arzt vor dem Kauf eines Geräts beraten!
2. Erst üben, dann messen: bitten Sie Ihren Arzt, Ihnen die richtige Technik zu zeigen und Ihre Ergebnisse von Zeit zu Zeit zu kontrollieren!

3. So machen Sie es richtig: regelmäßig 2mal täglich zur gleichen Zeit am gleichen Arm in Ruhe im Sitzen messen!
4. Führen Sie ein Blutdrucktagebuch! Tragen Sie die von Ihnen gemessenen Werte zusammen mit den eingenommenen Medikamenten und besonderen Ereignissen dort ein. Bringen Sie Ihr Blutdrucktagebuch zu jedem Arztbesuch mit!
5. Nicht selbständig die Einnahme der Medikamente verändern! Wenn Sie glauben, daß Sie zuviel oder zuwenig oder unverträgliche Medikamente nehmen, sprechen Sie darüber mit Ihrem Arzt!

Wie froh wäre der Leibarzt von Präsident Roosevelt gewesen, hätten ihm die vielen modernen Medikamente zur Behandlung des hohen Blutdrucks zur Verfügung gestanden. Heute kann der Arzt auf eine Fülle erprobter und wirksamer Medikamente zurückgreifen. Und ständig kommen neue und bessere hinzu. Nur, die besten und wirksamsten Medikamente nutzen nichts, wenn sie nicht eingenommen werden. Hier liegt ein großes Problem. Der Hochdruckkranke hat ja meist keine Beschwerden. Oft soll er eine Vielzahl von Tabletten schlucken. Und nicht selten haben diese Medikamente unangenehme Nebenwirkungen. Was Wunder, daß die Tabletten unregelmäßig oder nicht in der verordneten Zahl eingenommen werden. Einsichtsvolle Ärzte versuchen daher, die Zahl und Dosis der Medikamente so gering wie möglich zu halten. Schließlich gibt es viele andere Möglichkeiten, den erhöhten Blutdruck zu senken. Wenn der Patient nur will.

Ein erhöhter Blutdruck verlangt einen anderen Lebensstil

Hier die wichtigsten Schritte auf dem Weg zur Bekämpfung des hohen Blutdrucks mit weniger Medikamenten:

1. Schritt: regelmäßige Blutdruckmessungen.
Der Patient mißt selbst mehrmals am Tag seinen Blutdruck und schreibt die Werte auf. Der Arzt bekommt so einen besseren Überblick darüber, ob der Blutdruck unter den Alltagsbedingungen des Patienten gut eingestellt ist oder ob »nachgebessert« werden muß. Moderne Apparate messen den Blutdruck automatisch ohne den umständlichen Gebrauch des Stethoskops und zeichnen die gemessenen Werte auch auf.

2. Schritt: Rauchen einstellen.
Die Kombination von Rauchen und Hochdruck stellt nicht nur eine besondere Gefahr für Ihre Gefäße dar. Der Reaktion Ihres Körpers auf Nikotin wird oft als »stiller«, das heißt nicht wahrgenommener Streß bezeichnet. → Betablocker sind Medikamente, die die Streßreaktionen von Herz und Kreislauf dämpfen. Bei Hochdruckkranken, die weiter rauchen, erweist sich die Behandlung mit Betablockern als nutzlos.

3. Schritt: Gewicht abbauen.
Übergewicht ist eine der Ursachen für einen erhöhten Blutdruck. Oft genügt die Gewichtsabnahme, um den Blutdruck wieder in den normalen Bereich zu senken – ohne daß weiter Medikamente erforderlich wären. Zudem ist jedes überflüssige Pfund Körpergewicht eine zusätzliche Belastung für das ohnehin schon arg strapazierte Herz des Hochdruckkranken. Kein Mensch trägt

freiwillig einen Rucksack mit 10 kg Backsteinen auf dem Rücken, wenn er sowieso schwer arbeiten muß.

4. Schritt: würzen statt salzen.

Mehr als 3–5 g Kochsalz am Tag braucht Ihr Körper nicht. Das Salzen der Speisen beim Kochen und bei Tisch – meist ohne zu kosten – ist eine schlechte Gewohnheit. Die meisten Nahrungsmittel enthalten ohnehin schon viel Kochsalz. Harntreibende Medikamente werden in der Behandlung des Hochdrucks eingesetzt, um überflüssiges Kochsalz aus dem Körper auszuscheiden. Ist es dann nicht sinnvoller, das Pferd von vorne aufzuzäumen und einfach das Salzen zu lassen?

5. Schritt: seltener Alkohol trinken.

Alkohol enthält viele Kalorien, Übergewicht droht. Alkohol verändert die Wirkung von Medikamenten, Ihre Verkehrstauglichkeit ist gefährdet. Bei Patienten, deren Blutdruck eine Zeitlang ohne Medikamente gut eingestellt war, mußten doch nach einigen Wochen wieder Medikamente eingesetzt werden. Ursache: Die meisten dieser Patienten waren nicht in der Lage, ihren Alkoholkonsum auf ein mit ihrer Gesundheit verträgliches Maß zu senken.

6. Schritt: für Entspannung sorgen.

Auch beim Hochdruckkranken sinken die Blutdruckwerte im Schlaf ab. Das zeigt, welchen Einfluß die Entspannung auf die Höhe des Blutdrucks hat. Ausreichend Nachtschlaf, wenn möglich eine kleine Siesta, ein geliebtes Hobby: Der Möglichkeiten sind viele, um der Hetze des Alltags zu entfliehen. Übrigens schläft man am besten nach einer kleinen sportlichen Betätigung!

7. Schritt: Medikamente nehmen wie verordnet.
Leider ist bei vielen Hochdruckkranken eine zusätzliche Behandlung mit Tabletten nicht zu umgehen. Dann aber müssen sie regelmäßig und in der verordneten Dosis genommen werden. Bei Nebenwirkungen nicht einfach absetzen, sondern mit dem Arzt sprechen. Es gibt heute so viele verschiedene Medikamente, daß bestimmt auch für Sie ein verträgliches gefunden werden kann.

Sie sehen, die Großen Drei haben in Jalta eigentlich alles falsch gemacht!

Hoher Blutdruck: Was Sie selber tun können

1. Den Blutdruck regelmäßig selber messen:
   Erhöhten Blutdruck spürt man nicht, er muß gemessen werden.
2. Das Rauchen einstellen:
   Rauchen ist »stummer« Streß und mindert den Nutzen von Medikamenten.
3. Medikamente einsparen durch:
   – Abbau von Übergewicht,
   – Würzen statt salzen,
   – Bewegung und Entspannung,
   – Alkoholgenuß nur bei festlichen Anlässen.
4. Die nötigen Medikamente zuverlässig einnehmen wie verordnet.

Herz im Schraubstock

Wie ein Herzinfarkt entsteht

Wird Ike es packen?

Der Präsident macht Urlaub. Am Fuße der Rocky Mountains erholt er sich von den Amtsgeschäften. Er verbringt die Tage mit seinen Lieblingsbeschäftigungen: angeln, golfen und malen. Dwight D. Eisenhower, der 34. Präsident der Vereinigten Staaten von Amerika ist sehr populär, liebevoll wird er mit seinem Spitznamen »Ike« gerufen. Er beeindruckt die Menschen durch sein freundliches Wesen, seinen nie versiegenden Optimismus und seine persönliche Bescheidenheit.

Am Morgen des 23. September 1955, einem Freitag, ist der Präsident früh aufgestanden. Nach einem typisch amerikanischen Frühstück mit Würstchen, Schinken, Maisbrei und warmen Waffeln geht er einige Stunden angeln. Die Entspannung, die er dabei findet, wirkt sich wohltuend auf seinen hohen Blutdruck aus. Im Sommer haben die Ärzte beim Präsidenten zum ersten Mal einen erhöhten Blutdruck festgestellt. Wie nicht anders zu erwarten, haben sie ihm prompt die geliebten Zigaretten verboten – der Präsident rauchte bis dahin zwei Schachteln pro Tag – und ihm Schonkost verordnet. Aber jetzt ist Urlaubszeit und da gelten andere Regeln. Nach der Angelpartie spielt der Präsident Golf. Zu Mittag ißt er einen herzhaften Hamburger mit frischen Zwiebeln, danach wird die Golfpartie fortgesetzt. Doch der Hamburger scheint dem Präsidenten, der auch an einer Darmkrankheit leidet, nicht zu bekommen. Er klagt über eine Magenverstimmung und gibt den rohen Zwiebeln die Schuld.

Am Abend hat das Ehepaar Eisenhower Freunde zu Gast. Es gibt Lammbraten, und der Präsident greift tüchtig zu. Um 22 Uhr geht das Ehepaar zu Bett. Mrs. Eisenhower wird gegen halb zwei Uhr in der Frühe geweckt von den Schritten ihres Mannes, der unruhig im Schlafzimmer auf und ab läuft. Ein dumpfer Schmerz in der Brust hat dem Präsidenten den Schlaf geraubt. Mamie Eisenhower, seit 39 Jahren mit Ike verheiratet, weiß, was zu tun ist. Ihr Mann braucht sein Magnesium. Sie gibt Ike ein Glas Milch mit Magnesiumpulver – aber die Schmerzen nehmen zu. Mamie ist beunruhigt und benachrichtigt Eisenhowers Leibarzt, Dr. Snyder, der nach etwa einer halben Stunde eintrifft. Der Arzt findet den Präsidenten wieder im Bett. Die Brustschmerzen sind jetzt so stark, daß sich Dr. Snyder entschließt, Morphium zu spritzen. Dann telefoniert der Arzt mit dem nahegelegenen Fitzsimmons-Krankenhaus in Denver und bittet um ein EKG-Gerät. Das Gerät trifft kurze Zeit später ein. Was Dr. Snyder befürchtet hat, wird durch das Elektrokardiogramm bestätigt: der Präsident der Vereinigten Staaten von Amerika hat einen Herzinfarkt! Jetzt heißt es Ruhe bewahren und jedes Aufsehen vermeiden. Mit Hilfe des Arztes steigt der Kranke im Pyjama und Morgenmantel die Treppe hinab und geht zu seinem eigenen Auto. Ohne Eskorte fährt Dr. Snyder den Präsidenten zum Krankenhaus. Dort wird der Präsident sofort unter ein Sauerstoffzelt gelegt. Dann verständigt Dr. Snyder Eisenhowers Stab von den Ereignissen.

Dr. Snyder und die Ärzte im Fitzsimmons-Krankenhaus der Veteranenverwaltung sind Militärärzte. Eisenhowers Vizepräsident Richard Nixon fordert daher, einen zivilen Herzspezialisten von nationalem Ruf hinzuzuziehen. »Tricky Dick« glaubt, daß ein ziviler Arzt Presse und Nation eher von der Harmlosigkeit der Erkrankung des Präsidenten überzeugen kann. Dr. Paul Dudley White in Boston ist der unumstritten führende Kardiologe seiner Zeit und Republikaner dazu. So wird Dr. White gebeten, nach Denver zu kommen.

Am Montag dem 26. September gibt Dr. White nach gründlicher Untersuchung des Präsidenten eine Pressekonferenz. Auf die Nachricht vom Herzinfarkt des Präsidenten haben Nation und Wirtschaft, ja die ganze westliche Welt mit Panik reagiert. An der Wallstreet fielen die Börsenkurse. Deshalb setzt Dr. White auf volle Offenheit. Das entspricht auch dem Wunsch des Präsidenten. Der Kardiologe berichtet jede Einzelheit der Befunde, selbst über die Verdauung des Präsidenten wird die Presse eingehend informiert. Der Arzt rechnet im übrigen mit einem unkomplizierten Verlauf.

Drei Wochen muß der Präsident strenge Bettruhe einhalten. Dann erlaubt man ihm, täglich für einige Stunden im Lehnstuhl zu sitzen. Erst am 7. November, 6 Wochen nach dem Infarkt, darf der Präsident auf dem Flur auf- und abgehen und langsam Treppen steigen. Am 11. November kehrt der Präsident mit dem Flugzeug in die Hauptstadt Washington zurück. Man hat bewußt so lange gewartet, damit der Präsident vor den laufenden Kameras der Weltpresse die Maschine auf eigenen Füßen verlassen kann.

Die erste Amtszeit von Eisenhower geht im November 1956 zu Ende. Seit seinem Infarkt wird in der Öffentlichkeit laut darüber diskutiert, ob der Präsident sich ein zweites Mal zur Wahl stellen soll. Es bestehen beträchtliche Zweifel, ob ein herzkranker Eisenhower mit seinen immerhin 65 Jahren noch der Bürde des Präsidentenamts gewachsen ist. Noch mehr Auftrieb erhalten die Zweifler, als Eisenhower sich im Juni 1956 auch noch einer Darmoperation unterziehen muß. Doch der Präsident erholt sich rasch. Gegen den Rat von Dr. White und gegen den Wunsch seiner Frau entschließt sich Eisenhower, erneut um die Präsidentschaft zu kämpfen. Die Nation belohnt ihn für sein Stehvermögen mit einem Erdrutschsieg. Seit Roosevelt hat kein Präsident so triumphal Wahlen gewonnen.

Die zweite Amtszeit bringt für Eisenhower schwere Stunden. Ungarnaufstand und Suezkrise 1956, Rassenunruhen in Arkansas, der Start von Sputnik im Oktober 1957 und der Abschuß der U2 im Mai 1960: der mächtigste Mann der freien Welt wird hart gefordert. In dieser Amtszeit übersteht Eisenhower noch zwei weitere Herzinfarkte und einen Schlaganfall, der seine Redefähigkeit empfindlich behindert. Als die zweite Amtszeit zu Ende geht – eine Wiederwahl ist nach der Verfassung nicht mehr möglich – erneuert der dankbare Kongreß Eisenhowers Ernennung zum General der US Army. Der immer noch außerordentlich populäre Ike zieht sich auf seine Farm nach Gettysburgh zurück. Weitere Herzinfarkte zerstören sein Herz. Er stirbt am 28. März 1969 im Alter von 79 Jahren an Herzinsuffizienz.

Der Herzinfarkt ist Todesursache Nummer Eins

Eisenhower ist das prominente Opfer einer Krankheit, die seit dem Ende des 2. Weltkriegs alle zivilisierten Länder heimsucht wie die großen Seuchen früherer Zeiten. Der → Herzinfarkt wurde zum »Killer Nr. 1« in den USA und nicht nur dort. In der Bundesrepublik Deutschland sterben jedes Jahr 350 000 Menschen an den Folgen verengter Herzkranzgefäße. Jährlich fallen 210 000 Menschen einem Herzinfarkt zum Opfer. Jeder dritte stirbt dabei, bevor er überhaupt ein Krankenhaus erreicht hat, wo ihm Hilfe zuteil werden kann. Der → *Sekundenherztod* überrascht die meisten von ihnen aus heiterem Himmel. In den Todesanzeigen lesen die erschütterten Bekannten dann vom plötzlichen und unerwarteten Tode des Betroffenen. Plötzlich kam der Tod, aber für den Kundigen keineswegs unerwartet. Auch wenn das Herz vorher keine Warnsignale gesendet hat, an bestimmten Merkmalen war das Risiko eines plötzlichen Herztods schon vorher zu erkennen. Davon später mehr.

Jeder vierte, der das Krankenhaus noch lebend erreicht, wird es nicht mehr lebend verlassen. Und jeder zweite stirbt noch innerhalb der ersten 24 Stunden nach der Aufnahme ins Krankenhaus. Männer erleiden häufiger als Frauen einen Herzinfarkt. Schon vor dem 55. Lebensjahr bekommen 3 von 1000 Bundesbürgern einen Herzinfarkt. Zwischen 55 und 64 Jahren trifft der Infarkt 9 von 1000 Männern und nach dem 65. Lebensjahr fallen sogar 18 von 1000 Männern dem Infarkt zum Opfer.

Die Krankheit beginnt schon mit zwanzig

Als Präsident Eisenhower 1953 sein Amt antritt, findet er ein schweres Erbe vor: den Koreakrieg. Er setzt alles daran, den Krieg so rasch wie möglich zu beenden. Bereits ein halbes Jahr nach seinem Amtsantritt wird der Waffenstillstand unterzeichnet. 33 000 Amerikaner sind im Koreakrieg gefallen. Nicht nur die Zahl der Gefallenen erschreckt die amerikanische Öffentlichkeit. Militärärzte haben bei 300 im Kampf gefallenen Soldaten, die im Durchschnitt erst 22 Jahre jung sind, eine Leichenöffnung vorgenommen. Zu ihrer Verblüffung finden sie bei drei Vierteln aller Gefallenen Veränderungen an den Herzkranzgefäßen, die schon mit bloßem Auge zu erkennen sind.

Damit ist ein Merkmal der noch in vielem rätselhaften Krankheit erkannt. Offensichtlich beginnt die krankhafte Verengung der Herzkranzgefäße schon in jungen Jahren. Viele Jahre vergehen, bevor sich Beschwerden einstellen und die Betroffenen ihre Erkrankung gewahr werden. Jahre, in denen ihre Herzkranzgefäße sich langsam zusetzen wie eine Wasserleitung bei zu hartem Wasser.

Die Risikofaktoren sind bekannt

Amerika macht sich auf die Suche nach den Ursachen der neuen Plage. Schon bald wird eines klar: Eine einfache, rasch zu bekämpfende Ursache für die Erkrankung der Herzkranzgefäße ist nicht zu finden. Vielmehr scheint eine Vielzahl von Umständen zu der Erkrankung beizutragen. Die Liste der Verdächtigen wird immer länger. Aus der Fülle der Befunde filtern die neuen Computer aber immer wieder 3 Merkmale heraus:

das Rauchen von Zigaretten, ein erhöhter Blutdruck und ein erhöhter Cholesteringehalt des Blutes bilden ein Warndreieck, an dem sich die Gefahr für die Herzkranzgefäße rechtzeitig erkennen läßt. Sie erinnern sich: Präsident Eisenhower war Raucher, litt unter erhöhtem Blutdruck und bevorzugte die typisch amerikanische Küche: Schinken mit Ei, Hamburger und Steak, Eiscreme und Vollmilch. Der Cholesteringehalt dieser Leckereien läßt den Cholesterinspiegel auch im Blut von Präsidenten steigen. Wußten Sie, daß schon ein einziges Eigelb soviel Cholesterin enthält, wie Ihr Körper für einen Tag braucht?

Erhöhtes Cholesterin im Blut, erhöhter Blutdruck und Zigarettenrauchen signalisieren also ein erhöhtes Risiko. Und wie das Risiko eines Dammbruchs mit der Höhe der Flutwelle steigt, so steigt auch das Risiko eines Herzinfarkts mit der Höhe der drei → *Risikofaktoren*. Je höher der Blutdruck, je höher der Cholesteringehalt und je mehr Zigaretten geraucht werden, desto größer ist die Gefahr, einen Herzinfarkt zu erleiden. Und schlimmer noch: treffen alle drei Risikofaktoren zusammen, nimmt das Risiko dramatisch zu. Die Herzkranzgefäße halten dem vereinten Angriff der drei apokalyptischen Reiter nicht lange Stand.

Dazu einige Zahlen. Das geringste Infarktrisiko hat ein Nichtraucher mit einem Blutdruck von 120/80 mm Hg und einem Cholesteringehalt von weniger als 200 Milligramm in 100 Milliliter Blut. Wenn dieser Mann aber täglich ein Päckchen Zigaretten raucht, verdoppelt sich sein Infarktrisiko. Auch wenn unser Mann sich falsch ernährt und sein Cholesterinspiegel auf 250 Milligramm in 100 Milliliter Blut steigt, verdoppelt sich sein Infarktrisiko. Hat der Bedauernswerte einen erhöhten Blutdruck mit diastolischen Werten von 105 mm Hg, so steigt sein Infarktrisiko sogar um das 4fache. Kommen aber alle drei Risikofaktoren zusammen, dann stehen die Chancen 10 zu 1, daß er einen vorzeitigen Herzinfarkt bekommt.

In der Bundesrepublik haben 5 von 10 Männern einen erhöhten Cholesterinspiegel im Blut. 4 von ihnen sind Raucher, und 2 von ihnen leiden an einem erhöhten Blutdruck. Es ist also nicht erstaunlich, daß die Zahl der Herzinfarkte in der Bundesrepublik in den letzten Jahrzehnten nicht kleiner wurde.

Die Risikofaktoren können beeinflußt werden

Natürlich spielen noch andere Dinge bei der Entwicklung einer Herzkranzgefäßverengung eine Rolle, wie z. B. Ihr Alter oder Ihre Mitgift an Erbanlagen. Wenn Ihr Vater schon vor dem 60. Lebensjahr einen Infarkt bekam, kann das auch für Sie ein erhöhtes Risiko bedeuten. Alter und Erbanlage kann man nicht beeinflussen. Dagegen kann man einen hohen Blutdruck und erhöhte Cholesterinspiegel behandeln. Und das Rauchen kann man einstellen. An diesen 3 Faktoren kann jedermann sein eigenes Risiko erkennen und rechtzeitig gegensteuern (Abb. 14). Denn treten erst einmal Herzbeschwerden auf, ist das meistens ein Zeichen dafür, daß die Veränderungen an den Herzkranzgefäßen schon weiter fortgeschritten sind.

Angina pectoris: Erstes Zeichen für verengte Kranzgefäße

Erstes und wichtigstes Zeichen für eine fortgeschrittene Erkrankung der Herzkranzgefäße sind Brustschmerzen bei körperlicher Anstrengung, die in Ruhe

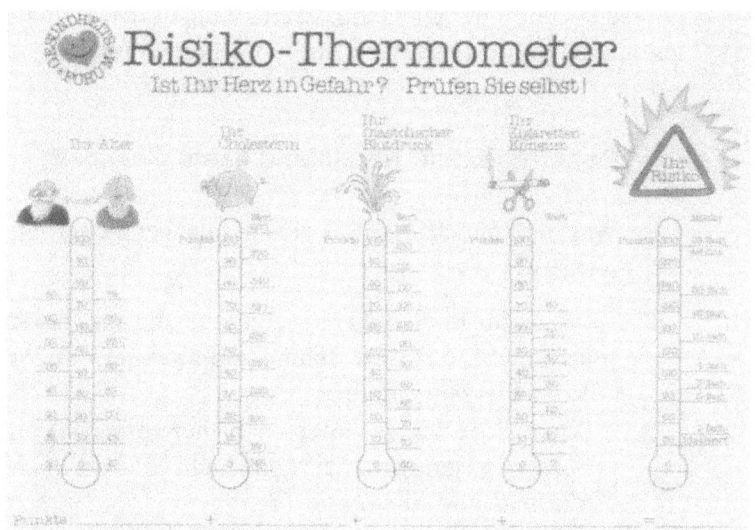

Abb. 14. Mit ein paar Zahlen kann jeder sein eigenes Risiko für einen Herzinfarkt bestimmen. Alter, Cholesterinwert, Blutdruck und der tägliche Zigarettenkonsum gehören zu den wichtigsten Risikofaktoren für einen Herzinfarkt. Wessen Thermometer mehr als 150 Punkte anzeigt, der sollte umgehend ärztlichen Rat suchen. (Arbeitsgruppe Prävention, Herzzentrum Nordrhein-Westfalen.)

rasch wieder verschwinden. Wie Sie im 3. Kapitel gelesen haben, sind diese Angina-pectoris-Beschwerden die Folge einer Sauerstoffnot des Herzmuskels, die sich meistens erst einstellen, wenn der Durchmesser eines Kranzgefäßes durch Ablagerungen in die Wand des Gefäßes schon um mehr als die Hälfte kleiner geworden ist. Übrigens, so sehr die Schmerzen die Betroffenen auch quälen und ängstigen, sie haben auch ihr Gutes. Die Schmerzen sind ein wichtiges Warnsignal des Herzens. Der Patient erkennt an den Schmerzen, daß es eine Grenze der Belastung gibt, die er nicht ungestraft überschreiten darf. Die Schmerzen zwingen den Patienten zur Ruhe und schützen ihn vor Übertreibung.

Geben Sie dem Herzinfarkt keine Chance!

Was man nicht tun sollte: sich in falscher Sicherheit wiegen!
- Wenn Sie noch nie Herzschmerzen hatten, heißt das nicht, daß Ihre Schmerzen auch jetzt nicht vom Herzen kommen!
- Wenn Ihre Herzschmerzen bisher immer »von selbst« weggingen, heißt das nicht, daß sie auch diesmal von allein aufhören!
- Wenn Ihr Hausmittel Ihnen bisher immer Linderung verschafft hat, heißt das nicht, daß es auch in der jetzigen Situation helfen wird!

Nicht immer schlägt das Herz Alarm

Leider haben nicht alle Patienten, die an einer koronaren Herzkrankheit leiden, ein gutes Warnsystem. Manche Patienten verspüren keinerlei Beschwerden, obwohl ihre Kranzgefäße schon stark verengt sind. In jüngster Zeit wurde sogar festgestellt, daß bei fast allen Patienten mit koronarer Herzkrankheit der Herzmuskel in Sauerstoffnot geraten kann, ohne daß warnende Schmerzen auftreten. Einen hundertprozentigen Schutz vor Überlastung gibt es also für Herzkranke nicht.

**Jede Änderung der Beschwerden
ist ernstzunehmen**

Es kommt vor, daß Patienten, die schon länger unter Angina pectoris leiden, plötzlich eine Änderung verspüren. Die Anfälle kommen häufiger, die Schmerzen sind heftiger, und schon die geringste Anstrengung, zum Beispiel die morgendliche Toilette, löst einen Anfall aus. Offensichtlich hat sich an den geschädigten Herzkranzgefäßen etwas geändert. Die Ärzte nennen diesen Zustand eine → *instabile Angina pectoris*. Unstabil deshalb, weil sich aus dieser Situation rasch ein akuter Herzinfarkt entwickeln kann. Jeder vierte Patient mit instabiler Angina pectoris erleidet einen Herzinfarkt. Bei den übrigen Patienten gelingt es, durch intensive Behandlung im Krankenhaus die Entwicklung eines Herzinfarkts zu verhindern. Patienten mit instabiler Angina pectoris gehören daher auf schnellstem Wege in stationäre Behandlung.

Wer muß zum Arzt?

Jeder, der zum ersten Mal Herzschmerzen bei einer Belastung bekommt!
Jeder, der nach einem überstandenen Infarkt eine Weile beschwerdefrei war und erneut Beschwerden bekommt!
Jeder, bei dem im Gegensatz zu früher die Angina-pectoris-Beschwerden jetzt schon in Ruhe oder bei der geringsten Belastung auftreten!
Jeder, bei dem die Angina-pectoris-Anfälle häufiger werden, so daß der Verbrauch von Nitrospray oder Nitrokapseln zunimmt!

Wie kommt es zu einer instabilen Angina pectoris? Die meisten Patienten haben seit längerem bereits mehr oder weniger hochgradige Verengungen an einem oder mehreren Herzkranzgefäßen. An der Stelle der Verengung ist eine Herzkranzarterie besonders verletzlich. Die Innenschicht der Arterienwand kann dort leicht einreißen, beispielsweise bei einem plötzlichen Blutdruckanstieg. Eine andere mögliche Ursache für das Einreißen der Gefäßwand ist ein Gefäßkrampf. In der gesunden Wand der Herzkranzgefäße regeln zarte Muskelfasern die Durchblutung des Herzens dadurch, daß der Querschnitt der Arterie von ihnen weiter oder enger gestellt wird, je nachdem ob der Herzmuskel gerade mehr oder weniger Blut und Sauerstoff braucht. Ein Kältereiz, Nikotin, Alkohol, seelische Belastung oder üppige Mahlzeiten können krampfhafte Verengungen der Herzkranzgefäße hervorrufen. Wenn die Innenschicht der Gefäßwand reißt, wühlt sich Blut unter die Innenschicht. Zugleich lagern sich Blutplättchen auf der Einrißstelle ab, um diese abzudichten. Das alles führt aber zu einer weiteren Einengung des Gefäßdurchmessers; die Durchblutung des Herzmuskels nimmt weiter ab. Später wird das Blutgerinnsel teilweise wieder abgebaut. Einrisse der Wand, Blutungen, Gefäßkrämpfe, die Bildung und Auflösung von Gerinnseln führen zu einer ständig wechselnden Mangeldurchblutung und erklären die rasch wechselnden und oft auch in Ruhe auftretenden Beschwerden bei instabiler Angina pectoris. Die Behandlung besteht deshalb auch in der Gabe von gerinnungshemmenden und krampflösenden Medikamenten.

Beim Herzinfarkt stirbt Muskelgewebe ab

Leider kommt es oft noch vor jeder Behandlung oder trotz aller Medikamente zu einem vollständigen Verschluß eines Herzkranzgefäßes. Den Schlußstein im Verschluß bildet immer ein Blutgerinnsel. Jetzt beginnt ein Wettlauf mit der Zeit, denn ein *Herzinfarkt* droht. Die Versorgung des Herzmuskels mit dem lebensnotwendigen Sauerstoff ist unterbrochen. Die Muskelfasern sterben langsam ab. Abgestorbene Muskelfasern gehen unwiederbringlich verloren und werden vom Körper später durch Narbengewebe ersetzt. Die Pumpleistung des geschädigten Herzens bleibt auf Dauer eingeschränkt. Es ist, als fielen bei einem Vierzylindermotor ein oder mehrere Zylinder aus.

Vielleicht erinnern Sie sich: Die linke Herzkranzarterie versorgt mit ihren beiden Hauptästen die Vorderwand und die Seitenwand des Herzens. Die rechte Kranzarterie fördert Blut zur Hinterwand des Herzens. Wenn demnach der zur Vorderwand des Herzens führende Zweig der linken Kranzarterie verstopft, kommt es zu einem → *Vorderwandinfarkt* (Abb. 15). Verschließt ein Gerinnsel dagegen die rechte Kranzarterie, stirbt der Herzmuskel an der Hinterwand des Herzens ab, es entsteht ein → *Hinterwandinfarkt*.

Hauptsache: rechtzeitig ins Krankenhaus

Nur wenn das verstopfende Gerinnsel innerhalb von 3–4 Stunden beseitigt werden kann, ist der endgültige Untergang der Muskelzellen noch zu verhindern und der Schaden zu begrenzen. Bei vielen Patienten kann das verstopfende Gerinnsel mit modernen Medikamenten aufgelöst werden. Vorausgesetzt, der drohende Herzin-

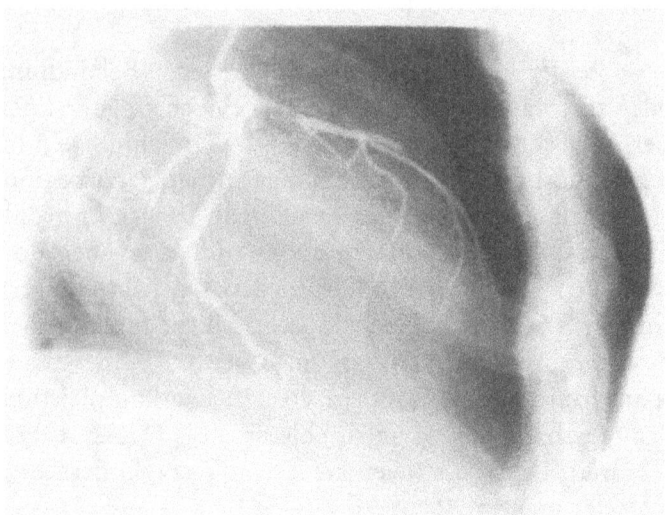

Abb. 15. Ursache für einen Herzinfarkt ist der vollständige Verschluß eines schon meist hochgradig verengten Herzkranzgefäßes durch ein Gerinnsel. Das Bild zeigt den Verschluß des absteigenden Astes der linken Kranzarterie, der zu einem Vorderwandinfarkt geführt hat.

farkt wird richtig erkannt und der Patient kommt rechtzeitig in die Klinik. Genau an diesen beiden Punkten scheitert die rechtzeitige Behandlung oft. Die betroffenen Patienten oder ihre Angehörigen verkennen wie Mamie Eisenhower die Symptome. Sie glauben, daß die Beschwerden von alleine besser würden oder probieren ihre Hausmittel aus. So wird wertvolle Zeit vertan, und spät, oft zu spät, ärztliche Hilfe gesucht.

Ein Herzinfarkt tritt meistens ein, wenn man am wenigsten damit rechnet. Statistiker haben nachgewiesen, daß sich die meisten Herzinfarkte in den frühen Morgenstunden zwischen 5 und 9 Uhr ereignen. In dieser Zeit treten Herzinfarkte 3mal häufiger auf, als am Nachmittag oder abends. Nicht wenige Patienten werden vom Herzinfarkt zu einer Zeit überrascht, in der sie sich von aller Belastung freigemacht haben. Sie bekommen ihren Infarkt wie Präsident Eisenhower im Urlaub. Man erklärt diese auffällige Verteilung der Herzinfarkte mit Umstellungen im vegetativen Nervensystem, Veränderungen der Blutgerinnung und einer geänderten Ausschüttung von Streßhormonen.

Woran erkennt man einen Herzinfarkt?

Das wichtigste Zeichen sind wieder die Schmerzen in der Brust. In typischen Fällen sind es starke Schmerzen mit Vernichtungsgefühl und Todesangst. Dann sind die Symptome so eindeutig, daß auch der medizinische Laie den Verdacht schöpft, daß ein Herzinfarkt vorliegen könnte. Leider sind die Beschwerden aber nicht immer so eindeutig auf das Herz zu beziehen. Weil die Schmerzen in den Unterkiefer oder die Zähne ziehen, glaubt man an Zahnweh. Oder die Schmerzen sitzen hauptsächlich in der Schulter und im linken Arm – der Laie denkt an Rheuma. Beschwerden im Oberbauch werden wie bei Eisenhower als Magenverstimmung mißdeutet und entsprechend behandelt. Auch die häufigen Begleiterscheinungen eines Herzinfarkts verleiten zu falschen Schlüssen. Schweißausbruch, Übelkeit, Brechreiz, Erbrechen oder Stuhldrang lassen einen allzu leicht an eine Magen-Darm-Erkrankung statt an einen Herzinfarkt denken. Gerade die Vieldeutigkeit der Beschwerden und ihre Ausstrahlung in andere Abschnitte des Körpers führt dazu, daß viele Herzinfarktkranke lange warten, bevor sie den Arzt anrufen. Erst wenn die Schmerzen unerträglich werden oder wenn Komplikationen auftreten, der Puls unregelmäßig, die Luft knapp und das Atmen schwer wird, ruft man den Arzt zu Hilfe.

Komplikationen aber bedeuten, daß der Infarkt schon weit fortgeschritten ist. Daher gibt es bei Infarktverdacht nur eine richtige Art zu handeln: Wer gefährdet ist – kennen Sie Ihre Risikofaktoren? – muß bei Infarktverdacht sofort in ärztliche Behandlung.

Wie erkenne ich einen Herzinfarkt?

Ein Herzinfarkt liegt wahrscheinlich vor, wenn

- im Brustkorb schlagartig heftige Schmerzen auftreten,
- die Schmerzen in einen oder beide Arme, in die Magengrube oder in den Unterkiefer ausstrahlen,
- die Schmerzen Todesangst auslösen,
- die Schmerzen anders als bisher nicht auf Nitro besser werden.

Jeder Mensch mit einem akuten Herzinfarkt gehört auf dem schnellsten Weg ins Krankenhaus. Sofort den Notarzt rufen, wenn

- fahle Blässe, Schweißausbruch und kaum tastbarer Puls einen Schock anzeigen,
- Luftnot und weißer Schaum vor dem Mund auf ein drohendes Herzversagen hinweisen,
- Bewußtlosigkeit einen Kreislaufstillstand anzeigt.

Der Wettlauf mit der Zeit ist nur zu gewinnen, wenn Sie sich sofort in das nächste Krankenhaus bringen lassen. Wer innerhalb von 2–4 Stunden nach Beginn der Beschwerden ins Krankenhaus kommt, hat die besten Überlebenschancen. Patienten, die zögern und erst nach

4–8 Stunden ins Krankenhaus kommen, sterben 4mal häufiger als die Schnellentschlossenen.

Also: Notarzt verständigen, den Verdacht auf Herzinfarkt äußern, genaue Ortsbeschreibung geben, Türen und Aufzüge freihalten und den Notarztwagen einweisen. Keine Minute darf durch unnötiges Suchen nach der Wohnung verloren gehen!

Was geschieht im Krankenhaus?

Im Krankenhaus wird die endgültige Diagnose durch ein EKG und verschiedene Laboruntersuchungen gesichert. Bis diese Ergebnisse vorliegen, vergeht einige Zeit. Da auch das EKG und die Laboruntersuchungen nicht immer verwertbare Hinweise liefern, richtet sich der Arzt in erster Linie nach den Beschwerden und behandelt sicherheitshalber »als ob«. Schmerzstillende Medikamente, eine Infusion mit gerinnsellösenden Stoffen und die fortlaufende Überwachung von Puls und Blutdruck sind die wichtigsten Maßnahmen auf der Intensivstation. Bei 2 von 3 Patienten kann, wenn sie nur rechtzeitig kommen, heute das Blutgerinnsel aufgelöst und die Durchblutung des gefährdeten Herzabschnitts wieder hergestellt werden.

Die akute Gefahr ist damit gebannt, die Behandlung ist aber noch nicht abgeschlossen. Hinter dem plötzlichen Gefäßverschluß durch ein Gerinnsel verbirgt sich meistens ein hochgradiger Engpaß in der betroffenen Herzkranzarterie. Er muß mit anderen Maßnahmen beseitigt oder umgangen werden, wenn ein Rückfall vermieden werden soll. Nach überstandener Gefahr muß daher meistens ein Herzkatheter die wahren Verhältnisse an den Herzkranzgefäßen klären. Nicht zuletzt kann damit auch festgestellt werden, ob nur ein Herzkranzgefäß bedeutsame Verengungen aufweist, oder ob noch weitere Äste der Herzkranzarterien erkrankt sind. Nach dem Ergebnis der Herzkatheteruntersuchung werden die Weichen für die weitere Behandlung gestellt.

Zu welcher Form der Behandlung der Arzt rät, hängt davon ab, wieviele Herzkranzgefäße erkrankt sind, wo die Engpässe sitzen, wie hochgradig die Engen sind und wie sehr der Herzmuskel durch den Infarkt geschädigt wurde. Sind mehrere Kranzarterien erkrankt, ist oft eine → Bypassoperation erforderlich, um die Durchblutung des Herzmuskels zu verbessern und künftigen Infarkten vorzubeugen. Immer häufiger gelingt es aber, durch aufblasbare Ballonkatheter verengte oder verschlossene Kranzgefäße zu weiten und auf diese weniger eingreifende Weise die Durchblutung des Herzmuskels zu verbessern. Einzelheiten zu den beiden Behandlungsmethoden werden Sie in Kapitel 16 erfahren. Fast jeder Patient mit einer Herzkranzgefäßerkrankung bleibt aber auf die Einnahme von Medikamenten angewiesen.

Tips für Koronarkranke

Nehmen Sie die ersten Medikamente schon vor dem Aufstehen!
Warten Sie eine Weile mit dem Aufstehen, dann setzt die Wirkung der Medikamente schon ein, wenn Sie der ersten Belastung des Tages, der Morgentoilette, begegnen.

Nehmen Sie vor einer geplanten Anstrengung ein Nitropräparat!
Ein Hub Nitrospray oder eine Nitrokapsel entlasten Ihr Herz und erweitern Ihre Herzkranzgefäße.

Sie sind dann besser belastbar und vor Angina pectoris geschützt.

Tragen Sie Ihre Notfallmedikamente immer bei sich!
Nitroglycerinspray oder Zerbeißkapseln sind die wirksamste Hilfe gegen einen eintretenden Angina-pectoris-Anfall. Machen Sie ruhig Gebrauch von den empfohlenen Medikamenten.

Nehmen Sie bei einem Angina-pectoris-Anfall 2 Hub Nitrospray oder zerbeißen Sie eine Nitrokapsel!
Bleiben Sie stehen oder unterbrechen Sie die gerade ausgeübte Tätigkeit. Wenn die Beschwerden nicht besser werden, können Sie nach 10 Minuten die Dosis wiederholen.

Suchen Sie den Arzt auf, wenn der Anfall durch Nitroeinnahme nicht behoben wird!
Länger als eine halbe Stunde sollten die Schmerzen auf keinen Fall anhalten. Länger anhaltende Schmerzen deuten auf einen drohenden Herzinfarkt hin. Deshalb keine Zeit verlieren, denn Zeit gewinnen bedeutet jetzt Leben gewinnen.

Nikotin verengt die Herzkranzgefäße und vermindert das Sauerstoffangebot!
Jede Zigarette kann also einen Angina-pectoris-Anfall auslösen. Wer herzkrank ist und weiter raucht, spielt russisches Roulett.

Am Anfang stand ein Hausrezept
Wie Medikamente helfen können

Ein verliebter Arzt

Mit 25 Jahren hat William Withering (1741–1799) sein medizinisches Examen abgelegt. Der einzige Sohn eines Apothekers und Neffe zweier Ärzte studierte an einer der berühmtesten Hochschulen des Vereinigten Königreichs, in Edinburgh. Dort wird bei der Ausbildung der angehenden Ärzte besonderer Wert auf die Pflanzenkunde gelegt. Schließlich bilden Pflanzen von alters her die wichtigste Schatzkammer der Ärzte für wirksame Medizinen. Von der väterlichen Apotheke her ist Withering mit der Zubereitung von Arzneien aus getrockneten Pflanzen vertraut. Er weiß daher, wie unentbehrlich pflanzliche Heilmittel sind. Doch während des Studiums kann er der Kunst, auf die Frage »Was blüht denn da?« die richtige Antwort zu finden, keinen Geschmack abgewinnen.

Dann wird alles anders. Nach dem Examen praktiziert Withering in dem kleinen englischen Städtchen Strafford als Armenarzt. Eine seiner ersten Patientinnen ist eine junge Malerin namens Hellen Cooke. Sie malt mit Vorliebe Stilleben mit Blumen. Der junge Arzt verliebt sich in die Künstlerin und führt sie bald zum Traualtar. Unter dem Einfluß seiner Frau wandelt sich Witherings Abneigung gegen die Pflanzenkunde zu einer neuen Liebe. Er wird ein eifriger Sammler von Pflanzen, ihren Früchten und Samen. Nach 10 Jahren ist Withering ein erfahrener Pflanzenkenner. Seine Studien gipfeln in einem Buch. Es enthält eine eingehende Beschreibung aller im Vereinigten Königreich von England natürlicherweise vorkommenden Pflanzen. In mehr als 100 Jahren wird das Buch 14 Auflagen erleben.

Die Armenpraxis in Strafford bringt im Jahr kaum 100 Pfund. Auf Anraten eines Freundes – es war der Großvater von Charles Darwin – zieht das Ehepaar Withering daher in die aufstrebende Industriestadt Birmingham. England steht am Beginn der industriellen Revolution. Überall ersetzt die Dampfmaschine des James Watt menschliche Muskelkraft. Die Bevölkerung Englands, besonders in den großen Städten, wächst stetig. Und Witherings Praxis in Birmingham gedeiht. In einem einzigen Jahr erzielt er in Birmingham ein höheres Einkommen, als in 8 Jahren als Armenarzt in Strafford zusammenkam. Seine eingehenden Kenntnisse in der Pflanzenheilkunde sprechen sich herum. Immer häufiger wird Withering auch in verzweifelten Fällen um Rat gefragt. Und so macht William Withering eine bedeutsame Entdeckung:

»Im Jahre 1775 wurde ich nach meiner Meinung über ein Hausrezept zur Behandlung der Wassersucht gefragt. Mir wurde erzählt, daß es ein lange gehütetes Geheimnis einer alten Frau aus Shropshire sei, die damit manchmal noch Heilung erziele, wenn die mehr schulmäßig behandelnden Praktiker versagten. Man erklärte mir, die Wirkung bestünde in heftigem Erbrechen und Durchfall. Die harntreibende Wirkung wurde scheinbar übersehen.«

Wassersucht entsteht in einem fortgeschrittenen Stadium der → Herzinsuffizienz. Die Pumpleistung des Herzens ist dabei erheblich vermindert, der Kreislauf gerät ins Stocken. Blut staut sich in den Venen, und Wasser tritt aus den Gefäßen in das umliegende Gewebe. Geschwollene Füße und Beine, → Ödeme, Wasseransammlung in der Bauchhöhle, → Aszites, und in der Lunge sind die Folge.

Withering erkannte, daß die Wirkung des Hausrezepts darauf beruhte, daß das angesammelte Wasser durch vermehrte Urinbildung aus dem Körper ausgeschieden wurde. Sein Sachverstand verriet ihm auch, welchem Bestandteil des Geheimrezepts diese Wirkung zu verdanken war: »Diese Medizin bestand aus zwanzig oder mehr verschiedenen Kräutern. Aber für einen in diesen Dingen Erfahrenen war es nicht schwierig zu erkennen, daß das wirksame Kraut nichts anderes als der → *Fingerhut* sein konnte.«

Von da an verordnet auch Doktor Withering in Fällen von Wassersucht Aufgüsse von Fingerhutblättern. Er findet es bestätigt, daß Erbrechen und Durchfälle unerwünschte Nebenwirkungen der Aufgüsse sind. Die eigentliche Wirkung besteht in einer Stärkung der erlahmten Herzkraft: »Der Fingerhut hat eine Kraft über die Bewegung des Herzens, wie man es bisher bei keiner anderen Medizin beobachtet hat«.

Weil mit einem Aufguß von Blättern die Dosis nicht genau festzulegen ist, geht Withering bald dazu über, die Blätter von blühenden Pflanzen zu trocknen und dann zu feinem Pulver zu zerreiben. Das Pulver kann gewogen und die verabreichte Menge damit genauer bestimmt werden. Außerdem kann die Arznei dem Kranken auf mehrere Gaben verteilt verordnet werden. Mit Schrecken erinnert sich Withering an die Handhabung der Aufgüsse aus Fingerhut durch Unkundige: »Eine Dame aus dem westlichen Yorkshire versicherte mir, daß das Volk in ihrer Gegend sich oft selbst durch Fingerhuttee von der Wassersucht kuriere. Ich kann das bestätigen, denn ich erinnere mich, daß ich vor zwei Jahren gebeten wurde, einen Handlungsreisenden aus Yorkshire aufzusuchen. Ich fand ihn unaufhörlich erbrechend, er konnte nur undeutlich sehen und hatte etwa 40 Pulsschläge in der Minute. Auf mein Befragen stellte sich heraus, daß seine Frau eine Handvoll Fingerhutblätter in einem halben Pint Wasser gekocht und ihm diesen Trunk gereicht hatte, den er auf einen Zug trank, um sich von seiner Atemnot zu befreien. Die gute Frau kannte wohl die Medizin aus ihrer Gegend, aber nicht die Dosis, denn ihr Mann kam kaum mit dem Leben davon.«

10 Jahre läßt Withering sich Zeit, bevor er 1785 seine Erfahrungen mit Digitalis purpurea (Abb. 16), wie der lateinische Name der Pflanze lautet, in einem berühmt gewordenen Buch beschreibt. 163 Fälle von meist fortgeschrittener Wassersucht hat er in dieser Zeit mit Fingerhutpulver behandelt, fast drei Viertel der Patienten wurden kuriert. Allerdings traten bei jedem fünften Patienten Nebenwirkungen auf. Gegen den lästigen Brechreiz mußte oft Opium verabreicht werden. Bekannte und befreundete Ärzte übernahmen die neue Behandlungsmethode. Nach Witherings Tod – er starb mit 58 Jahren an der Tuberkulose – verbreitete sich der Gebrauch von Digitalis auch langsam in Frankreich und Deutschland.

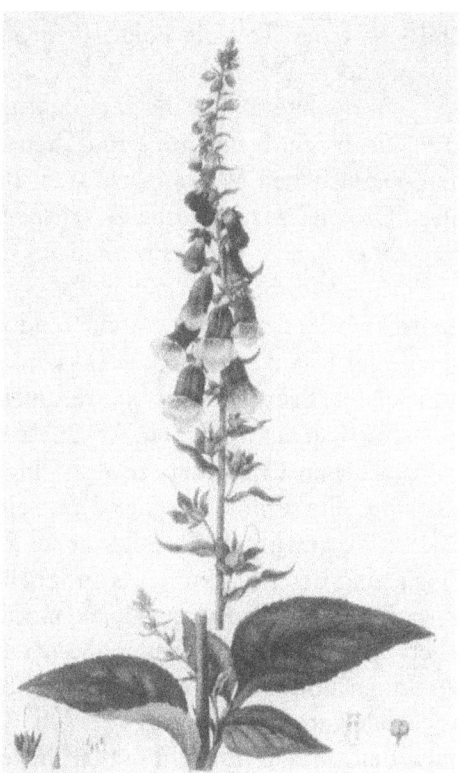

Abb. 16. Heilstoffe aus der Fingerhutpflanze liefern seit mehr als 200 Jahren eine wichtige Arznei zur Behandlung der Herzleistungsschwäche.

Die Dosis macht aus der Arznei ein Gift

Das größte Hindernis für eine rasche Verbreitung der Behandlung von Wassersucht mit Fingerhut waren die Nebenwirkungen, die schon Withering beschrieben hatte: »Übelkeit, Erbrechen, Durchfälle, Sehstörungen, die alle Gegenstände grün oder gelb erscheinen lassen, langsamer Puls, kalter Schweiß, Krämpfe, Ohnmachten und sogar der Tod als Folge zu großer und zu häufig angewandter Dosen«.

Andererseits war die Medizin ungemein wirksam. Die Wissenschaft machte sich daher auf die Suche nach dem eigentlichen Wirkstoff in den Blättern des Fingerhuts. Die pharmazeutische Gesellschaft von Paris lobte 1835 einen Preis von 500 Franken aus für die Antwort auf die Frage: »Gibt es in Digitalis purpurea einen oder mehrere Wirkstoffe, welche die medizinischen Wirkungen dieser Pflanze erklären?« Da keine Antwort einging, wurde der Preis nach 5 Jahren verdoppelt, um den Forscherfleiß anzuspornen. Aber erst 1896 gelang es dem französischen Chemiker Adolphe Nativelle, den Wirkstoff des Fingerhuts in chemisch reiner Form aus der Pflanze zu gewinnen. Damit war im Prinzip eine genaue Dosierung des Medikaments möglich geworden.

Doch ein Problem der Behandlung mit Digitalis blieb bestehen: die geringe Sicherheitsspanne. Denn Wirkung und Nebenwirkung der Behandlung liegen auch bei Verabreichung des reinen Wirkstoffs Digoxin nahe beisammen. Enthält ein Milliliter Blut weniger als ein Millionstel Gramm Digoxin, so ist keine Wirkung auf die Herzkraft nachweisbar. Steigt aber der Gehalt nur auf 2 Millionstel Gramm im Milliliter an, treten bereits ernsthafte Nebenwirkungen auf. Die Verordnung von → Digitalispräparaten bleibt daher eine Kunst, die junge Ärzte früher mit einer Unzahl von Tabellen und Dosierungsrichtlinien mühsam erlernen mußten. Heute kann jedes Labor den Gehalt an → Digoxin im Blut genau bestimmen, was die richtige Dosierung erheblich erleichtert.

Aber was muß bei der Verordnung nicht alles beachtet werden: Wie gut und wie schnell wird das Medikament in den Körper aufgenommen? Wie wird der

Wirkstoff im Körper umgewandelt? In welcher Menge gelangt der Stoff in das Blut und von dort in die verschiedenen Organe? Wie und von welchen Organen wird der Stoff schließlich ausgeschieden? Und mit welcher Geschwindigkeit? Ist der Patient dick oder dünn? Jung oder alt? Sind seine Leber und Nieren gesund oder krank? Wie oft und in welcher Menge muß und darf das Medikament gegeben werden?

Erkennen Sie den Unterschied zwischen dem Hausrezept einer Kräuterfrau und der wissenschaftlich begründeten Verordnung eines Heilmittels durch den Arzt?

Sprengstoff gegen Angina pectoris

Ähnlich verhält es sich mit einer zweiten Gruppe von Medikamenten, die in der Behandlung von Herzkranken eine große Rolle spielen: den Nitropräparaten.

Der italienische Chemiker Ascanio Sobrero sucht um 1840 nach einem besseren Schießpulver. Über 500 Jahre hat man die Büchsen mit dem Pulver des deutschen Mönches Bertold Schwarz geladen. Der Mönch hatte aus Schwefel, Salpeter und Blei Gold machen wollen. Reich ist er mit seinem Schwarzpulver nicht geworden. Reich wird auch der Italiener Sobrero nicht, als er schließlich 1846 als Ergebnis seiner Versuche einen öligen Stoff, das → Nitroglycerin in Händen hält. Reich macht die neue Erfindung erst den Schweden Alfred Nobel. Er mischt dem herkömmlichen Schießpulver Nitroglycerin bei und verdient mit dem neuen Sprengstoff, Dynamit genannt, Millionen. Allerdings stiftet Nobel mit seinem beachtlichen Vermögen 1899 den nach ihm benannten Preis für die besten Leistungen der Wissenschaft.

Wie aber gerät das gefährliche Sprengöl von Sobrero in den Arzneimittelschatz der Ärzte? Schuld daran ist die wichtigste Nebenwirkung des Nitroglycerins. Schon Sobrero bemerkte bei seinen Experimenten, daß die Einnahme winzigster Mengen von Nitroglycerin beim Menschen schwere Kopfschmerzen hervorruft. Der deutsche Arzt Hering findet das bei Selbstversuchen mit dem Sprengöl bestätigt und zieht daraus einen wunderlichen Schluß. Hering ist ein glühender Anhänger der → Homöopathie. Einer der wichtigsten Glaubenssätze dieser Heilkunde besagt, daß man »Gleiches mit Gleichem« behandeln solle. Also schließt Hering: Wenn Nitroglycerin beim Gesunden Kopfschmerzen verursacht, ist es das geeignete Mittel, um beim Kranken Kopfschmerzen zu lindern. Hering bringt das gelbe Sprengöl in Zuckerperlen unter dem Namen Glonoine als Kopfschmerzmittel in den Handel. Bald merken auch die homöopathischen Ärzte, daß das Mittel den Pulsschlag beschleunigt und den Blutdruck senkt. Bei einigen Patienten führt das Kopfschmerzmittel auch zur Linderung von Angina-pectoris-Beschwerden.

Nitroglycerin entlastet das Herz durch einen inneren Aderlaß

Mitte des 19. Jahrhunderts werden Patienten, die unter Angina pectoris leiden, noch gerne und häufig zur Ader gelassen, um das Herz zu entlasten. Seine tiefe Abneigung gegen diese blutige Behandlungsmethode bringt den schottischen Arzt Lauder Brunton auf den Gedanken, daß ein gefäßerweiterndes und den Blutdruck senkendes Medikament die gleiche Wirkung auf die Angina pectoris haben müsse wie ein blutiger Aderlaß. Eine gasförmige, stickstoffhaltige Verbindung, das Amylnitrit, besitzt genau die gesuchten Eigenschaften: das Blut sammelt sich in den Venen, die Arterien erweitern sich, der Blutdruck sinkt, und das Herz wird entlastet, der Angina-pectoris-Anfall wird behoben. Das gasförmige Amylnitrit wird von Brunton seit 1867 mit großem Erfolg in der Behandlung der Angina pectoris eingesetzt. Leider hält die Wirkung des flüchtigen Stoffes nicht lange an. Daher empfiehlt der englische Arzt W. Murell 1879, das gasförmige Amylnitrit durch das ölige und länger wirkende → Nitroglycerin zu ersetzen.

Seither ist Nitroglycerin für Millionen Herzkranker zum Helfer in der Not eines Angina-pectoris-Anfalls geworden.

Hohe Dosen von Nitrogylcerin führen zum Wirkungsverlust

Die Kopfschmerzen, denen der Stoff seine Aufnahme in den Medikamentenschatz verdankt, verlieren sich bei regelmäßiger Einnahme in den meisten Fällen. Gleiche Beobachtungen hatte man schon in den Dynamitfabriken von Alfred Nobel gemacht. Neu eingestellte Arbeiter klagten anfangs über Kopfschmerzen, gewöhnten sich aber im Laufe der Zeit an die Nitroglycerindämpfe, ihre Kopfschmerzen ließen nach oder verschwanden.

In der ersten Hälfte des 20. Jahrhunderts wurden von der Arzneimittelindustrie andere, noch länger wirkende Nitropräparate für die Dauerbehandlung der Angina pectoris entwickelt. Dabei wurde das Problem der Gewöhnung wieder entdeckt. Gibt man Nitrokörper zu häufig und in zu hohen Dosen, dann läßt die Wirkung rasch nach. Da die meisten Menschen aus unterschiedlichen Gründen ungern Medikamente schlucken, hat man auch nach anderen Wegen gesucht, um Nitroglycerin in den Körper zu bringen. Um 1980 wurden Pflaster entwickelt, die auf der Haut aufgeklebt werden konnten. Der Pfiff bei diesen Pflastern ist der, daß aus ihnen immer gleiche Mengen an Wirkstoff über die Haut ins Blut gelangen. Genau das aber führt im Falle des Nitroglycerins zu einer Gewöhnung, die Pflaster müssen daher abends entfernt werden. Gegen nachts auftretende Angina-pectoris-Anfälle muß daher meist doch noch eine Tablette eingenommen werden.

Auch beim Nitroglycerin hat es über 100 Jahre gedauert, bis die Ärzte genau verstanden, warum das Mittel gegen Angina pectoris hilft. Die Innenhaut unserer Arterien bildet Botenstoffe, Hormone. Diese Botenstoffe regeln die Weite der Gefäße. Unter ihrem Einfluß kann eine Arterie sich je nach Bedarf verengen oder erweitern. Ein wichtiger Botenstoff, der in der Gefäßwand selbst gebildet wird, enthält als wirksamen Bestandteil Stickoxid, eine Verbindung von einem Atom Stickstoff mit einem Atom Sauerstoff. Kranke, arteriosklerotische Gefäße bilden weniger oder gar kein Stickoxid mehr. Die von außen zugeführten stickstoffhaltigen Nitroverbindungen dienen deshalb als Ersatz für körpereigene Hormone.

Ein Malariamittel hilft gegen Rhythmusstörungen

Nitroglycerin ist ein künstlicher, in der Natur nicht vorkommender Stoff. Bei einem anderen Medikament hat wieder die Natur Pate gestanden.

Zu Anfang unseres Jahrhunderts gehörten die Inseln des heutigen Indonesien noch zum Königreich Holland. Viele Holländer lebten in den von der Malaria heimgesuchten Kolonien. 1912 begegnet der holländische Arzt Karel Wenckebach einem auf Java lebenden Landsmann. Der Kaufmann leidet unter Malaria. Er berichtet Wenckebach von einer eigenartigen Beobachtung. Neben den Fieberschüben der Malaria wird der Bedauernswerte auch von anfallsweisem Herzrasen, dem *Vorhofflimmern* heimgesucht. Dabei hat der Mann die Beobachtung gemacht, daß das Herzrasen ausbleibt oder glimpflicher verläuft, wenn er kurz zuvor seine Medizin gegen die Malaria genommen hat. Seit mehr als 300 Jahren dient die Rinde des Chinabaums als Mittel gegen Malaria. Der in der Rinde enthaltene Wirkstoff, das Chinin, ist die erste chemische Substanz, mit der Krankheitserreger bekämpft werden können. Wenckebach geht der Sache nach und findet die Erzählungen seines Landsmanns bestätigt. 1918 gewinnt einer seiner Mitarbeiter einen noch wirksameren Stoff, das Chinidin, aus der Chinarinde. → Chinidin ist seither eine Säule in der Behandlung von Herzrhythmusstörungen, besonders von Vorhofflimmern.

Heute stehen noch viele andere Medikamente für die Behandlung der oft lebensbedrohlichen Herzrhythmusstörungen zur Verfügung. Lange hat man geglaubt, damit eine wirksame Waffe gegen den plötzlichen Herztod, besonders in den ersten Monaten nach einem glücklich überstandenen Herzinfarkt in den Händen zu haben. Doch erst in allerjüngster Zeit hat sich herausgestellt, daß Medikamente, die gegen Herzrhythmusstörungen verordnet werden, solche Rhythmusstörungen auch auslösen können. Daraus kann man nicht schließen, daß man am besten gar keine Medikamente nehmen soll. Bei jeder Einnahme von Medikamenten, ob ärztlich verordnet oder nicht, muß aber sorgfältig der erhoffte Nutzen gegen den möglichen Schaden abgewogen werden.

Hormone vermitteln ihre Botschaft über besondere »Empfänger«

Botenstoffe oder Hormone spielen bei allen Lebensvorgängen eine wichtige Rolle. Zwei Botenstoffe wurden schon im 2. Kapitel vorgestellt: die Streßhormone Adrenalin und Noradrenalin. Sie erinnern sich: unter dem Einfluß dieser Hormone beschleunigt sich der Pulsschlag, der Blutdruck steigt, der Herzschlag wird kräftiger. Die Muskeln werden stärker durchblutet, die Durchblutung der meisten inneren Organe aber wird gedrosselt. Für die unterschiedliche Wirkung des gleichen Hormons auf verschiedene Organe hat der Arzneiforscher Ahlquist 1948 eine einfache Erklärung gefunden. Die gleiche Botschaft, das gleiche Signal ruft verschiedene Wirkungen hervor, weil die Organe mit verschiedenen »Empfängern«, lateinisch → Rezeptoren, ausgestattet sind. Trifft die Botschaft »Adrenalinausschüttung« auf einen → Alpharezeptor, werden die zugehörigen Arterien eng gestellt, trifft das Signal aber auf einen → Betarezeptor, erweitern sich die zugehörigen Gefäßabschnitte.

Betablocker sind Medikamente, die Puls und Blutdruck senken

Bei einem Angina-pectoris-Kranken ist ein Anstieg des Pulsschlags oder des Blutdrucks eher nicht erwünscht. Beides steigert den Sauerstoffbedarf des Herzens, der nicht gedeckt werden kann. Ein neuer Anfall droht. Wie aber soll man den Anstieg des Blutdrucks oder der Herzfrequenz bei einem Angina-pectoris-Kranken verhindern? Wenn man die Adrenalinausschüttung nicht bremsen kann, läßt sich vielleicht der Empfänger verändern, der Empfang verhindern? Botenstoff und Rezeptor passen aufeinander wie eine Schlüssel ins Schloß. Gibt es einen anderen Schlüssel, der das Schloß versperrt? 1958 beginnen Mitarbeiter des englischen Arzneimittelherstellers ICI mit der Suche nach einem Stoff, der Betarezeptoren blockieren kann. In 6 Jahren stellen sie mehr als 45 000 verschiedene Verbindungen im Reagenzglas her. Erst der Stoff mit der Nummer 45 520 besteht alle Tests: der erste → Betablocker ist gefunden. Das Mittel bremst die Wirkung von Adrenalin, der Blutdruck sinkt, der Pulsschlag wird langsam. Betablocker erobern sich bald einen festen Platz in der Behandlung des hohen Blutdrucks und der Angina pectoris. Mit den Jahren kommen immer neue Betablocker und immer neue Behandlungsmöglichkeiten hinzu. Der Leiter der Forschergruppe bei ICI, J. W. Black, erkennt, daß die Idee vom blockierten Rezeptor auch auf andere Organe übertragbar ist. Er entdeckt in der Schleimhaut des Magens Rezeptoren für einen anderen Botenstoff, das Histamin. Dieser Stoff spielt bei der Entstehung der gefürchteten Magengeschwüre eine bedeutsame Rolle. 1975 finden Black und seine Mitarbeiter ein Medikament, mit dem sich der Histaminrezeptor der Magenschleimhaut blockieren läßt. Das neue Medikament bringt vielen Menschen mit Magengeschwüren eine willkommene Alternative zu der früher oft erforderlichen Entfernung von großen Teilen des Magens durch eine Operation. 1988 erhält Sir James Black für seine genialen Ideen den Nobelpreis für Medizin.

Kalziumantagonisten erweitern die Gefäße

Kaum entdeckt, erhalten die neuen Betablocker schon Konkurrenz von einer neuen Stoffgruppe. Ausgangspunkt für einen wichtigen Vertreter dieser Gruppe ist wieder eine alte Hausmedizin. Rund um das Mittelmeer wächst ein Doldenblütler, das Zahnstocherkraut. Die holzigen Strahlen der Blütendolde werden gerne als Zahnstocher benutzt, daher der Name. Mit Tee aus den Samen der Pflanze kuriert das einfache Volk Nierensteine. Chemiker haben in den Samen einen Wirkstoff gefunden, der krampflösend und gefäßerweiternd wirkt. Gefäßerweiternde Mittel finden bei Arzneimittelforschern immer Interesse. Bei den Bayerwerken in Leverkusen beginnt man sich 1948 für den Wirkstoff aus dem Zahnstocherkraut zu interessieren. Im Reagenzglas wird die Substanz namens Khellin systematisch untersucht und verändert. Die Geduld der Forscher wird auf eine harte Probe gestellt. Erst nach 18 Jahren finden sie einen Stoff, der allen Anforderungen an ein wirksames und sicheres Arzneimittel genügt. Das Mittel senkt den Blutdruck und verbessert die Durchblutung der Herzkranzgefäße. Es erhält den Namen Nifedipin. In weiteren Untersuchungen erweist sich Nifedipin als das stärkste Mittel einer neuen Klasse von Medikamenten, deren Wirkungsweise der Freiburger Arzt Alfred Fleckenstein schon 1964 aufgeklärt hat. Diese Medikamente hemmen den Einstrom von Kalziumionen durch feine Kanäle in der Zellmembran. Sie werden daher zusammen als → Kalziumantagonisten (Widersacher) bezeichnet. Sie wissen noch: Ionen und die Zellmembran sind uns schon im 2. Kapitel begegnet. Die Wirkung vieler Hormone und Medikamente beruht auf ihrem Einfluß auf die Ionenströme durch die Zellmembran. Digitalis beispielsweise hemmt jene Pumpe, welche stetig Natriumionen aus der Zelle hinaus befördert. Der Gehalt an Natriumionen in der Zelle steigt daher an. Dann werden die Natriumionen gegen Kalziumionen ausgetauscht. Im Ergebnis steigt der Gehalt der Herzmuskelzelle an Kalziumionen. Das führt zu einer verstärkten Verkürzung der Muskelfasern, und die Herzkraft nimmt zu. Kalziumantagonisten dagegen hemmen den Einstrom von Kalziumionen in die Muskelfasern, die Muskeln in der Gefäßwand erschlaffen, das Gefäß wird weiter.

Chemie verwandelt natürliche Wirkstoffe in verträgliche Medikamente

Auch das letzte Medikament, das in diesem Kapitel behandelt wird, verdanken wir der Natur – und tüchtigen Chemikern.

1874 gewinnt der Schotte McLagan aus der Rinde der Silberweide einen Saft, der die schrecklichen Schmerzen von Rheumakranken lindert. Er dankt dem Himmel dafür, daß die göttliche Vorsehung direkt bei der Quelle der Krankheit auch das Heilmittel wachsen lasse. Gedeiht nicht die Weide an den Ufern von Gewässern, deren feuchtes Klima auch den Rheumatismus entstehen läßt? Die Silberweide trägt den lateinischen Namen Salix alba, McLagan nennt den reinen Wirkstoff seiner Medizin daher Salicin. Seine Verträglichkeit läßt wie bei Digitalis stark zu wünschen übrig. Man sucht nach Verbesserungen der Substanz im Reagenzglas. 1898 stellt der Chemiker Hoffmann bei den Bayerwerken → Acetylsalicylsäure her. Im folgenden Jahr kommt das Mittel unter dem Namen Aspirin als Schmerz- und Fiebermittel, besonders bei akutem Gelenkrheuma, in den Handel.

Seit 80 Jahren wird Aspirin schon verkauft, sein Name wird auf der ganzen Welt stellvertretend für Schmerzmittel gebraucht, als man eine neue Wirkung entdeckt: Aspirin verhindert die Bildung von Blutgerinnseln. Auch diese Wirkung des Medikaments kann man mittlerweile genau erklären. Acetylsalicylsäure blockiert in den Blutplättchen die Bildung eines Stoffes, der zusammen mit Kalziumionen die Verklumpung der Blutplättchen zu einem Gerinnsel bewirkt. Heute hat Acetylsalicylsäure einen festen Platz in der Behandlung der koronaren Herzkrankheit, nicht weil sie Schmerzen lindert, sondern weil sie die Bildung von Blutgerinnseln in kranken Herzkranzgefäßen und Hirnarterien verhindern hilft.

Die Entwicklung von Aspirin war ein Glückstreffer, der erste Einsatz von Nitroglycerin ein Mißverständnis. Betablocker und Kalziumantagonisten sind das Ergebnis gezielter Arzneimittelforschung. Digitalispräparate bleiben ein Geschenk der Natur, das mit Bedacht genutzt werden muß. Eines macht die Geschichte dieser Arzneimittel deutlich: Nicht alles, was die Natur hervorbringt, ist unbedingt unschädlich, und bei weitem nicht alles, was die Chemie erzeugt, ist ein gefährliches Gift.

Das Herz kommt aus dem Takt
Was ein Herzschrittmacher leistet

Ein tapferer Ingenieur

Arne Larsson ist todkrank. Mit 43 Jahren ist der schwedische Elektroingenieur eigentlich noch zu jung zum Sterben. Seit 6 Monaten liegt der Kranke im Karolinska Hospital im äußersten Nordwesten von Stockholm. Ein gefährliches Virus hat sich in seinem Herzen eingenistet. Die von dem Virus verursachte Entzündung des Herzmuskels, eine Myokarditis, hat trotz aller Medikamente auch mehr und mehr Teile des Reizleitungssystems seines Herzens zerstört. Immer wieder kommt es zu einem Herzstillstand. Die elektrischen Impulse werden nicht mehr von den Vorhöfen auf die Herzkammern übergeleitet, ein totaler Herzblock droht. Mehr als 30mal am Tage kann das Leben des Ingenieurs nur durch Faustschläge auf das Brustbein und Einspritzungen von Medikamenten direkt ins Herz gerettet werden. Niemand weiß, wielange diese verzweifelten Versuche noch Erfolg haben werden. Frau Larsson weicht nicht mehr vom Bett ihres schwerkranken Mannes. Verzweiflung und Hoffnungslosigkeit sind ihr ins Gesicht geschrieben. Da gibt ihr irgendjemand vom Personal die lebensrettende Information.

Einer der Chirurgen am Karolinska Hospital, Dr. Ake Senning experimentiert seit seiner Rückkehr aus Amerika mit künstlichen Herzschrittmachern. Senning ist einer der vielversprechendsten Assistenten des berühmten Chirurgen C. Crafoord, der 1944 im Karolinska Hospital als erster auf der Welt einen Patienten mit einer Aortenisthmusstenose erfolgreich operiert hat. Crafoord hat den jungen Dr. Senning vor einem Jahr zur

Weiterbildung nach Amerika geschickt. Minneapolis ist eine Hochburg der Herzchirurgie. Unter Führung des Chirurgen Lillehei hat man sich in Minneapolis auf den operativen Verschluß von Löchern in der Kammerscheidewand spezialisiert. Leider kommt es nach dem Eingriff nicht selten zu einem plötzlichen Herzstillstand, wenn das Reizleitungssystem durch die Operation in Mitleidenschaft gezogen wurde. Meistens handelt es sich um eine vorübergehende Störung der Überleitung von Impulsen von den Vorhöfen auf die Kammern. Um die gefährliche Zeit zu überbrücken, hat einer von Lilleheis Assistenten, Dr. Weirich, eine einfache Behandlungsmethode ersonnen. Bevor der Brustkorb der kleinen Patienten nach der Operation verschlossen wird, näht Dr. Weirich zwei dünne, isolierte Drähte auf den Herzmuskel auf. Die Drähte werden dann durch die Haut nach außen geführt. Im Notfall kann über diese Drähte, die später leicht zu entfernen sind, das Herz von außen elektrisch gereizt werden. Die ersten Geräte, die in Lilleheis Klinik dafür eingesetzt wurden, waren netzabhängige Geräte. Sie erhielten ihren Strom aus der allgemeinen Stromversorgung.

    Earl Bakken ist Präsident einer Firma, die mit EKG-Apparaten handelt. Dienstlich und privat hat Bakken oft in Lilleheis Klinik zu tun. Er ist verheiratet mit einer technischen Assistentin von Lillehei. Während er eines Tages darauf wartet, seine Frau mit nach Hause nehmen zu können, kommt es in der Klinik zu einem Stromausfall. Damit fällt auch einer der lebensrettenden Apparate zur vorübergehenden Reizung des Herzens aus. Bakken, von dem Erlebnis erschüttert, verspricht Dr. Weirich, ein batteriegetriebenes Gerät zu konstruieren. Bakkens Firma, Medtronic Inc., beginnt mit der Herstellung von künstlichen, von außen zu betreibenden Herzschrittmachern.

    Ake Senning lernt in Minneapolis die neue Behandlungsmethode kennen. Er nimmt die Idee von Weirich mit zurück nach Stockholm. Dort sucht und findet er einen Partner für die Entwicklung eines Herzschrittmachers in der Industrie. Dr. med. Rune Elmquist arbeitet bei der schwedischen Firma Elema-Schonander an der Entwicklung elektromedizinischer Geräte. Er baut für Senning einen äußerlich anwendbaren Herzschrittmacher nach dem amerikanischen Vorbild zusammen. Die beiden Ärzte denken jedoch weiter. Was, wenn der Herzblock auf Dauer bei einem Patienten bestehen bleibt? Soll der Patient für den Rest seines Lebens von einem elektrischen Gerät außerhalb seines Körpers abhängig bleiben? Bilden nicht die dünnen Drähte eine ständige Gefahr? Sie können brechen oder als Eintrittspforte für Bakterien dienen. Wie müßte ein Herzschrittmacher beschaffen sein, den man dem Patienten irgendwo in den Körper einpflanzen könnte?

Noch 2 Jahre zuvor wäre jeder Gedanke an einen in den Körper einsetzbaren Herzschrittmacher Illusion geblieben. Die äußerlich anwendbaren Geräte hatten mit ihren elektronischen Röhren und Widerständen die Größe eines Rundfunkgeräts. Wo sollte ein solches Ungetüm im Körper eines Menschen untergebracht werden? Der Fortschritt der Elektrotechnik kommt den Medizinern zu Hilfe. 1948 haben drei Amerikaner den elektronischen Transistor erfunden. Für diese Revolution in der Elektrotechnik erhalten sie 1956 den Nobelpreis für Physik. Im gleichen Jahr sind die kleinen Wunderdinger auf dem allgemeinen Markt zu kaufen. Mit ihrer Hilfe gelingt es, die Schaltung, die für einen Herzschrittmacher benötigt wird, so zu verkleinern, daß das vollständige Gerät mit zwei wiederaufladbaren Nickel-Kadmium-Batterien in eine kleine Blechdose paßt.

Als Arne Larsson in das Karolinska Krankenhaus aufgenommen wird, stecken die Versuche von Senning und Elmquist mit dem neuen Schrittmacher noch in den Kinderschuhen. Zu viele technische Probleme sind noch nicht gelöst, ein Einbau des Geräts beim Menschen noch unvorstellbar. Nur die verzweifelte Situation und das Drängen der Ehefrau bewegen beide Ärzte zu dem Versuch, Larssons Leben mit einem Herzschrittmacher zu erhalten. Eigenhändig bastelt Elmquist zwei Schaltungen zusammen. Jede wird in eine leere Schuhcremedose gelegt und in Kunststoffharz eingegossen. Senning öffnet am 8. Oktober 1958 den Brustkorb des Kranken und näht 2 Drähte auf das Herz. Der Schrittmacher wird im Oberbauch hinter der Muskulatur untergebracht. Nach 3 Stunden fällt der Schrittmacher aus. Am nächsten Morgen wird der vorsorglich hergestellte zweite Schrittmacher eingesetzt. Und das Wunder geschieht. Arne Larsson bleibt am Leben, genesen verläßt er das Karolinska Hospital. Er versteht als Elektroingenieur genügend von der neuen Technik, um ihre – und seine – Risiken und Chancen richtig einschätzen zu können. Sein robuster Optimismus hilft ihm, die Abhängigkeit seines Lebens von einer noch unerprobten Technik zu verkraften.

Nach 3 Jahren erhält Larsson seinen dritten Herzschrittmacher. Ein Vierteljahrhundert später, im Jahre 1983, wird der 68jährige Arne Larsson als Ehrengast zum Internationalen Herzschrittmacher-Kongress in der Wiener Hofburg geladen. Sein 23. Herzschrittmacher macht die Reise von Stockholm nach Wien möglich.

Bei bedrohlichen Rhythmusstörungen droht ein Kreislaufstillstand

Beim Gesunden bestimmt die Tätigkeit des Sinusknotens die Zahl der Herzschläge in der Minute. Die von ihm abgegebenen elektrischen Impulse werden über bestimmte Muskelfasern in den Vorhöfen auf die nächste Relaisstation, den Atrioventrikularknoten an der Grenze zwischen Vorhöfen und Herzkammern übergeleitet. Von dort gelangt der elektrische Strom über einen rechten und linken Schenkel des → Reizleitungssystems zur Arbeitsmuskulatur der Herzkammern. Die Muskelfasern der Arbeitsmuskulatur werden elektrisch erregt, sie ziehen sich zusammen, das Herz schlägt und pumpt sein Blut in den Kreislauf.

Bei vielen Erkrankungen wird der regelmäßige Herzschlag gestört. Die dabei auftretenden Rhythmusstörungen führen entweder zu einem langsameren oder zu einem schnelleren Pulsschlag. Jeder Teil des komplizierten Reizleitungssystems kann von der Störung betroffen sein. Eine Erkrankung des Sinusknoten selbst führt zu einem langsameren Puls. In Ruhe kommt es oft zu langen Pausen zwischen zwei Herzschlägen. Bei Anstrengungen kann der → Sinusknoten die Zahl seiner Impulse nicht ausreichend steigern. Deshalb ist die Leistungsfähigkeit des Herzens eingeschränkt. Bei einer Erkrankung des → Atrioventrikularknotens, abgekürzt AV-Knoten, werden die Sinusknotenimpulse wie bei

Arne Larsson gar nicht oder nur noch teilweise auf die Kammern übergeleitet. Die Folge ist ebenfalls ein zu langsamer Puls in Ruhe und unter Belastung. Wird die Überleitung im AV-Knoten ganz blockiert, dauert es mehrere Sekunden, bis die Herzkammern aus eigener Kraft, allerdings nur mit 30–40 Schlägen in der Minute, weiterarbeiten. Während der Herzschlag aussetzt, steht der Kreislauf still. Das Gehirn gerät in Sauerstoffnot, der Kranke verliert das Bewußtsein. Solche dramatischen Anfälle von Bewußtlosigkeit bei Herzkranken wurden schon vor über 100 Jahren von den beiden irischen Ärzten Robert Adams und William Stokes genau beschrieben. Nach ihnen wird ein solches Ereignis auch → Adams-Stokes-Anfall genannt. Ein elektrischer Herzschrittmacher erkennt längere Pausen zwischen zwei Herzaktionen. Er springt dann mit einem kleinen, vom Patienten nicht spürbaren Stromstoß für den ausgefallenen oder nicht weitergeleiteten Impuls des Herzens ein. Kreislauf und Bewußtsein werden aufrecht erhalten.

Nicht nur lange Pausen zwischen zwei Herzschlägen bringen den Kreislauf des Blutes zum Stillstand. Auch durch zu schnelle Tätigkeit der Herzkammern kann die Pumpleistung des Herzens so weit abnehmen, daß ein Kreislaufstillstand eintritt. Das hat seinen Grund darin, daß es ja eine gewisse Zeit braucht, bis das aus den Vorhöfen kommende Blut die Herzkammern wieder ausreichend gefüllt hat. Schlagen die Kammern zu schnell hintereinander, bleibt kaum Zeit, das ausgepumpte Blut durch nachfließendes Blut zu ersetzen. Die Kammern pumpen sich selbst leer. Auch bei dieser Form der Herzrhythmusstörung, dem gefürchteten → *Kammerflattern*, tritt schließlich Bewußtlosigkeit ein. Nach einiger Zeit geht die Tätigkeit des Herzens in völlige Anarchie, das tödliche → *Kammerflimmern*, über – wenn nicht rasch eingegriffen wird.

Bedrohliche Rhythmusstörungen lassen sich durch elektrischen Strom beheben oder verhindern

Die Idee, Herzrhythmusstörungen mit elektrischen Strömen von außen zu behandeln, ist so alt wie die Entdeckung der tierischen Elektrizität. Beispielsweise verwendete schon 1804 Jean Aldini den Strom einer Volta-Batterie für Wiederbelebungsexperimente. Den Takt für den künstlichen Herzschlag lieferte ihm eine Pendeluhr. Aldini schöpfte sein Wissen aus erster Quelle, er war ein Neffe von Professor Galvani, der uns schon im 2. Kapitel begegnet ist. Allerdings hat es mehr als 150 Jahre gedauert, bis die Elektrotherapie von Herzrhythmusstörungen aus dem Experimentierstadium herauskam und eine allgemein anerkannte Form medizinischer Behandlung wurde. Viele Ärzte und Ingenieure, die ihre Lebensarbeit der Erforschung und Behandlung der tödlichen Rhythmusstörungen widmeten, wurden von ihren Zeitgenossen angefeindet und des frevelhaften Eingriffs in göttliche Rechte beschuldigt. Doch das ist eine andere Geschichte.

Heute kann das tödliche Kammerflattern ebenso wie das nicht lebensbedrohliche Vorhofflimmern sicher mit Stromstößen beendet werden. Der Strom wird dabei in Narkose oder – im Notfall – bei Eintritt der Bewußtlosigkeit von außen mit Hilfe großer Plattenelektroden durch den Körper geschickt. Für einen kurzen Moment wird dabei jede elektrische Tätigkeit des Herzens unterdrückt. In der folgenden »Funkpause« bekommt der Sinusknoten wieder die Chance, das Kommando über die Herztätigkeit zu übernehmen. Vielen Tausenden hat der → Defibrillator genannte Apparat schon das Leben gerettet. Jeder Notarztwagen ist heute mit einem solchen Gerät ausgestattet. Seit einigen Jahren können verkleinerte Defibrillatoren ähnlich wie Herzschrittmacher auch in den Körper eines Menschen eingebaut werden. Das Gerät überwacht fortlaufend den Herzschlag des Patienten. Wenn Kammerflattern oder eine → Kammertachykardie auftritt, gibt das Gerät automatisch einen Stromstoß ab, um die Rhythmusstörung zu beseitigen. Für den Fall, daß die »Funkpause« nach dem Stromstoß etwas zu lange dauern sollte, kann das Gerät das Herz auch wie ein üblicher Herzschrittmacher so lange erregen, bis die Eigentätigkeit wieder in Gang kommt. Ein Adams-Stokes-Anfall kann damit verhindert werden, unabhängig davon, ob die Herzkammern rasen oder rasten.

Viele Patienten erhalten einen künstlichen Herzschrittmacher, auch ohne daß bei ihnen ein Adams-Stokes-Anfall aufgetreten ist. Ein zu langsamer Pulsschlag in Ruhe oder unter Belastung bedeutet auch eine verminderte Pumpleistung des Herzens. Die Folge sind Schwindel, Atemnot und rasche Ermüdung. Auch diesen Patienten kann ein elektrischer Herzschrittmacher wieder ein normales Leben erlauben. Manche Patienten müssen wegen ihres leistungsschwachen Herzens mit Digitalis oder wegen Angina pectoris mit Betablockern behandelt werden. Da beide Medikamente den Herzschlag verlangsamen, ist eine Behandlung oft nur durchführbar, wenn vorher zur Sicherheit ein elektrischer Herzschrittmacher eingebaut wird. Er soll verhindern, daß es unter der Behandlung mit den Medikamenten zu längeren Pausen der Herzschlagfolge mit Schwindel oder gar Ohnmachten kommt.

Moderne Herzschrittmacher sind vielseitig

In der Bundesrepublik leben derzeit etwa 150000 Menschen mit einem künstlichen Herzschrittmacher, darunter mancher Prominente. Jahr für Jahr werden mehr als 25 000 Herzschrittmacher neu eingebaut. Das sind mehr als 400 Herzschrittmacher pro 1 Million Bundesbürger. Damit liegt die Bundesrepublik an erster Stelle in der Welt. Etwa 15 verschiedene Firmen bieten ihre Herzschrittmacher in der Bundesrepublik an. Der Arzt hat die Wahl zwischen rund 200 verschiedenen Schrittmachertypen. In den letzten 30 Jahren wurden die Geräte immer leistungsfähiger und immer kleiner, aber auch immer komplizierter (Abb. 17). Die erste Schrittmachergeneration konnte nichts weiter, als 70mal in der Minute einen Stromstoß von einer halben Millisekunde mit einer Spannung von 5 Volt abgeben. Die Geräte waren unförmig und schwer, ihre Batterien waren meistens nach 2 Jahren erschöpft. Heute sind die meisten Schrittmacher auch nach dem Einbau in den Körper programmierbar, das heißt ihre Funktion kann mit entsprechenden Geräten von außen verändert werden. Fast alle wichtigen Kenngrößen eines Schrittmachers können dabei genau auf die Bedürfnisse eines Patienten abgestimmt werden. Für die Lebensdauer der Batterien ist es dabei besonders wichtig, daß die modernen Schrittmacher nur nach Bedarf tätig werden. Erst wenn die Schlagzahl des Herzens unter einen vorher programmierten Wert abfällt, übernimmt der Schrittmacher das Kommando über die Herzschlagfolge. Nimmt die eigene Herzaktion wieder zu, beispielsweise bei körperlicher Anstrengung, stellt der Schrittmacher seine Tätigkeit wieder ein. Dazu ist es erforderlich, daß der Herzschrittmacher die Herzaktionen fortlaufend überwacht und auch richtig erkennt. Diese Fähigkeit der Herzschrittma-

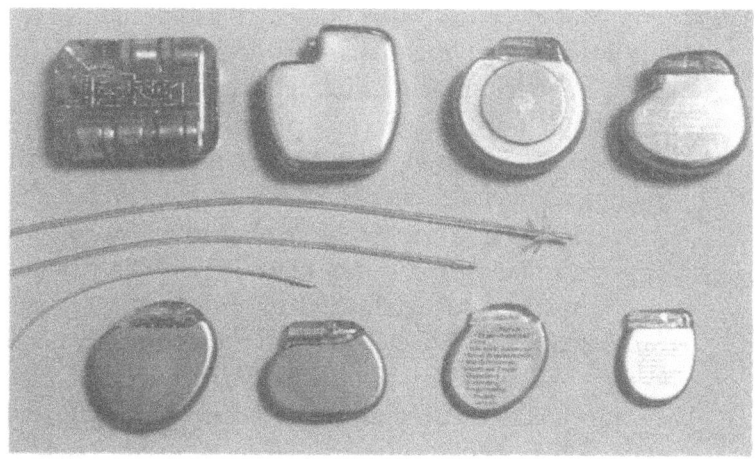

Abb. 17. Herzschrittmacher wurden in den letzten Jahrzehnten immer kleiner – und immer leistungsfähiger. Das älteste Gerät *oben links* wog 140 g, war 2 cm dick und hielt nur wenige Jahre. Das jüngste Gerät *unten rechts* wiegt 17 g, ist 7 mm dick und hält viele Jahre. Seine Arbeitsweise kann nach dem Einbau an die Bedürfnisse des Patienten angepaßt werden.

cher ist mittlerweile so weit entwickelt worden, daß normale Herzaktionen und auftretende Rhythmusstörungen in der Schrittmacherschaltung gespeichert werden. Bei den regelmäßigen Kontrolluntersuchungen wird der Speicher abgefragt, und der Arzt erhält ein vollständiges Bild über die Herzaktionen und die Schrittmachertätigkeit in den zurückliegenden Monaten.

Manche Schrittmacher passen sich an die Bedürfnisse des Körpers an

Mit einem Schrittmacher, der bei Bedarf verhindert, daß der Pulsschlag unter einen kritischen Wert absinkt, kann man einen Adams-Stokes-Anfall verhindern. Was aber tun, wenn unter Belastung der eigene Puls des Patienten nicht ausreichend ansteigt? Auch für diesen Fall stehen heute Herzschrittmacher zur Verfügung. Ihnen allen ist gemeinsam, daß sie während einer körperlichen Belastung des Patienten ihre Schlagzahl erhöhen können, wie ein gesundes Herz es auch täte. Wie Sie aus eigener Erfahrung wissen, reagiert der Körper auf körperliche Belastung in typischer Weise. Die Atmung wird schneller und tiefer, die Körpertemperatur steigt, man beginnt zu schwitzen. Viele dieser Veränderungen, beispielsweise der Anstieg der Körpertemperatur, können mit elektronischen Fühlern gemessen werden. Damit ergibt sich die Möglichkeit, die Schlagfolge eines elektrischen Herzschrittmachers parallel zur Körpertemperatur während einer Belastung zu erhöhen und nachher wieder zu senken. Die Herzschlagfolge wird so den Anforderungen bei körperlicher Belastung angepaßt. Der Patient wird leistungsfähiger.

Zweikammersysteme arbeiten wie das gesunde Reizleitungssystem

Bei den bisher vorgestellten Schrittmachertypen wird das Kabel, über das die elektrischen Impulse zum Herzen geleitet werden, entweder in den rechten Vorhof oder in die rechte Herzkammer eingeführt. Die Reizung des Herzens über ein Kabel im Vorhof ist aber nur dann sinnvoll, wenn die Überleitung der Impulse auf die Kammern durch das herzeigene Leitungssystem nicht gestört ist. Treten Blockierungen im AV-Knoten auf, muß das Schrittmacherkabel in die rechte Herzkammer gelegt werden. Das hat dann leider die nicht erwünschte Folge, daß Vorhöfe und Kammern nicht mehr im Takt nacheinander schlagen, wie das bei einem gesunden

Herzen der Fall ist. Wenn das geordnete Nacheinander von Vorhofaktion und Kammeraktion verloren geht, fällt die Pumpleistung des Herzens um etwa ein Viertel der normalen Förderung ab. Schuld daran ist die schlechtere Füllung der Herzkammern. Bei manchen Schrittmacherpatienten kommt es dabei sogar zu den Zeichen einer Herzschwäche mit Atemnot und Ödemen. Sie werden auch schon daran gedacht haben, daß ein idealer Schrittmacher dann eben Vorhof und Kammer nacheinander reizen müßte, um eine geordnete Abfolge der Füllung und Leerung der Herzhöhlen zu gewährleisten. Genau dies leisten modernste Schrittmachertypen. Allerdings müssen dafür 2 Kabel vom Schrittmacher ins Herz geführt werden. Über das erste Kabel überwacht und reizt der Schrittmacher bei Bedarf den rechten Vorhof. Über das zweite Kabel in der rechten Kammer erkennt der Schrittmacher, ob der Impuls vom Vorhof auf die Kammer normal übergeleitet wurde. Ist das nicht der Fall, reizt der Schrittmacher anschließend die rechte Herzkammer. Sie sehen, die Arbeitsweise solcher Schrittmacher kommt den normalen Verhältnissen am Herzen schon sehr nahe.

Vor dem Einbau muß das Reizleitungssystem geprüft werden

Um für einen Patienten den am besten geeigneten Schrittmachertyp aus der Fülle der angebotenen Geräte auszuwählen, müssen vorher oft umfangreiche Untersuchungen durchgeführt werden. Nur so sind technische Pannen der Geräte und Enttäuschungen der erwartungsvollen Patienten zu vermeiden. Ein Belastungs-EKG gibt Aufschluß über das Verhalten der Herzfrequenz bei körperlicher Anstrengung. Mit dem Langzeit-EKG lassen sich auch nur vorübergehend auftretende Störungen der Reizleitung entdecken. Außerdem gibt das Langzeit-EKG Auskunft darüber, wie tief die Herzfrequenz während des Schlafes absinkt. Bei den meisten Patienten kann aufgrund dieser Untersuchungen entschieden werden, ob überhaupt ein künstlicher Schrittmacher erforderlich ist und welcher Typ in Frage kommt. Steht jedoch der Einbau eines Zweikammersystems zur Diskussion, sind zusätzliche Untersuchungen erforderlich.

Bei der sogenannten → elektrophysiologischen Untersuchung werden, ähnlich wie beim Herzkatheter, ein oder mehrere Schrittmacherkabel über die Venen in den rechten Vorhof und die rechte Herzkammer gelegt. Die Kabel werden mit einem Schrittmachergerät verbunden, dessen Funktion frei wählbar ist. Mit diesem Gerät läßt sich dann eine genaue Bestandsaufnahme der Reizleitung im Herzen durchführen. Beispielsweise kann man die Zeit bestimmen, die vergeht, bis der Sinusknoten seine Tätigkeit wieder aufnimmt, wenn man ihn durch eine rasche Folge von Schrittmacherimpulsen »überspielt« hat. Man kann auch die Zeit messen, die ein elektrischer Impuls benötigt, um aus den Vorhöfen in den obersten Anteil des Reizleitungssystems der Kammern, das His-Bündel zu gelangen. Von den bei der elektrophysiologischen Untersuchung gewonnenen Ergebnissen hängt es ab, ob der Einbau eines Zweikammersystems sinnvoll und erfolgversprechend ist.

Der Einbau ist ein kleiner Eingriff

Der Einbau des Herzschrittmachers gehört zu den kleineren chirurgischen Eingriffen. In vielen Kliniken wird er auch vom Kardiologen durchgeführt. Für den Eingriff selbst genügt eine örtliche Betäubung des Operationsgebiets; eine Vollnarkose ist nicht erforderlich. Am häufigsten wählt der Operateur den Zugang über die Vene, die unterhalb des rechten Schlüsselbeins zum Herzen zieht. Nach einem etwa 4 cm langen Hautschnitt wird die Vene freigelegt und mit einer Schere aufgeschlitzt. Durch die Öffnung wird dann das Schrittmacherkabel, die → Elektrode, vorsichtig in die Vene eingeführt und ins Herz vorgeschoben. Um die Elektrode richtig vor Ort zu bringen und sicher zu verankern benutzt der Operateur die Röntgendurchleuchtung. Ist die richtige Lage erreicht, wird die Elektrode an ein Prüfgerät angeschlossen. Anschließend wird gemessen, wie groß die Stromstärke und wie lang die Dauer eines künstlichen elektrischen Impulses sein müssen, um an dieser Stelle das Herz elektrisch zu reizen. Genügen die Meßwerte den Anforderungen, kann die Elektrode mit dem einpflanzbaren Herzschrittmacher verbunden werden. Dieser wird dann in einer Art Tasche vor oder hinter dem Brustmuskel versenkt. Die Wunde wird durch eine Naht verschlossen. Der Patient kann bald wieder aufstehen und nach Entfernung der Fäden das Krankenhaus nach einigen Tagen verlassen.

Die Schrittmacherfunktion wird regelmäßig kontrolliert

Vor der Entlassung wird die Funktion des Schrittmachers noch eingehend überprüft. Die endgültige Anpassung der Schrittmacherfunktion an die Bedürfnisse des Patienten wird meistens erst nach einigen Wochen vorgenommen, wenn die Elektrode fest im Herzen eingewachsen ist und stabile Verhältnisse vorliegen. Die heute verwendeten Schrittmacher arbeiten so zuverlässig, daß danach meistens nur im Abstand von einem Jahr eine Überprüfung der Schrittmacherfunktion in der Klinik erforderlich ist. Die Lebensdauer der Geräte liegt mittlerweile bei mehr als 6–8 Jahren. Wie lange ein Gerät wirklich arbeitet, hängt verständlicherweise davon ab, ob der Schrittmacher ständig oder nur gelegentlich elektrische Impulse abgeben muß. Ist anhand der Meßwerte ein Ende der Laufzeit abzusehen, wird ein Wechsel des Geräts erforderlich. Dabei wird lediglich ein neuer Schrittmacher an die alte Elektrode angeschlossen. Der Eingriff erfolgt ebenfalls in örtlicher Betäubung und kann sogar ambulant vorgenommen werden.

Komplikationen kommen vor

Wie bei jeder aufwendigen technischen Behandlungsform gibt es auch mit dem Herzschrittmacher einige Probleme, über die der Patient vorher informiert sein muß. Die meisten Schwierigkeiten stehen im Zusammenhang mit der Schrittmacherelektrode. Da das Herz ständig in Bewegung ist, kann sich das Kabel aus der ursprünglichen Lage entfernen. Dabei geht der elektrische Kontakt zum Herzmuskel verloren, die Schrittmacherimpulse bleiben unbeantwortet. Oder die Kabelspitze gerät in die Nähe des Zwerchfells. Dann ist jeder Schrittmacherimpuls von einem unangenehmen Schluckauf begleitet. Bei einem nur losen Kontakt der Elektrodenspitze mit dem Herzmuskel werden die herzeigenen Aktionen nicht regelmäßig zum Schrittmacher geleitet, so daß dieser fälschlich und unnötig in Aktion tritt. Die ständige Beanspruchung der Elektrode durch die Bewegungen des Herzens können auch zu einem Bruch des Kabels und damit zum Ausfall der Schrittmacherfunktion führen. Bei Beschädigung der Isolierung des Kabels kommt es zur elektrischen Reizung der Brustmuskeln, lästiges Muskelzucken ist die Folge. In all diesen Fällen muß leider erneut operiert und der Fehler an der Elektrode beseitigt werden.

Der Schrittmacher selbst heilt problemlos ein. Nach einiger Zeit kann sich aber die Haut über dem Schrittmacher durch den ständigen Druck entzünden. Dann muß sofort der Arzt aufgesucht werden. Das Gerät muß in diesem Fall durch einen erneuten Eingriff an eine andere Stelle oder tiefer verlagert werden. Andernfalls droht eine Entzündung der Schrittmachertasche, die den Operateur zwingt, den gesamten Schrittmacher samt Elektrode zu entfernen. Komplikationen der geschilderten Art lassen sich auch bei aller Sorgfalt des Operateurs nicht vermeiden.

Ein Herzschrittmacher ist keine Krankheit

Das Ziel der Behandlung mit einem Herzschrittmacher ist es, die Leistungsfähigkeit des Patienten zu verbessern und die Gefahren durch plötzlichen Bewußtseinsverlust zu beseitigen. Ein Patient mit einem Herzschrittmacher hat daher in der Regel eine bessere Lebensqualität als vor dem Schrittmachereinbau. Eine besondere Schonung des Schrittmacherpatienten ist nicht notwendig. Natürlich bedeutet auch ein Herzschrittmacher nicht ewige Jugend. Wenn sie ihren ersten Schrittmacher erhalten, sind die Patienten im Durchschnitt älter als 70 Jahre. Und nicht nur das Herz, auch manches andere Organ ist schwach und krank. Wenn man dies berücksichtigt, kann ein Schrittmacherpatient ein »normales« Leben führen. Normal leben heißt dabei, daß er allein wegen des Herzschrittmachers auf nichts verzichten muß. Arbeit und Sport, Schwimmen und Sauna, Fliegen und Liebe werden durch den Schrittmacher oft erst wieder möglich. Und auch seiner Todesstunde kann der Patient mit einem Herzschrittmacher gefaßt entgegensehen. Die Angst, wegen des Schrittmachers nicht sterben zu können, ist unbegründet. Wenn auch der Schrittmacher weiter seine Impulse aussendet, das sterbende Herz antwortet nicht mehr.

Leben mit einem Herzschrittmacher

Ein Herzschrittmacher ist keine Krankheit. Sie können sich damit normal belasten. Was für Sie normal ist, hängt in erster Linie davon ab, was Ihnen sonst noch fehlt.
Lernen Sie, selber Ihren Puls zu zählen, und kontrollieren Sie Ihren Puls täglich. Vergleichen Sie die von Ihnen gezählte Zahl der Pulsschläge mit der in Ihrem Schrittmacherausweis angegebenen Schrittmacherfrequenz. Geringe Abweichungen des Pulses nach unten sind harmlos, sie können auch durch Extraschläge Ihres Herzens verursacht sein. Bei ganz niedrigem Puls, Schwindel oder Anzeichen von drohender Bewußtlosigkeit müssen Sie den Arzt aufsuchen.
Tragen Sie Ihren Schrittmacherausweis immer bei sich. Sorgen Sie selbst dafür, daß immer der neueste Stand der Werte leserlich eingetragen wird. Bringen Sie den Ausweis zu jeder Kontrolluntersuchung mit.
Weisen Sie andere Ärzte, Zahnärzte und das Personal auf Flughäfen darauf hin, daß Sie einen Herzschrittmacher tragen. Das garantiert Ihnen eine korrekte Behandlung.
Meiden Sie den Umgang mit defekten Elektrogeräten, lassen Sie solche Geräte lieber vom Fachmann instand setzen.

Ein Mann bahnt neue Wege

Wie enge Kranzgefäße behandelt werden

Volles Risiko

Eine Cessna 182 erreicht bei einer Flughöhe von 8000 Fuß und 65 % ihrer Motorhöchstleistung eine Reisegeschwindigkeit von etwa 240 Kilometern pro Stunde. Bei gutem Wetter kann ein erfahrener Pilot damit eine Flugstrecke von 380 Kilometern in weniger als 2 Stunden zurücklegen. Die Sea Islands vor der Atlantikküste der USA sind ein beliebtes Erholungsgebiet. Die Inselkette erstreckt sich von Savanna in Georgia bis Jacksonville im Norden von Florida. Am 27. Oktober 1985 befindet sich eine Maschine auf dem Flug von den Sea Islands nach der Hauptstadt von Georgia, Atlanta. Die Stadt, Hauptquartier von Coca-Cola, ist ein wichtiger Eisenbahnknotenpunkt im Süden der USA. Bei guter Sicht kann der Pilot der Bahnlinie folgen, die von Atlanta über Macon in das südliche Florida führt. Aber an diesem 27. Oktober liegt über Munroe County am südlichsten Ausläufer der Appalachen eine Schlechtwetterzone. Der Pilot muß den Kurs mit Hilfe der Bordinstrumente finden. Etwa 80 Kilometer vor Atlanta – 20 Flugminuten vor dem Ziel – verliert der Pilot die Herrschaft über die Maschine. Das Flugzeug stürzt in der Nähe der kleinen Stadt Forsyth am Potatoe Creek, bei 33 Grad nördlicher Breite und 83,5 Grad westlicher Länge, ab. Beide Insassen kommen ums Leben.
    Die Maschine wurde geflogen von Dr. Andreas Grüntzig, Kardiologe an der renommierten Emory Universität in Atlanta. Mit ihm an Bord befand sich seine junge Frau Margret Ann. Sie war 27, Grüntzig war 46 Jahre alt. Der passionierte Hobbyflieger

und seine Frau hatten trotz Schlechtwettervorhersage den Heimflug von ihrem Ferienhaus auf den Sea Islands angetreten, weil Dr. Grüntzig einen Patienten untersuchen wollte. Andreas Grüntzig starb, wie er lebte: Er ging immer volles Risiko ein. Die Nachricht von seinem Tod erschüttert die Kardiologen in aller Welt.

Wer war dieser Mann?

Andreas Grüntzig wird am 26. 6. 1939 in Dresden geboren. Der Vater fällt kurz darauf im 2. Weltkrieg. Die Staatslenker der damaligen DDR planen für Andreas nach der Oberschule eine Ausbildung zum Maurer. 1956 flieht Andreas mit Mutter und Bruder in die Bundesrepublik – für den Bau der historischen Berliner Mauer steht er dem SED-Regime nicht mehr zur Verfügung. In Heidelberg studiert Grüntzig Medizin. 1969 wird er Assistenzarzt in der Züricher Poliklinik. Dort behandelt er täglich Menschen mit Durchblutungsstörungen der Beine – Opfer der Arteriosklerose. Oft genug kann das Leben der Patienten nur gerettet werden, wenn die »Raucherbeine« amputiert werden. Doch seit einigen Jahren kann eine Amputation vermieden werden, wenn es gelingt, die verstopften Arterien mit einem Katheter zu weiten, zu »dottern«. Den Namen hat die Behandlungsmethode von ihrem Erfinder, dem amerikanischen Arzt Charles Dotter. Er hat 1964 erstmals mit einem dreistufigen Katheter erfolgreich verengte Beinarterien behandelt und den Patienten eine Amputation erspart.

Dr. Grüntzig ist mit dem Dotter-Katheter nicht zufrieden. Gewiß, man kann durch das wiederholte Vorschieben der unterschiedlich dicken Katheterspitze eine verengte Gefäßstelle wieder erweitern. Aber das tote Material der → Atherome ließe sich sicher noch fester zusammendrücken, wenn mit einem Katheter mehr Druck senkrecht zur Gefäßwand ausgeübt werden könnte. Vielleicht mit Hilfe eines aufblasbaren Ballons an der Katheterspitze?

Dr. Grüntzig verwandelt seine häusliche Küche in ein Experimentierlabor. 1973 hat er endlich einen Katheter fertiggestellt, der an der Spitze einen aufblasbaren Ballon aus Polyvinylchlorid (PVC) trägt. Mit diesem Instrument können verengte Gefäße wesentlich weiter aufgedehnt werden als mit dem Dotter-Katheter. Und nicht nur verengte Beinarterien, auch verengte Nierenarterien können mit Grüntzigs Ballonkatheter erfolgreich geweitet werden. Grüntzig denkt noch weiter: Sollte das

Verfahren nicht auch mit Erfolg bei verengten Herzkranzgefäßen anwendbar sein? Schließlich handelt es sich bei allen Gefäßveränderungen um dieselbe Krankheit, Arteriosklerose. Ein kühner, ja atemberaubender Gedanke. Um eine verengte Kranzarterie des Herzens zu erweitern, müßte der Ballonkatheter in die verengte Stelle vorgeschoben und der Ballon für einige Zeit mit hohem Druck aufgeblasen werden. Das Gefäß wäre für diese Zeit vollkommen verstopft, jeder Blutfluß in dem Gefäß käme dabei zum Stillstand. Wie bei einem Herzinfarkt! Das hat noch keiner zu denken gewagt.

Dr. Grüntzig wechselt in die kardiologische Abteilung in Zürich. Seine Absichten wie seine Experimente werden von vielen Kollegen mit Zweifeln, ja Unbehagen beobachtet. Unterstützung findet Grüntzig beim Züricher Herzchirurgen. Es ist kein geringerer als Dr. Ake Senning, der Mann, der 1957 einem Menschen den ersten Schrittmacher der Welt eingepflanzt hat.

Am 16. September 1977 führt Andreas Grüntzig bei einem 38 Jahre alten Kaufmann die erste →Ballondilatation eines Herzkranzgefäßes in der Geschichte der Medizin durch. Arzt und Patient sind übrigens gleich jung. Im Katheterlabor herrscht atemlose Spannung. Senning hält sich für eine Notfalloperation bereit. Doch zu aller Überraschung klagt der Patient weder über Schmerzen, noch tritt das gefürchtete Kammerflimmern auf, als der Ballon die Kranzarterie verschließt. Zweimal wird der Ballon aufgeblasen, dann ist die Verengung vollständig beseitigt: Grüntzig ist am Ziel seiner Träume.

Der überglückliche Patient gibt Tage später ohne Grüntzigs Wissen seine Story an ein Boulevardblatt. Grüntzig ist erschrocken. Er beschwört die Journalisten, die Story wenigstens so lange zurückzuhalten, bis er die Ergebnisse der ersten fünf Behandlungen mit dem Ballonkatheter in einer medizinischen Fachzeitschrift veröffentlicht hat. Dann aber legt die Presse los. Die Kollegen rümpfen über den Presserummel, den Grüntzig nicht ungern durchsteht, die Nase. Es spricht sich herum, daß Dr. Grüntzig in Zürich auch weiterhin nicht die Unterstützung findet, die er für die Weiterentwicklung seiner revolutionären Behandlungsmethode braucht. Amerika nutzt die Chance: 1980 wird Grüntzig eine Professur an der Emory Universität in Atlanta angeboten. Grüntzig geht das Risiko ein, springt über den großen Teich – und hat Erfolg.

In den 5 Jahren, die er noch in Atlanta wirken sollte, führt er mit seinen Mitarbeitern über 5000 Ballondilatationen an verengten Herzkranzgefäßen durch und erspart den betroffenen Patienten eine Operation am Herzen. Ärzte aus aller Welt eilen nach Atlanta, um von Grüntzig die neue Methode zu erlernen. In 10 Kursen werden über 4000 Kardiologen mit dem Verfahren vertraut gemacht. Trotz Grüntzigs allzu frühem Tod ist damit das Überleben der Methode gesichert. Eine neue Epoche der Medizin hat begonnen.

Die Presse trägt viel dazu bei, daß sich um die neue Methode viele Hoffnungen ranken, vorzeitige Spekulationen Nahrung erhalten. Wird der Ballonkatheter Herzoperationen bei Koronarkranken überflüssig machen?

Engpässe können mit Venen überbrückt werden

Vor Grüntzig konnte Patienten mit verengten Herzkranzgefäßen außer mit Medikamenten oft nur durch eine Operation geholfen werden, die der argentinische Herzchirurg Favaloro 1967 erfunden hat. Sie hat seither Hunderttausenden von Patienten ein Leben ohne Angina pectoris beschert.

Wie ein Installateur ein verschlossenes Wasserrohr mit einem neuen Rohrstück überbrückt, benutzte Favaloro Venenstückchen, um Engpässe in den Herzkranzgefäßen zu umgehen. Die Venen hatte er zuvor aus den Unterschenkeln der Patienten entnommen, wo das zum Herzen zurückfließende Blut sich andere Wege suchen kann. Über eine solche Umleitung, → Bypass genannt, gelangt Blut aus der Körperschlagader hinter die verengte oder verstopfte Stelle in der Herzkranzarterie. Damit ist eine ausreichende Durchblutung des Herzmuskels wieder gesichert.

Die Bypassoperation nach Favaloro hat viele ältere, oft verzweifelte Versuche, die Durchblutung des

Herzmuskels zu verbessern, ersetzt. Wird sie jetzt ebenso durch die Ballondilatation nach Grüntzig ersetzt werden? Die vorschnellen Hoffnungen sind nur zu verständlich, denn beide Behandlungsmethoden könnten unterschiedlicher nicht sein.

Hier die große Herzoperation, durchführbar nur in tiefer Allgemeinnarkose mit Eröffnung des Brustkorbs. Während der Operation wird das Herz für Stunden stillgelegt. Die Aufgaben von Herz und Lunge übernimmt für die Dauer des Eingriffs ein hochtechnisches Gerät, die Herz-Lungen-Maschine. Die Operation selbst ist ein Kunststück besonderer Art. Erst müssen die nur 1–3 mm dünnen Herzkranzgefäße in dem – oft reichlich vorhandenen – Fettgewebe um das Herz gefunden werden. Passende Venen müssen sorgfältig aus Unter- oder Oberschenkel des Patienten herausgenommen werden, ohne sie zu verletzen. Dann wird ein Ende des Venenstückchens mit feinsten Fäden auf eine kleine Öffnung in der erkrankten Herzkranzarterie aufgenäht (Abb. 18). Stich für Stich wird die Nadel durch die papierdünnen Wände geführt. Die Naht muß später dem pulsierenden Druck des Blutes standhalten und darf selbst den freien Blutstrom nicht behindern. Der gleiche Vorgang wiederholt sich dann am anderen Ende der Venenbrücke. Dieses wird in eine zuvor in die Aorta gestanzte kleine Öffnung eingenäht. Der Operateur muß sein Auge mit einer Lupenbrille bewaffnen, um die erforderliche Feinstarbeit überhaupt durchführen zu können.

Mitunter wird das gleiche Venenstück als Brücke zu mehreren Ästen des Herzkranzgefäßsystems benutzt. Die Chirurgen zählen die Zahl der hergestellten Anschlüsse, was leicht zu Mißverständnissen führt. Steht im Operationsbericht, daß ein »3facher ACVB« ausgeführt wurde, bedeutet das, daß 3 Äste der Herzkranzge-

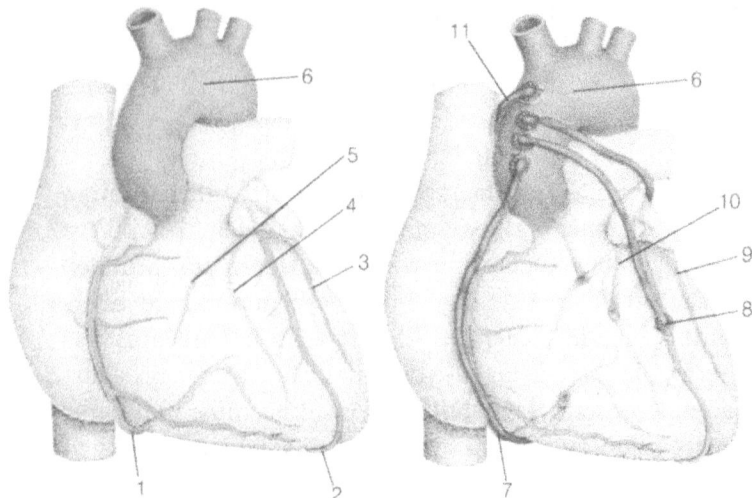

Abb. 18. Bei einer Bypassoperation werden Venenstücke aus dem Bein des Patienten entnommen und zwischen Körperschlagader und verengter Herzkranzarterie eingenäht. Über diese Venenbrücken wird der von der verengten Kranzarterie unzureichend durchblutete Herzmuskel wieder mit ausreichend Blut versorgt. *1*, Rechte Kranzarterie (Rca); *2*, Linke Kranzarterie (Vorderer absteigender Ast/Rda); *3*, Linke Kranzarterie (Diagonaler Ast/R diag.); *4*, Linke Kranzarterie (Marginaler Ast/R marg.); *5*, Linke Kranzarterie (Hinterer umschlingender Ast/R. cx); *6*, Hauptschlagader; *7*, Bypass zur rechten Kranzarterie; *8*, Bypass zum R. desc. anterior; *9*, R. diagonalis; *10*, Bypass zum R. marginalis; *11*, Bypass zur R. circumflexus. (Aus: Merkblatt zum Aufklärungsgespräch. Perimed Verlag Dr. Straube, Erlangen.)

fäße eine neue Blutversorgung erhalten haben, das kann aber mit einer einzigen Venenbrücke bewerkstelligt worden sein. Die Abkürzung »ACVB« erleichtert den mundfaulen Ärzten die Verständigung untereinander. Sie steht für »aorto-coronarer Venenbypass«. Ziel der Operation ist die möglichst vollständige Versorgung aller Abschnitte des Herzmuskels mit einem funktionierenden Blutkreislauf.

Sind alle Anschlüsse gelegt, wird wieder Blut durch das Herz geleitet. Es beginnt dann meistens wieder von selbst zu schlagen. Der Operateur überprüft, ob die Nähte dicht sind. Anschließend wird der Brustkorb wieder verschlossen.

Mit der Ballondilatation wird eine Verengung beseitigt

Ganz anders die Methode der Ballondilatation, »PTCA« genannt. Die Abkürzung steht für »perkutane transluminale koronare Angioplastie«. Das Vorgehen gleicht einer normalen Herzkatheteruntersuchung, ist den Patienten also von der vorausgehenden Untersuchung schon vertraut. Der Eingriff erfordert nur eine örtliche Betäubung in der Leiste, wo der Katheter eingeführt wird. Alles weitere ist für den Patienten schmerzlos. Nur wenn der aufgeblasene Ballon das Kranzgefäß völlig verschließt und der Blutstrom im Gefäß versiegt, kann der Patient Angina-pectoris-Beschwerden bekommen. Wird der Ballon entleert, gehen die Beschwerden sofort zurück. Der Eingriff selbst dauert meist nicht länger als eine Stunde, je nachdem, wieviele Engstellen in einer Sitzung gedehnt werden. In den Anfangszeiten der Methode kamen nur Patienten mit einer Eingefäßerkrankung für eine Ballondilatation in Betracht, also Patienten, bei denen nur ein Hauptast des Herzkranzgefäßsystems verengt war. Mit verfeinerter Technik und neuem Material können heute auch nicht selten Mehrgefäßerkrankungen mit Verengungen an 2 oder mehr Stellen der Herzkranzgefäße erfolgreich dilatiert werden. Aus Sicherheitsgründen werden dabei nicht immer alle Verengungen in einer Sitzung beseitigt.

Auch für die Ballondilatation ist hochtechnisches Gerät erforderlich. Das »Besteck« besteht aus drei wichtigen Geräten. Zunächst wird ein zwischen 2 und 3 mm dicker Führungskatheter in das betroffene Herzkranzgefäß eingeführt. Unter Röntgendurchleuchtung versucht dann der Operateur, einen nur 14 Tausendstel Millimeter dünnen Draht durch den Katheter in das erkrankte Gefäß und durch den Engpaß zu bugsieren. Dabei kann er den Weg des Drahtes nur dadurch steuern, daß er am äußeren Ende des Führungskatheters, also mehr als einen Meter von der Drahtspitze entfernt, winzige Dreh- und Schubbewegungen ausführt. Beim ständig schlagenden Herzen und vielen Kehren in den Herzkranzgefäßen keine Kleinigkeit! Hat der Draht die Engstelle glücklich passiert, wird als nächstes der eigentliche Ballonkatheter über den als Gleitschiene dienenden Draht in den Engpaß vorgeschoben. Jetzt kann der Ballon an der Katheterspitze mit Hilfe einer Druckspritze aufgeblasen werden. Üblicherweise müssen dabei Drücke von 6–8 atü aufgebracht werden. Das ist 3- bis 4mal soviel Druck, wie in den Reifen Ihres Autos herrscht! Durch den hohen Druck wird Wasser aus dem Atherom abgepreßt, Zelltrümmer und Cholesterinkristalle werden dichter gepackt und die Gefäßwand gedehnt. Das alles zusammen führt dazu, daß nach der Dilatation nur noch eine geringe Unregelmäßigkeit in der Wand die Stelle erkennen läßt, wo einmal eine hochgradige Verengung vorlag (Abb. 19). In den meisten Fällen ist das verbleibende Material so zusammengepreßt, daß weniger als ein Drittel des Gefäßdurchmessers davon versperrt wird, was für die Durchblutung des Herzmuskels ohne Bedeutung ist.

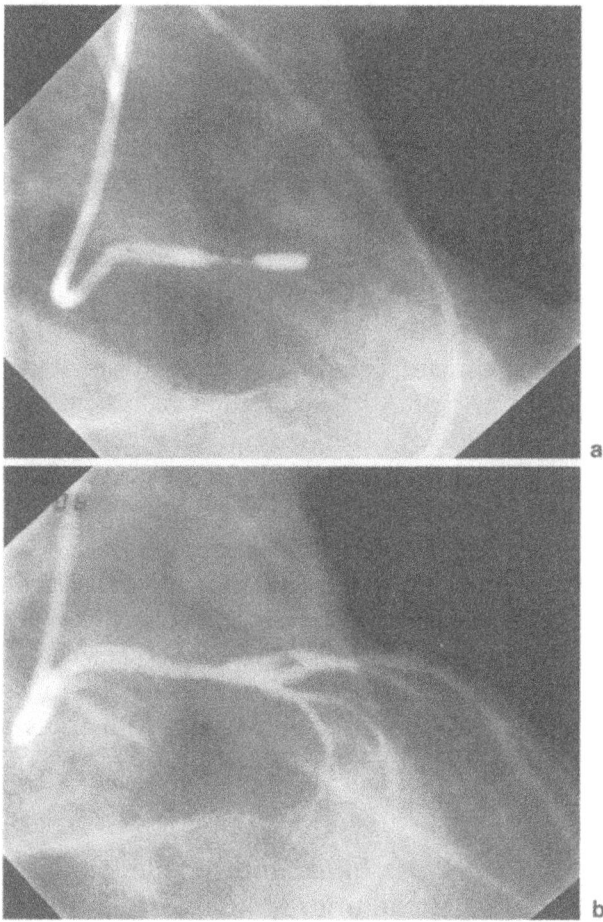

Abb. 19 a, b. Mit der Ballondilatation können verengte Herzkranzgefäße mit einem aufblasbaren Ballon und Drücken bis zu 10 atü wieder geweitet werden. Der Ballon ist mit etwas Kontrastmittel gefüllt. **a** Bei niedrigem Druck erkennt man die Einengung im Gefäß an der Taille im Ballon. **b** Nach der Aufdehnung ist im Gefäß keine Engstelle mehr sichtbar.

Nach der Operation vergeht einige Zeit bis zur Genesung

Auch die Zeit nach einem Eingriff könnte für beide Methoden, Bypass oder Dilatation, nicht unterschiedlicher sein. Nach einer Bypassoperation kommt der frischoperierte Patient für etwa 24 Stunden auf die chirurgische Intensivstation, damit eintretende Komplikationen rechtzeitig erkannt und behandelt werden können. Geht alles glatt, schließt sich in den meisten Kliniken eine 10- bis 14tägige Behandlung auf der chirurgischen Allgemeinstation an, bis die Wundheilung abgeschlossen ist. Allerdings kann der Patient schon in den ersten Tagen nach der Operation das Bett verlassen und leichte krankengymnastische Übungen machen. Nach der stationären Behandlung folgt in der Regel eine Anschlußheilbehandlung in einer Rehabilitationsklinik. Dort werden unter ärztlicher Aufsicht Körper und Geist des Patienten für den Alltag fit gemacht. Etwa 6–8 Wochen nach der Operation ist der Patient wieder zu Hause, wo meistens ein weiterer Monat bis zur vollen Genesung verstreicht.

Nach der Dilatation sind nur wenige Tage Schonung erforderlich

Nach einer Ballondilatation kommt der Patient nur für einige Stunden auf eine Überwachungsstation. Während der Ballondilatation wurden ihm Medikamente verabreicht, die sein Blut ungerinnbar machen. Deshalb bleiben die Schleusen, über die der Katheter in die Arterien eingeführt wurde, für einige Zeit im Gefäß liegen. Ist die Gerinnung des Blutes wieder normal, werden die Schleusen entfernt, der Patient kann wieder auf seine gewohnte Station zurück. Am nächsten oder übernächsten Tag wird ein Belastungs-EKG durchgeführt. Bei gutem Ergebnis – keine Angina pectoris und keine EKG-Veränderungen – kann der Patient schon 4–5 Tage nach der Krankenhausaufnahme wieder zu Hause sein und nach 1–2 Tagen Schonung wieder arbeiten.

Die Erfolge sind bei beiden Methoden vergleichbar

So unterschiedlich Aufwand und Nachsorge beider Behandlungsverfahren sind, ihre Erfolge und ihre Komplikationen haben vieles gemeinsam.

Nach einer Bypassoperation werden über 90% der Patienten beschwerdefrei, Angina pectoris vergällt ihnen nicht weiter ihr Leben. Nicht nur das, auch ihre Lebenserwartung wird durch die Operation verbessert. Das betrifft insbesondere Patienten mit Verengungen am Hauptstamm der linken Koronararterie und Patienten mit Verengungen in allen drei Hauptästen des Koronargefäßsystems. Auch bei einer Ballondilatation kann in mehr als 90% aller Fälle eine oder mehrere Verengungen beseitigt werden, so daß die Patienten beschwerdefrei werden. Auch die Langzeitergebnisse der Ballondilatation, die in Deutschland erst seit 1984 in nennenswertem Umfang durchgeführt wird, sind ermutigend.

Trotz aller Erfolge haben beide Methoden auch ihre Schattenseiten. Das Risiko, bei einer Bypassoperation zu sterben, beträgt etwa 3–4%. Dabei muß man natürlich berücksichtigen, daß alle Patienten, denen eine Operation empfohlen wird, durch Medikamente nicht schmerzfrei wurden und ihnen ständig ein Herzinfarkt drohte. Auch bei der Ballondilatation kann es zu bedrohlichen Komplikationen kommen. Das gedehnte

Gefäß kann sich, noch bevor die Prozedur beendet ist, plötzlich verschließen. Das kann vorkommen, wenn die innerste Schicht der Gefäßwand reißt und das abgelederte Wandstückchen die Lichtung verlegt. Da jetzt ein akuter Herzinfarkt droht, läßt sich eine notfallmäßige Bypassoperation nur umgehen, wenn es gelingt, mit besonderen Kathetern das Gefäß wieder zu eröffnen. Bei etwa 1 % der Ballondilatationen mußte 1989 eine notfallmäßige Operation vorgenommen werden. Aus diesem Grunde sollten Ballondilatationen von Herzkranzgefäßen, wie schon von Grüntzig und Senning vorgemacht, nur in ständiger Operationsbereitschaft in der Klinik durchgeführt werden. Denn auch hier bedeutet Zeit Leben.

Rückfälle sind bei der Dilatation häufiger

Auch im weiteren Verlauf kann trotz zunächst guten Erfolgs bei beiden Methoden noch ein Schatten auf das Ergebnis fallen. Bei etwa jedem 6. Patienten kann sich ein Venenbypass trotz gerinnungshemmender Medikamente in den ersten 6 Monaten ganz oder teilweise wieder verschließen. Ob ein Patient danach wieder Beschwerden bekommt oder nicht, hängt davon ab, wieviele Bypasses weiterhin gut funktionieren und wie wichtig die Koronararterie für die Durchblutung des Herzens ist, die von dem jetzt verschlossenen Bypass versorgt wurde.

Fast doppelt so hoch liegt die Rückfallrate bei einer anfangs erfolgreichen Ballondilatation. Bei 25–30 % der Patienten entsteht innerhalb von 3 Monaten die Verengung an der alten Stelle wieder. Ein Vorteil der Ballondilatation liegt jedoch darin, daß bei einem Rückfall der Versuch, die Verengung zu beseitigen, mehrere Male wiederholt werden kann. Patienten, bei denen die gleiche Verengung bis zu 5mal dilatiert wurde, bis sich ein anhaltender Erfolg einstellte, sind nicht ganz selten.

Im Gegensatz dazu ist eine Bypassoperation zwar auch wiederholbar, aber mit deutlich größeren Schwierigkeiten und höherem Risiko als bei einer ersten Operation. Verwachsungen und Narben erschweren dem Chirurgen den Zugang zum betroffenen Gefäß. Oft stehen auch keine geeigneten Venen mehr zur Verfügung. Der Chirurg verwendet in diesem Fall eine Arterie, die normalerweise zu beiden Seiten des Brustbeins die Brustwand mit Blut versorgt, als neue Umgehungsstraße.

Mitunter kann übrigens ein nicht völlig verschlossener Venenbypass auch mit einem Ballonkatheter wieder erweitert werden, so daß dem Patienten eine zweite Operation erspart bleibt.

Es kann keine Rede davon sein, daß die Bypassoperation durch die Ballondilatation völlig ersetzt wird. Allerdings wurden 1989 in der Bundesrepublik schon mehr Dilatationen als Bypassoperationen durchgeführt. Beide Methoden haben ihre Vorteile und ihre Nachteile. Und beide Methoden kommen nicht für jeden Patienten in Betracht. Der größte Nachteil der Bypassoperation ist die lange Zeit, die nach dem Eingriff bis zur vollen Genesung verstreicht. Dazu kommt ein mehr seelischer Umstand: das Gefühl des Patienten und seiner Umgebung, eine schwere Herzoperation überstanden zu haben. Der größte Nachteil der Ballondilatation liegt in der schon erwähnten hohen Rückfallrate. Außerdem müssen für den Notfall alle Vorkehrungen für eine Bypassoperation getroffen werden.

Voraus geht immer eine eingehende Untersuchung

Keine der beiden Methoden kann sinnvoll angewendet werden ohne eine eingehende Herzkatheteruntersuchung. Die Zahl, die Art und der Ort der Verengungen an den Herzkranzgefäßen bestimmen in erster Linie, ob einem Patienten besser mit einer Operation oder mit einer Dilatation geholfen werden kann. Neben der Darstellung der Herzkranzgefäße müssen auch die Leistung der linken Herzkammer und die Pumpbewegungen der einzelnen Wandabschnitte untersucht werden. Denn Gefäße zu operieren oder zu dilatieren, die nach einem abgelaufenen Herzinfarkt nur noch totes Narbengewebe versorgen, ist weder sinnvoll noch auf Dauer erfolgversprechend.

Die Entscheidung darüber, ob bei einem Patienten die eine oder die andere Methode in Frage kommt, trifft der behandelnde Kardiologe in Abstimmung mit dem Herzchirurgen, der im Notfall ja auch operieren muß.

Die Ursache der Arteriosklerose wird nicht beseitigt

Beiden Methoden gemeinsam ist auch, daß sie an der eigentlichen Krankheit der Herzkranzgefäße nichts ändern. Sie beseitigen Durchblutungsstörungen, ohne auf die Ursachen für die Verengung der Herzkranzgefäße einzuwirken. Der Langzeiterfolg beider Behandlungsverfahren hängt deshalb nicht zuletzt davon ab, wie schnell sich an anderer, bisher nicht befallener Stelle eines Kranzgefäßes oder einer Venenbrücke neue Verengungen ausbilden. Denn die Arteriosklerose ist eine schleichend voranschreitende Erkrankung. Entscheidend für den Erfolg bleibt daher die Lebensweise des Patienten nach dem Eingriff, egal ob Operation oder Dilatation.

Auch die Einnahme von Medikamenten kann den meisten Patienten sowohl nach einer erfolgreichen Operation als auch nach einer erfolgreichen Dilatation nicht erspart bleiben. Betablocker gegen Bluthochdruck und plötzlichen Herztod, Nitrate und Kalziumantagonisten zur Entlastung des Herzens sowie gerinnungsbeeinflussende Medikamente zur Vermeidung von Blutgerinnseln in Herzkranzgefäßen und Venenbypässen bleiben für viele ständige Begleiter.

Die Suche nach besseren Behandlungsmethoden geht weiter. Neue Geräte, Bohrer, Laser, Stützkorsette für die Gefäße und vieles andere sind bereits in der Erprobung. Vielleicht sitzt irgendwo auf der Welt schon ein zweiter Andreas Grüntzig in seiner Küche und bastelt an einer revolutionären Neuerung.

Natur oder Kunst?

Was eine Herztransplantation bedeutet

Boule und Bouillabaise

Marseille ist eine besondere Stadt. Zwar trägt die französische Nationalhymne den Namen dieser Stadt, aber auf das übrige Frankreich wirken die Bürger von Marseille seltsam und exotisch. Ihre Sprache klingt nicht französisch. Ihre laute und wortreiche Konversation ist gespickt mit Anekdoten und gewürzt mit treffendem Mutterwitz. Wie alle Franzosen lieben sie gutes Essen und einen guten Tropfen, aber den Vorzug geben sie den Spezialitäten der heimischen Kuche. Weltberühmt ist ihre nach Knoblauch und Safran duftende Fischsuppe, die Bouillabaise. Ihre freie Zeit – und sie nehmen sich viel freie Zeit – vertreiben die Marseiller sich in den Parks der Stadt mit Reden und dem Boulespiel, einer Art Murmeln für Männer.

Zum Flair von Marseille gehört auch ein Schuß romantisch verklärter Kriminalität. Wie in allen Hafenstädten der Welt steht die Kunst, leichtgläubigen Matrosen die sauer verdiente Heuer abzuknöpfen, in hoher Blüte. Die Matrosen folgen den Schiffen und den Matrosen folgen die Mädchen. So ist das Leben.

Emmanuel Vitria ist ein typischer Marseiller. Der immer fröhliche Weinvertreter, Jahrgang 1920, liebt das gute Leben. Gute Küche, ein guter Wein, ein gutes Gespräch und ein guter Wurf beim Boule: Für Bicou, wie ihn seine Freunde rufen, bedeutet das alles ein besonderes Geschenk des Lebens. Denn er lebt ein zweites Leben – mit einem fremden Herzen. Sein eigenes Herz war durch zwei lebensgefährliche Herzinfarkte schwer geschädigt. Am 28. November 1968 wurde es durch das Herz eines 20 Jahre alten

Marinesoldaten, Opfer eines Verkehrsunfalls, ersetzt. Vitria hat Glück. Er lebt länger als alle seine Leidensgefährten mit einem neuen Herzen, sogar länger als der Chirurg, der ihn operiert hat. 18 Jahre schlägt das fremde Herz in seiner Brust und ermöglicht ihm ein – fast – normales Leben. Zuversicht, Lebensfreude und ein nie versiegender Optimismus sind sein Überlebensrezept. Ganz Marseille kennt und liebt den kleinen Franzosen als engagierten Präsidenten der Vereinigung der Blutspender von Marseille. Unkompliziert wie er ist, öffnet er auch schon mal sein Hemd und läßt ängstliche Operationskandidaten an seiner Brust dem Schlag des fremden Herzens lauschen. Als Vitria am 11. März 1987 in Marseille im Alter von 67 Jahren stirbt, widmen ihm die Zeitungen in aller Welt einen ehrenden Nachruf.

Vitria war der letzte Überlebende von allen Patienten auf der Welt, die im berühmten Jahr 1968 ein fremdes Herz erhalten haben. Sein langes Leben gibt Ärzten und Patienten die Zuversicht, daß der Gedanke, ein krankes Herz gegen ein gesundes Herz austauschen zu können, kein leerer Wahn ist. Zuversicht ist auch von Nöten, denn die ersten Erfahrungen mit der *Herztransplantation* sind enttäuschend.

Die ersten Herzverpflanzungen brachten Enttäuschung

Begonnen hat alles am 3. Dezember 1967. Die überraschende Nachricht kommt aus Kapstadt. Der südafrikanische Herzchirurg Christian Barnard hat dort im Groote Schuur Krankenhaus dem Lebensmittelhändler Louis Washkansky das Herz einer jungen Frau namens Denise Darvall eingepflanzt. Auch sie war das Opfer eines Verkehrsunfalls. Allerdings stirbt Washkansky schon nach 18 Tagen. Aber schon am 2. Januar des neuen Jahres führt Barnard eine weitere → Herztransplantation mit größerem Erfolg durch. Philip Blaiberg, ein Zahnarzt, erhält das Herz eines jungen Schwarzen, mit dem er länger als ein Jahr überlebt. Mit der ersten Transplantation hat Barnard gleichsam Staudämme beiseite geräumt. Im Laufe des berühmten Jahres 1968 werden überall auf der Welt Herztransplantationen durchgeführt. Selbst in Bombay, Sao Paulo, Valparaiso, Buenos Aires und Sapporo beeilt man sich, mit eigenen Herztransplantationen Fortschrittlichkeit unter Beweis zu stellen. Bis Oktober 1968 erhalten weltweit 66 Patienten ein neues Herz. Doch schon im folgenden Jahr tritt die Ernüchterung ein. Nur jeder fünfte Herzempfänger ist noch am Leben. Allzuhäufig wird das fremde Organ vom Körper nicht angenommen und abgestoßen. Wirksame Medikamente gegen die → Abstoßungsreaktion stehen nicht zur Verfügung. Die Zahl der Herztransplantationen geht in den folgenden Jahren drastisch zurück. Es war zu früh.

Der Mangel an Spenderherzen stärkt die Hoffnung auf künstliche Herzen

Neben der *Abstoßungsreaktion* macht ein zweites Problem Patienten und Ärzten zu schaffen: der Mangel an geeigneten Spenderherzen. Die auf ein fremdes Herz wartenden Patienten sind auf den Tod erkrankt, haben nur wenige Monate noch zu leben. Es bleibt reiner Zufall, wenn in der kurzen Zeit ein geeignetes Spenderherz gefunden wird. Der amerikanische Herzchirurg D. A. Cooley läßt sich wegen des Spendermangels zu gewagten und heftig kritisierten Operationen hinreißen. Am 12. Juni 1968 pflanzt er einem Menschen ein Schafsherz ein. Die Operation endet mit einer heftigen Abstoßung und dem Tod des Patienten. Dann versucht Cooley es mit einem künstlichen Herzen. Am 4. April 1969 setzt er, wiederum unter fragwürdigen Umständen, einem Mann ein Kunstherz ein. Zweieinhalb Tage später erhält der Patient das Herz einer jungen Frau. Er stirbt jedoch nach 32 Stunden an einer nicht beherrschbaren Lungenentzündung.

Bietet das künstliche Herz wirklich eine Alternative, um die Probleme mit Abstoßungsreaktionen und Spendermangel zu umgehen? Viele Chirurgen sind 1969 davon überzeugt. Schließlich hat soeben der erste Mensch den Mond betreten. Professor Emil Bücherl, der in Berlin ein eigenes Kunstherzmodell entwickelt und bei 3 Patienten einpflanzt, spricht für viele: »In einer Zeit der Technologie, die die Landung auf dem Mond bereits vollzogen hat und die Fahrt nach dem Mars möglich erscheinen läßt, sollte ein implantierbares *Kunstherz* keine Utopie sein«. Gibt es nicht bereits eine künstliche Niere, die ungezählten Menschen vor einem qualvollen Tod rettet? Stehen in den herzchirurgischen Operationssälen nicht Herz-Lungen-Maschinen, Wunderwerke der Technik, die für die Dauer der oft mehrstündigen Operationen die Aufgaben von Herz und Lunge übernehmen können? Werden nicht bereits überall auf der Welt kranke Herzklappen durch künstliche Ventile ersetzt? Hat der elektrische Herzschrittmacher sich nicht schon ein Jahrzehnt bewährt?

Die ersten Kunstherzen enttäuschen

Der Erfinder der künstlichen Niere, der Holländer Willem Kolff, arbeitet im Mormonenstaat Utah zusammen mit seinem begeisterten Schüler Robert Jarvik Jahre an der Entwicklung eines → Kunstherzens. Das beste Modell, Jarvik-7 genannt, wird am 1. Dezember 1982 von dem Chirurgen deVries dem pensionierten Zahnarzt Barney Clark eingepflanzt. Der Patient überlebt nur 112 Tage. Der zweite Patient, W. J. Schroeder überlebt 620

Tage, heimgesucht von 3 Schlaganfällen, denen Sprache und Bewegungsfähigkeit zum Opfer fallen. Auch die drei Berliner Patienten, die Bücherls Kunstherz erhalten, sterben nach kurzer Zeit. Rasch wird deutlich, daß allem Optimismus zum Trotz das Kunstherz keine ausgereifte Lösung für den Ersatz des menschlichen Herzens bietet. Im Januar 1990 endlich zieht die amerikanische Aufsichtsbehörde ihre befristete Genehmigung für den Einbau von Jarvik-7 zurück. Künstliche Herzen dürfen nur noch benutzt werden, um eine absehbar kurze Zeit zu überbrücken, bis ein geeignetes Spenderherz zur Verfügung steht.

Dabei sollte der Bau eines künstlichen Herzens wirklich keine unüberwindbaren Schwierigkeiten bereiten. Vielleicht macht es Ihnen Spaß, selbst einmal zu überlegen, was ein künstliches Herz alles können muß. Das ist gleichzeitig eine günstige Gelegenheit für Sie, zu prüfen, wieviel Sie mittlerweile vom Herzen und seinen Aufgaben verstehen.

Winzige Blutgerinnsel machen den Erfolg zunichte

Man braucht zwei hintereinandergeschaltete Pumpen; je eine für den kleinen Lungenkreislauf und eine für den großen Körperkreislauf. Jeder Ingenieur kennt eine Vielzahl von Möglichkeiten, die dafür zum Einsatz kommen könnten: Kolbenpumpen, Flügelpumpen, Kreiselpumpen, Membranpumpen und so weiter. Allerdings sollten alle beweglichen Teile so gebaut werden können, daß sie wartungsfrei über Jahrzehnte halten und die roten Blutkörperchen nicht beschädigen. An den Ein- und Auslaßöffnungen müßten, wie bei allen Pumpen, Ventile den Blutstrom in die richtige Richtung lenken.

Hier könnte man auf die bewährten Modelle von künstlichen Herzklappen zurückgreifen. Natürlich bräuchte das Kunstherz auch Ansatzstücke, die einen möglichst reibungslosen Anschluß an die Blutgefäße des Körpers erlauben. Vereinfacht würde dieser Anschluß, wenn die Vorhöfe des Patienten, der ein Kunstherz erhalten soll, im Brustkorb belassen würden. Der rechte Vorhof diente dann weiterhin als Sammelbecken für das Blut aus den Hohlvenen und der linke Vorhof als Sammelbecken für das Blut aus der Lunge. Mit diesem Trick wären nur 4 Anschlüsse nötig: je eine Verbindung zwischen Kunstherz und den Vorhöfen und zwei weitere für den Anschluß des Kunstherzens an die Lungen- und die große Körperschlagader. Natürlich sollte das ganze Kunstherz nicht größer sein als ein menschliches Herz, damit es auch Platz in der engen Brusthöhle eines Empfängers findet. Wie Sie wissen, beträgt die Förderleistung eines menschlichen Herzens etwa 9000 Liter pro Tag. Da auch ein Kunstherz diese Arbeit leisten muß, benötigt man eine Energiequelle für den Antrieb der künstlichen Pumpe. Wiederaufladbare elektrische Batterien, in einer Art Gürtel um die Hüften getragen, sind eine denkbare Lösung. Schließlich fehlt noch eine Steuerung, denn auch das künstliche Herz sollte seine Förderleistung wenn möglich an die wechselnden Bedürfnisse des Körpers in Ruhe oder während einer Belastung anpassen können. Für diese Steuerung könnte man auf elektronische Schaltungen zurückgreifen, die sich schon bei den Herzschrittmachern bewährt haben. Die Schlagzahl des künstlichen Herzens oder seine Fördermenge könnte dann beispielsweise von der Körpertemperatur oder vom Säuregehalt des Blutes, die beide unter Belastung ansteigen, gesteuert werden.

Alles in allem scheinen die gestellten Aufgaben keineswegs unlösbar zu sein. Wenn die bisher verwirklichten und eingebauten Modelle kein Erfolg waren, lag das in erster Linie daran, daß ein wichtiges Problem bis heute nicht gelöst ist. In den Nischen, Ecken und Ritzen des künstlichen Herzens bilden sich Blutgerinnsel. Von ihnen geht eine tödliche Gefahr aus. Teile der Gerinnsel werden mit dem Blutstrom in lebenswichtige Organe verschleppt und führen dort zur Embolie und zum Gewebeuntergang. Die meisten Kunstherzempfänger sind an den Folgen dieser Embolien verstorben. Erst wenn es gelingt, alle mit dem Blut in Berührung kommenden Teile des Kunstherzens so zu gestalten, daß sich keine Gerinnsel mehr bilden können, wird das Kunstherz wieder in den Operationssaal zurückkehren.

Cyclosporin bringt den Durchbruch

Inzwischen wurden jedoch große Fortschritte in der Beherrschung der Abstoßungsreaktion nach einer Herzverpflanzung gemacht. Eine Abstoßungsreaktion kann jetzt früher erkannt und wirksamer behandelt werden als dies zu Ende der 60er Jahre möglich war. Wichtige Meilensteine zu diesem Durchbruch waren die Einführung der → Myokardbiopsie im Jahre 1972 und die Entdeckung des Medikaments → Cyclosporin im Jahre 1980. Bei der Myokardbiopsie werden in regelmäßigen Abständen mit Hilfe eines Herzkatheters und einer kleinen Zange winzige Gewebeproben aus dem transplantierten Herzen entnommen und unter dem Mikroskop auf Abstoßungszeichen untersucht. Die Entnahme ist für den Patienten schmerzlos. Mit dem Cyclosporin kann die körpereigene Abwehr, die zwischen eigenem und fremdem Gewebe unterscheiden kann, so geschwächt werden, daß jede Abstoßungsreaktion unterbleibt. Ergeben sich dennoch Hinweise für eine beginnende Abstoßung, wird die Dosis des Medikaments vorübergehend erhöht. Ist die akute Gefahr gebannt, wird die Dosis wieder gesenkt, da sonst Schäden an Leber und Nieren auftreten können.

Die Herztransplantation wird zur Routineoperation

Gewappnet mit diesem Rüstzeug haben Anfang der 80er Jahre Herzchirurgen auf der ganzen Welt wieder mit Herztransplantationen begonnen. 1988 wurden weltweit fast 2500 Herzverpflanzungen in 173 Zentren durchgeführt. Die Mehrzahl der Empfänger war zwischen 40 und 59 Jahren alt. Aber auch Säuglinge und Menschen über 60 Jahre gehörten dazu. Das Herz der meisten Empfänger krankte an einer tödlichen Herzmuskelschwäche. Bei 2 von 5 Empfängern war eine Erkrankung der Herzkranzgefäße die Ursache. Mit den verbesserten Möglichkeiten zur Erkennung und Behandlung von Abstoßungsreaktionen stieg auch die Überlebenszeit der Empfänger an. 3 von 4 Patienten sind jetzt 5 Jahre nach der Transplantation noch am Leben. Nach 10 Jahren leben noch mehr als 70 von 100 mit einem fremden Herzen. Sie erinnern sich: von den vor 1970 operierten Patienten überlebte nur jeder fünfte das erste Jahr nach der Transplantation. Der ehemals sensationelle Eingriff ist in den Herzzentren – fast – zur Routine geworden.

Für Spender und Empfänger gelten strenge Auswahlregeln

Allerdings müssen strenge Regeln befolgt werden, wenn die Operation zum gewünschten Erfolg führen soll. Nicht nur der Spendermangel und die hohen Kosten für die Operation, auch die nach der Transplantation eines Herzens lebenslang erforderliche Behandlung ist ein Grund dafür, daß für den Empfänger und das Spenderherz besondere Auswahlkriterien festgelegt wurden.

Die Herztransplantation hat die herkömmlichen Vorstellungen über Leben und Tod revolutioniert. Die Spenderherzen werden herzgesunden, aber hirntoten Menschen entnommen. Ursache für die unumkehrbare Schädigung ihres Gehirns ist meistens ein Verkehrsunfall oder eine Hirnblutung. Im Körper des unheilbar Kranken, tief bewußtlos und künstlich beatmet, schlägt das nicht geschädigte Herz stetig weiter. Der Hirntod tritt unwiderruflich ein, wenn die Hirnströme erlöschen und jede Durchblutung des Gehirns zum Stillstand kommt. Mit Einwilligung der Angehörigen oder durch eine Willenserklärung zu Lebzeiten kann das Herz dann für eine Transplantation entnommen werden.

In den Herzzentren stehen viele Patienten auf der Warteliste für eine Herzverpflanzung. Die Zahl der auf ein neues Herz hoffenden Kranken übertrifft bei weitem die Zahl der zur Verfügung stehenden Spenderherzen. Bei der Auswahl eines geeigneten Empfängers sind viele Dinge zu beachten. Die Größe des Spenderherzens muß wegen der Enge des Brustkorbs in etwa mit der Größe des Empfängerherzens übereinstimmen. Als grobe Richtschnur gilt eine gute Übereinstimmung von Größe und Gewicht des Spenders und des Empfängers. Der Spender sollte nicht älter als 40 Jahre geworden sein, wenn auch in letzter Zeit zunehmend auch ältere Spenderherzen verpflanzt werden. Um heftige Abstoßungsreaktionen möglichst auszuschließen, sollten Spender und Empfänger in den meisten Blutgruppeneigenschaften übereinstimmen.

Der Empfänger sollte nur am Herzen erkrankt sein. Leber und Niere sollten weitgehend gesund, eine Infektionskrankheit oder ein bösartiges Krebsleiden ausgeschlossen sein. Auf die Wartelisten aufgenommen werden Herzkranke mit einer voraussichtlichen Lebenserwartung von weniger als einem Jahr in einem fortgeschrittenen Stadium von Herzleistungsschwäche, die zudem mit Medikamenten nicht mehr zu beherrschen ist. Die obere Altersgrenze wurde auch für die Empfänger in den letzten Jahren von zunächst 55 auf mittlerweile 65 Jahre heraufgesetzt. Mit Blick auf die lebenslänglich erforderliche Behandlung nach der Transplantation sollte der Empfänger auch seelisch belastbar und zuverlässig sein. Geordnete soziale Verhältnisse sind hilfreich für die Bewältigung der auf den Patienten zukommenden Aufgaben.

Die Herztransplantation ist technisch einfach

Gemessen an dem, was Herzchirurgen beispielsweise bei angeborenen Herzfehlern an Können unter Beweis stellen, stellt die Herztransplantation einen der technisch einfacheren Eingriffe dar. Das kranke Herz wird durch einen Schnitt knapp oberhalb der Taschenklappen von der Lungen- und der Körperschlagader getrennt. Anschließend wird die Herzmuskulatur an der Grenze zwischen beiden Vorhöfen und den Herzkammern durchschnitten. Rechter und linker Vorhof des

Empfängers mit der Einmündung der Hohlvenen und der Lungenvenen bleiben erhalten. Das Spenderherz wird dann in umgekehrter Reihenfolge an den Platz des alten Herzens eingenäht. Als erstes wird der linke Vorhof des Spenderherzens mit dem Stumpf des linken Vorhofes vom Empfänger vernäht. Dann folgt die Vereinigung der rechten Vorhöfe von Spenderherz und Empfänger. Anschließend wird die Lungenschlagader und zum Schluß die Körperschlagader mit dem Spenderherzen verbunden. Wie bei allen herzchirurgischen Eingriffen übernimmt für die Dauer der Operation eine Herz-Lungen-Maschine die Aufgaben von Herz und Lunge. Wenn der Blutstrom in der Körperschlagader schließlich wieder freigegeben wird, strömt frisches Blut in das Spenderherz, es beginnt spontan in der fremden Brust zu schlagen.

Die Operationstechnik hat zwei bemerkenswerte Folgen. Da der rechte Vorhof des Empfängers im Brustkorb belassen und mit dem rechten Vorhof des Spenderherzens verbunden wurde, gibt es zwei Sinusknoten. Im EKG eines herztransplantierten Patienten sind daher auch zwei Vorhofwellen zu erkennen. Die vom »alten« Sinusknoten ausgehenden Impulse bleiben aber im Narbengewebe an der Nahtstelle zwischen »altem« und neuem Vorhof stecken. Damit behält der »neue« Sinusknoten das Kommando über die Herztätigkeit. Bei der Abtrennung des kranken Herzens von den Vorhöfen und den großen Arterien wurden auch feine Nervenfasern durchschnitten. Das hat einmal zur Folge, daß ein Patient mit einem fremden Herzen keine Herzschmerzen mehr empfindet. Diese für sich betrachtet nicht unangenehme Folge der Transplantation führt aber zu einem entscheidenden Nachteil: der Patient hat kein Warnsystem, das ihm eine Veränderung oder Erkrankung des neuen Herzens signalisieren könnte.

Dabei brauchten gerade Patienten mit einem transplantierten Herzen ein solches Warnsystem, denn an transplantierten Herzen entwickelt sich nicht selten wieder eine Herzkranzgefäßverengung. Da das Warnsignal Angina pectoris fehlt, können neu auftretende Veränderungen an den Kranzgefäßen nur durch eine jährlich wiederholte Herzkatheteruntersuchung zuverlässig entdeckt werden.

Mit dem trennenden Schnitt wurden auch Fasern des vegetativen Nervensystems durchschnitten. Der Herzschlag des Patienten wird daher nach der Transplantation nicht mehr vom vegetativen Nervensystem beeinflußt. Die Steuerung der Herztätigkeit erfolgt nur noch über das langsamer reagierende System der Hormone. Das Herz des Patienten schlägt deshalb in Ruhe etwas höher als normal. Bei einer körperlichen Anstrengung steigt der Pulsschlag aber langsamer an. Und nach einer Belastung dauert es länger, bis der Pulsschlag wieder zu seinem Ausgangswert zurückkehrt. Deshalb muß der Patient nach der Transplantation lernen, sich wie eine Sportler vor einer stärkeren Belastung aufzuwärmen und nach der Belastung durch langsames Auslaufenlassen wieder abzukühlen.

Die eigentlichen Probleme erwachsen für Patient und Arzt erst nach der Herzverpflanzung. Den Gefahren einer Abstoßungsreaktion muß durch peinlich genaue und lebenslange Medikamenteneinnahme begegnet werden. Jeder Fehler bei der Einnahme, jede Unzuverlässigkeit birgt die Gefahr von Abstoßung und Tod innerhalb weniger Tage. Die Medikamente haben häufig sehr unangenehme Nebenwirkungen; sie nach Verordnung einzunehmen, erfordert daher ein hohes Maß an Selbstdisziplin. Darüber hinaus schwächen sie die körpereigene Abwehr auch gegen Infektionskrankheiten. Wegen des ständigen Kontakts der Atemluft mit der Umgebung sind die Lungen am meisten gefährdet, Lungenentzündungen bei Herztransplantierten sind deshalb häufig. Wegen der hohen Infektionsgefahr muß der Patient eine peinlich genaue Körperhygiene beachten. Impfungen dürfen nicht durchgeführt werden, da auch die abgeschwächten Erreger des Impfstoffs zu einer tödlichen Infektion führen können. Auf Haustiere muß ein Patient nach der Transplantation verzichten. Sie beherbergen zuviele gefährliche Krankheitskeime und Parasiten. Auch an Zimmerpflanzen kann sich der Patient nur erfreuen, wenn sie in Hydrokultur gehalten werden. Gewöhnliche Blumenerde enthält zu viele für ihn gefährliche Pilze.

Die regelmäßig erforderlichen Gewebeentnahmen aus dem Herzen sind zwar nicht schmerzhaft, aber auch nicht gerade angenehm. Im ersten Monat wird jede Woche eine Gewebeprobe entnommen. Danach je nach Befund alle 2–4 Wochen. Ein Jahr nach der Transplantation genügen bei unauffälligem Verlauf Gewebeentnahmen im Abstand von 3 Monaten.

Trotz aller Einschränkungen gewinnt das Leben für die überwiegende Mehrzahl der Patienten nach der Herztransplantation wieder neue Qualität. Viele werden wieder berufstätig. Vor allem aber nehmen sie wieder gesellschaftliche Kontakte auf, die wegen der Schwere ihrer Herzerkrankung vor der Operation nicht mehr gepflegt werden konnten. Emmanuel Vitria hat vorgelebt, wie wichtig die persönliche Einstellung für das Meistern der anfallenden Probleme ist.

Viele Fragen sind noch offen

Die Herztransplantation hat nicht nur die Vorstellungen über Leben und Tod revolutioniert. Mit der Herztransplantation sind auf Ärzte und Gesellschaft neue Fragen zugekommen, von denen die meisten noch auf eine abschließende Antwort warten. Die Kosten für eine Herztransplantation betragen im ersten Jahr mehr als 100 000 DM. In jedem weiteren Jahr müssen für jeden Patienten weitere 15 000 DM aufgewendet werden. Unter welchen Voraussetzungen sind solche Kosten tragbar? Sind solche enormen Anstrengungen für die Reparatur von oft selbstgemachten Krankheiten sinnvoll? Wie wird eine gerechte Verteilung der raren Spenderherzen gewährleistet? Wie ist sichergestellt, daß eine Organentnahme nicht vorzeitig vorgenommen wird? Verlängern Herztransplantationen nicht die Warteliste für Patienten, denen mit weniger aufwendigen Operationen, etwa einer Bypassoperation, zu helfen wäre?

Fragen über Fragen. Zufriedenstellende Antworten werden nur gefunden werden, wenn jeder Bürger, wie Sie auch, sich sachkundig macht und sich eine eigene Meinung bildet.

Das Leben danach
Wie man mit einer Herzkrankheit lebt

Scherbengericht

Im Herbst 1988 wird London, genauer gesagt das Harefield Hospital in London, zum Sitz der griechischen Regierung. Andreas Papandreou, seit 1981 griechischer Ministerpräsident, Gründer und Vorsitzender der Panhellenischen Sozialistischen Bewegung PASOK, wartet in London auf eine Herzoperation. Papandreou leidet an einer schweren koronaren Herzkrankheit. Schon im Juni, auf dem Weg zum EG-Gipfel nach Hannover, hatten ihm deutsche Ärzte Schonung empfohlen. Die verengten Herzkranzgefäße hatten sein Herz erlahmen lassen. Doch Papandreou schlug den Rat der Ärzte zunächst in den Wind. In eine heftige Liebesaffäre mit einer 35 Jahre jüngeren Stewardess der Olympic Airways verwickelt, unternimmt der 69jährige Premier mit seiner Geliebten ausgedehnte Jachtreisen in der Ägäis, bis Ende August sein geschwächtes Herz den Dienst versagt. Zunehmende Atemnot und Wasseransammlung in den Beinen zwingen zur Einsicht. Der Premier hofft, durch eine rasche Operation seine alte Leistungskraft wieder zu erlangen. Doch Professor Magdi Yacoub, Herzchirurg des Harefield Hospitals und einer der erfahrensten Herz-Lungen-Chirurgen der Welt, schätzt das Risiko einer sofortigen Operation als zu hoch ein. Er verordnet Papandreou Bettruhe und Schonung, bis sein Allgemeinzustand sich gebessert hat. Die Operation wird um 4 Wochen verschoben.

Der schwerkranke, aber machtbewußte Papandreou denkt nicht daran, während seines Aufenthalts in der Klinik die Zügel des Regierungsgeschäfts aus der Hand zu geben. Mit Hilfe moderner Nachrichtentechnik regiert er Griechenland vom Krankenbett aus. Die Parteibosse der PASOK müssen im Harefield Hospital zum Rapport antreten. Papandreous Mitarbeiter werden angewiesen, seine Geliebte Dimitria Liani als zukünftige Gattin des Ministerpräsidenten zu behandeln. Die Minister seiner Regierung erhalten im Krankenzimmer ihre Weisungen für die Vorbereitung des ersten EG-Gipfels unter griechischer Präsidentschaft. Der Ministerpräsident geht fest davon aus, daß der Gipfel auf Rhodos stattfinden wird und daß kein anderer als er, Andreas Papandreou, den Vorsitz führen wird. Er braucht den Gipfel, um sein durch unappetitliche Korruptionsskandale und Abhöraffären angeschlagenes Ansehen bei den griechischen Wählern zu heben.

Zunächst geht dann alles nach Plan. Anfang Oktober wird bei Papandreou eine → Bypassoperation durchgeführt. Anfang Dezember empfängt der um 22 kg abgemagerte, aber wieder genesene Papandreou die Regierungschefs der EG-Staaten zur Gipfelkonferenz auf Rhodos. Doch das Treffen erschöpft sich in einem allgemeinen Meinungsaustausch, neue Schwerpunkte werden von Papandreou nicht gesetzt. Der Premier verursacht vielmehr eine kleine Staatskrise, als er den Gipfelteilnehmern seine Mätresse »Mimi« vorstellt. Sein Ansehen im Ausland gerät damit auf einen Tiefpunkt.

Bei vielen – männlichen – Griechen steigert die pikante Affäre und das Gezänk um die Scheidung von der politisch ebenfalls aktiven Ehefrau Margaret, einer gebürtigen Amerikanerin, eher die Verehrung von »Andreas«, wie ihn seine Anhänger rufen. Für sie ist er nach überstandener Operation der Eiserne und Gottgesegnete, der den Tod besiegte. In Papandreou erkennen sie ihre eigenen Tagträume wieder: wie sie sich ihre eigenen Gesetze machen oder die bestehenden umgehen, wie sie lügen, stehlen und ehebrechen möchten und dabei Krankheit und dem Tode trotzen.

In der alten griechischen Tragödie wird der Held Opfer seiner Hybris. Es ist die Sünde, für die Mächtige und Reiche am empfänglichsten sind: die übermütige Mißachtung der Grenzen, die menschlichem Handeln in einer von den Göttern geordneten Welt gesetzt sind. Das Scherbengericht bleibt auch Papandreou nicht erspart. Am 18. Juni 1989 verliert die PASOK die Wahlen zur griechischen Nationalversammlung. Papandreou findet keine Mehrheit für ein drittes Kabinett. Die Strapazen des Wahlkampfs und die Belastungen beim Versuch, doch noch eine arbeitsfähige

Regierung zu bilden, wirken sich aus. Ein Anfall von schwerem Herzversagen bringt Papandreou in Lebensgefahr. Aber ein Papandreou steckt nicht zurück. Am 13. Juli heiratet er in der Befreiungskirche der Heiligen Mutter Gottes von Athen seine Geliebte. Nach einem zweiten Wahlgang im November 1989 scheint ihm die Rückkehr an die Macht doch noch zu gelingen. Die PASOK gewinnt 3 Sitze in der Nationalversammlung hinzu. Doch es reicht nur für eine Übergangsregierung einer großen Koalition der drei wichtigen politischen Blöcke Griechenlands. Bei Neuwahlen im April 1990 gewinnen schließlich die Konservativen die Hälfte aller Sitze, Papandreou gerät ins politische Aus. In seiner Villa im Athener Vorort Ekali gehen die Lichter aus. Seine neue Ehefrau muß dem sichtlich gealterten Papandreou die Abfuhr durch die Wähler verkraften helfen. Die Hoffnung, Ehefrau eines griechischen Ministerpräsidenten zu werden, kann sie wohl für immer begraben.

Der Behandlungserfolg hält sich in Grenzen

Am Beispiel von Andreas Papandreou läßt sich erkennen, wie sehr eine gelungene Operation am Herzen Leistungsvermögen und Lebensqualität verbessern kann. Das Beispiel verdeutlicht aber auch, daß dem Patienten Grenzen gesetzt bleiben, die er beachten muß, wenn er den vollen Nutzen der aufwendigen Behandlung lange genießen will. Trotz aller Erfolge von → Kardiologie und Herzchirurgie: Ihre Behandlungsmethoden bewirken fast immer eine Besserung der Beschwerden, sehr oft eine Verlängerung des Lebens, aber nur ganz selten eine völlige Wiederherstellung der Gesundheit.

Jeder überstandene Herzinfarkt hinterläßt am Herzen eine bleibende Narbe, welche die Leistungsfähigkeit des Herzens mindert. Jede Bypassoperation verbessert zwar die Durchblutung des Herzmuskels, sie ändert jedoch nichts an der Ursache der Erkrankung. Die aus

Venen gebildeten Versorgungsbrücken unterliegen wie die Herzkranzarterien der Gefahr, im Laufe der Jahre zu verkalken. Eine künstliche Herzklappe sorgt wieder für den ungehinderten Fluß des Blutes durch die Herzhöhlen. Die Belastbarkeit des Klappenpatienten nach der Operation wird aber in erster Linie vom Zustand seines Herzmuskels bestimmt. Ist dieser durch die jahrelange Überlastung geschädigt, bleibt auch nach erfolgreichem Austausch der Herzklappe eine merkliche Behinderung. Für fast alle Patienten, die an einer Herzkrankheit leiden, bleiben Medikamente lebenslang notwendige Begleiter. Und ebenso bleiben die meisten Patienten auf den Rat und die Hilfe des Arztes angewiesen. Das Leben mit einer → chronischen Herzkrankheit verlangt daher vom Patienten neue Fähigkeiten. Er muß dazulernen, wenn er sein neues Leben gut bewältigen will.

Frieden schließen mit der Krankheit

Der erste und wichtigste Schritt hin zu diesem Ziel ist der Friedensschluß mit der Krankheit. »Warum gerade ich, warum gerade jetzt? Ich hatte doch noch soviel vor«! Wenn sich Wut, Angst und Enttäuschung gelegt haben, ist die Zeit gekommen, die Krankheit und die mit ihr verbundenen Einschränkungen und Behinderungen zu akzeptieren. Die Annahme der Krankheit bedeutet auch, auf die Signale seines Körpers zu hören, Beschwerden nicht zu verleugnen oder herunterzuspielen. Patienten mit kranken Herzkranzgefäßen sind Weltmeister im Herunterspielen von Beschwerden. Oft wollen sie sich und anderen beweisen, was sie noch können, wie wenig die Krankheit ihrer Leistungsehre Abbruch getan hat. Aber ohne den erforderlichen Wandel in der inneren Einstellung kann der nächste Schritt nicht mit Erfolg getan werden.

Einen neuen Lebensplan entwerfen

Der zweite Schritt bedeutet nämlich, Bilanz zu ziehen über das bisherige Leben und einen neuen Lebensplan zu entwerfen. Nicht wie Papandreou weiterwursteln wie bisher. »Was habe ich bisher erreicht? Was versäumt? Was ist mir im Leben wichtig? Sind die Dinge, die mir bisher wichtig waren, den Einsatz wert?« Oft genug bietet die Krankheit bei genauer Betrachtung auch positive Chancen. Wer krank ist, darf Hilfe in Anspruch nehmen, Entlastung erwarten. Die Krankheit bietet die Chance, ohne Gesichtsverlust schon lange ungeliebte Bürden, Ehrenämter und politische Aufgaben, den ganzen selbstgemachten → Streß, abzuladen. Das Bedürfnis nach Trost und Hilfe schafft die Grundlage dafür, eine im täglichen Trott vielleicht schon erkaltete Partnerschaft mit neuem Inhalt und neuem Wert zu erfüllen. Der erste und der zweite Schritt erfordern gründliches Nachdenken. Zeit zur Besinnung findet sich während der langen Stunden im Krankenhaus genug. Es gilt, sie zu nutzen.

Seine Krankheit kennenlernen

Der nächste Schritt zu einem lebenswerten Leben mit einer chronischen Herzkrankheit heißt: seine Krankheit kennenlernen. Nur ein Patient, der über seine Krankheit Bescheid weiß, wird dem Rat seines Arztes folgen und seine Verordnungen mit der gebotenen Zuverlässigkeit einhalten, auch wenn der auferlegte Verzicht oder die Nebenwirkungen der Behandlung lästig oder beschwerlich sind. Zwischen der Schwere einer Krankheit und dem Umfang des Wissens, das der Patient zu ihrer Bewältigung braucht, besteht eine einleuchtende Beziehung. Je mehr ein Patient leidet, desto weniger Wissen über Sinn und Zweck der Behandlung verlangt er. Es leuchtet Ihnen sicher ein: Einen Patienten, der ständig unter schweren Angina-pectoris-Anfällen leidet, wird man nicht lange über die Wirkung von Nitroglycerin auf die Durchblutung der Herzkranzgefäße unterrichten müssen. Das rasche Verschwinden der Schmerzen lehrt ihn schnell genug, das verordnete Medikament im Anfall auch zu gebrauchen. Der Patient mit einer künstlichen Herzklappe dagegen, von dem der Arzt die zuverlässige und lebenslange Einnahme gerinnungshemmender Medikamente verlangt, wird dies nur tun, wenn er wirklich weiß, warum die Medikamente gegeben werden und welche Gefahren ihm drohen, wenn er die Tabletten vergißt oder absetzt. Es gehört manchmal allerdings eine Menge Eigeninitiative und Zivilcourage dazu, seinen behandelnden Ärzten die nötigen Informationen zu entlocken.

Gute Vorsätze in Taten umsetzen

Im vierten Schritt hin zu neuer Lebensqualität geht es darum, gute Vorsätze und erworbenes Wissen auch in Taten umzusetzen. Nichts ist dabei hinderlicher, aber auch hilfreicher als der tägliche Trott. Alte Gewohnheiten müssen abgelegt und neue Verhaltensweisen zu »alten« Gewohnheiten gemacht werden. Der allmorgendliche Gang auf die Waage, die regelmäßige Messung des Blutdrucks zur festgesetzten Zeit, die Bereitstellung der Medikamente für den nächsten Tag – all dies hilft neue Alltagsroutinen zu entwickeln, die mit der Zeit in Fleisch und Blut übergehen. Und da der Geist willig, das Fleisch aber schwach ist, sollte der Partner oder die Partnerin die Rolle des guten oder schlechten Gewissens übernehmen, der Erfolge lobt und bei kleinen Nachlässigkeiten an die Disziplin erinnert.

Alte Ängste verlernen

Im fünften und letzten Schritt endlich geht es darum, die alten Ängste zu verlernen und wieder Vertrauen in die eigene Leistungsfähigkeit und Belastbarkeit zu finden. Viele schmerzliche Ereignisse haben den Patienten zuvor gelehrt, daß es eine Grenze gibt, die er nicht ungestraft überschreitet. Angina pectoris oder quälende Atemnot waren oft genug der Preis, den er für das Überschreiten dieser Grenze entrichten mußte. Es braucht einige Zeit, bis der Patient nach einer Herzoperation oder einem überstandenen Infarkt diese alten Ängste verlernt. Die alten Ängste helfen ihm aber auch, sich in einem neuen Leben einzurichten, das eher von Ruhe, Muße und Gelassenheit als von der früheren Hektik geprägt ist. Fast alle Patienten haben während der Genesung in einer Rehabilitationsklinik erfahren, wie weit sie sich wieder belasten können und welche Grenzen sie beachten müssen. Dennoch bleiben nach der Entlassung noch Fragen über Fragen zu fast jedem Aspekt des täglichen Lebens. »Wie geht es weiter mit Arbeit und Beruf? Wie weit kann ich mich beim Sport und in der Freizeit belasten? Sind Sauna und Schwimmen erlaubt? Wohin und womit kann ich reisen? Wie muß ich mich ernähren? Kann Alkohol mir schaden? Ist Sex gefährlich? Sind alle diese Medikamente mit soviel Chemie nötig? An wen kann ich mich bei Problemen um Hilfe wenden?«

Jeder Patient hat seine eigene Geschichte. Alte Vorlieben und Abneigungen werden auch sein Verhalten nach einem Herzinfarkt oder einer Herzoperation bestimmen. Es gibt daher keine Empfehlungen zur Lebensgestaltung, die für alle gelten. Der beste Ratgeber für einen Herzkranken ist in jedem Fall der eigene Arzt – der Patient muß sich nur trauen, mit ihm seine Probleme zu besprechen. Für einige der auftauchenden Fragen geben Faustregeln erste Antworten. Ob und wie weit sie im Einzelfall gelten, kann nur der behandelnde Arzt, der die Krankengeschichte des Patienten genau kennt, entscheiden.

Unnötiger Verzicht wegen falscher Vorstellungen

Nach einem Herzinfarkt oder einer Herzoperation könnten, wenn es allein nach den medizinischen Gesichtspunkten ginge, sehr viele Patienten wieder den angestammten Beruf ausüben. Dennoch werden viele Patienten vorzeitig berentet. Die Entscheidung für Arbeit oder Rente wird aber, wie Untersuchungen zeigen, viel mehr von nichtmedizinischen Überlegungen beeinflußt. Der Ausdruck »herzkrank« weckt bei Patienten, möglichen Arbeitgebern und besorgten Ärzten Vorstellungen, die um die Begriffe Schonung, Schwäche und Lebensgefahr kreisen. Diese falschen Vorstellungen verhindern oft die an sich sinnvolle und wünschenswerte Rückkehr an den Arbeitsplatz. Schwere körperliche Arbeiten, wie Heben und Tragen von Lasten oder Akkord- und Schichtarbeit, können herzkranke Patienten in der Regel allerdings nicht mehr verrichten.

Ähnliche Vorstellungen bestimmen dann die Gestaltung der Freizeit von Herzpatienten. Frühere Aktivitäten werden oft aufgegeben zugunsten einer mehr zurückgezogenen Lebensweise. Ausgehen, Freunde besuchen oder Sport treiben weichen dem Pantoffelkino, der häuslichen Betätigung. Dabei wäre mehr und regelmäßige Bewegung richtig und möglich. Fast jede sportliche Betätigung ohne Wettkampfcharakter kann auch von Herzpatienten nach Rücksprache mit dem Arzt ausgeübt werden. Schwimmen ist erlaubt, sofern keine bedrohlichen Rhythmusstörungen im Wasser auftreten. Warmbadetage sind günstiger, da in kaltem Wasser der Blutdruck stark ansteigen kann. Aus diesem Grund sollte auch bei der Sauna auf Schwallduschen oder kalte Güsse verzichtet werden. Für Ungeübte genügt der tägliche Spaziergang. Allerdings nicht im »Kurschritt«, das Tempo sollte schon zügig sein, ohne daß dabei die Puste ausgeht. Regelmäßige Bewegung trainiert den Kreislauf und hilft, das Gewicht zu halten. Allerdings haben viele Menschen übertriebene Vorstellungen darüber, wieviel Kalorien durch einen Spaziergang verbraucht werden. Um etwa die Kalorien aus einem kleinen Bierchen zu verbrennen, muß der Mensch eine ganze Stunde marschieren!

Rauchen ist russisches Roulett

Alkohol in Maßen ist Herzkranken nicht verboten. Ganz anders verhält es sich mit dem Rauchen. Die Gesundheitsschäden durch das Rauchen sind so schwerwiegend, daß eigentlich niemand mehr zur Zigarette greifen sollte. Der Schadstoffgehalt im Rauch einer Zigarette ist so hoch, daß in der Umgebung eines Rauchers ständig Smogalarm gegeben werden müßte! Jeder Zug an der Zigarette raubt dem Herzen den dringend benötigten Sauerstoff. Die günstigste Gelegenheit, mit dem Rauchen aufzuhören, bietet sich während des Krankenhausaufenthalts. Leider geben noch allzuwenig Krankenhäuser den Patienten die nötige Hilfe dabei, indem sie das Rauchen im Krankenhaus zur nicht erwünschten Belästigung erklären.

Über die richtige Ernährung werden Herzkranke dagegen im Krankenhaus oder der Reha-Klinik meist ausreichend unterrichtet. Oft wird die Botschaft aber so übermittelt oder verstanden, daß der Eindruck entsteht, ein Herzkranker müsse auf vieles verzichten. Es ist wie mit dem halben Glas Bier, das für den Pessimisten schon halb leer, für den Optimisten aber noch halb voll ist. Auf dem für den Herzkranken – wie für jeden anderen auch – gesünderen Speiseplan stehen mehr Fisch und Geflügel, mehr frische Gemüse und knackige Salate, mehr frischgepreßte, vitaminreiche Säfte, mehr Vollkornprodukte und mehr Kräuter zum Würzen. Was bedeutet dagegen, daß Fett, Salz, Zucker und Konserven weniger reichlich als bisher verzehrt werden sollen?

Sex ist nicht gefährlich

Empfehlungen zu Arbeit und Beruf, Freizeit und Sport, Ernährung und Gewichtsabnahme werden von den meisten Ärzten gefragt oder ungefragt in mehr oder weniger verständlicher Form ausgesprochen. Ein Thema bleibt in aller Regel ausgespart, obwohl es den Herzpatienten und seinen Partner oft mehr beschäftigt als alle anderen Probleme: Ist Sex gefährlich? Trotz vielfachem Wandel in der Einstellung der Gesellschaft zu diesem Thema ist den meisten Patienten und Ärzten die Aussprache hierüber peinlich, die wenigsten Ärzte sprechen das Problem von sich aus an. Also muß der Patient oder sein Partner den Mut aufbringen, Fragen zu stellen. Patient und oft mehr noch der Partner werden von Ängsten über die Gefährdung durch ein befriedigendes Sexualleben beherrscht, die sich aus genau den falschen

Vorstellungen über die Belastungen und die Belastbarkeit speisen, die oben schon angesprochen wurden. Dabei ist längst erwiesen, daß – gemessen am Anstieg des Pulsschlags und des Blutdrucks – die körperliche Belastung beim Geschlechtsverkehr niedriger ist als bei vielen anderen Anstrengungen des Alltags, etwa einer anstrengenden Autofahrt im dichten Verkehr einer unbekannten Großstadt. Ein befriedigendes Sexualleben gehört bis ins hohe Alter zur Lebensqualität wie ein gutes Essen und ein erholsamer Schlaf. Bezwungen wird die Angst vor schädlichen Folgen des Sex aber nur, wenn die Partner mit dem Arzt über das Problem sprechen. Unausgesprochene Angst vor dem »Versagen« führt oft erst das herbei, was insgeheim befürchtet wird.

Genährt werden solche Befürchtungen nicht selten durch das Lesen der Beipackzettel in den Tablettenpackungen. Dort werden alle, auch ganz seltene Nebenwirkungen eines Medikamentes aufgeführt. Was Wunder, wenn der Patient glaubt, eben diese Nebenwirkungen auch am eigenen Leibe zu verspüren. Aber ist die selbst diagnostizierte Potenzschwäche wirklich Folge des Medikaments und nicht eher der Angst vor dem Versagen? Der beste Weg zur Klärung ist die offene Aussprache mit dem Arzt, anstatt den vermeintlich schuldigen Betablocker einfach wegzulassen. Patienten mit kranken Herzkranzgefäßen oder erhöhtem Blutdruck bringen sich durch das Weglassen des Betablockers sogar in Lebensgefahr.

Jeder Herzpatient hat seine eigene Geschichte, aber keiner ist mit seinen Problemen allein. An vielen Orten gibt es freiwillige Zusammenschlüsse von Patienten in ambulanten Herzgruppen, denen man sich anschließen kann. Hier kann unter ärztlicher Überwachung und mit fachkundiger Anleitung Sport getrieben werden. Hier erhält man Antworten auf viele Fragen und Tips von den Leidensgenossen. Viele Patienten bewahrt die Herzgruppe vor dem Rückzug in das heimische Schneckenhaus und der Entmutigung durch ihre chronische Erkrankung.

Der neue Lebensstil

Wie sich Herzkrankheiten verhüten lassen

Geh mir aus der Sonne!

Die Szene wird in die Schulbücher von Generationen eingehen. Im Jahre 336 vor Christus steht Alexander, den die Geschichte den Großen nennen wird, vor Diogenes, dem Philosophen. Der erst 20 Jahre alte König von Makedonien und Beherrscher Griechenlands ist soeben zum Oberbefehlshaber aller Griechen im Kampf gegen die Perser ernannt worden. In Korinth bereitet er den größten Beutezug der Geschichte vor. Er wird ihn bis nach Indien führen und zum größten Erorberer aller Zeiten machen. Jetzt aber steht er vor einem Menschen, der mit so bemerkenswerter Beharrlichkeit ein einfaches Leben führt, daß er nächst Alexander zum berühmtesten Mann Griechenlands wurde. Diogenes lebt in einer leeren Tonne. Sein einziger Besitz ist ein wollener Mantel, ein Brotsack, ein Stecken und ein hölzerner Becher. Auch den schenkt er weg, als er einen Knaben aus der hohlen Hand trinken sieht. Diogenes ist Schüler des Philosophen Antisthenes, der ihn gelehrt hat, daß es göttlich ist, nichts zu bedürfen. Auch Alexander wurde von einem Philosophen erzogen, sogar vom größten Philosophen seiner Zeit. Von Aristoteles hat er gelernt, daß die Menschen nicht gut sondern glücklich gemacht werden wollen. Trotz seiner philosophischen Erziehung neigt der junge Heißsporn Alexander zu Jähzorn und Unbesonnenheit. Probleme löst er wie den berühmten Gordischen Knoten am liebsten mit dem Schwert. Seinen Lebensretter Kleitos wird er im Rausch mit einem Speerwurf töten. Von der Schlacht erhitzt, wird er Kühlung in einem kalten Gebirgsfluß suchen und auf den

Tod erkranken. Nur mit Mühe wird der Leibarzt Philippos sein Leben erhalten.

Das alles liegt jedoch noch in ferner Zukunft, als der junge Makedonenkönig vor Diogenes steht. Der Gegensatz könnte größer nicht sein. Der 76 Jahre alte Philosoph hat die Eitelkeit der Menschen durchschaut. Er spottet über die Mühen der Schriftgelehrten. Sie untersuchten die Irrfahrten des Odysseus, statt sich um ihre eigenen Irrtümer zu kümmern. Diogenes lästert auch über die Musiker. Sie verschwendeten viel Zeit auf das Stimmen ihrer Instrumente, statt sich um die Harmonie ihrer Seele zu bemühen. Und der Philosoph geißelt die Redner, die ihren wohlgesetzten Worten nicht ebenso löbliche Taten folgen ließen.

Diogenes hat sich auch vor dem jungen König nicht erhoben. Alexander aber ist angetan vom angenehmen Äußeren des berühmten Sonderlings. Dessen geistreiche Schlagfertigkeit beeindruckt ihn. Er befiehlt Diogenes, sich vom König eine Wohltat zu erbitten. Und Diogenes wünscht: »Geh mir aus der Sonne!« Der König ist von dieser Standhaftigkeit beeindruckt, aber er behält das letzte Wort: »Wäre ich nicht Alexander möchte ich Diogenes sein!« Wahrlich ein eigenartiges Kompliment.

Diogenes bleibt in seiner Tonne und Alexander bricht auf zur Eroberung von halb Asien. Beide sterben im gleichen Jahr, der Sage nach sogar am gleichen Tag. Der König stirbt mit 33 Jahren an einem Fieber, dem wüste Gelage mit seinen Generälen vorausgingen. Diogenes wird 90 Jahre alt, er beendet sein Leben, indem er einfach die Luft anhält.

Unser Verhalten macht krank

In Deutschland erkranken und sterben mehr Menschen an Herz-Kreislauf-Erkrankungen als an jeder anderen Krankheit. Über 350000 Menschen bekommen Jahr für Jahr die Folgen der → Arteriosklerose zu spüren: → Herzinfarkt, → Schlaganfall und viele andere Organschäden bringen Leiden und Behinderung. Mehr als 250000 Menschen erleiden jährlich einen Herzinfarkt, mehr als die Hälfte von ihnen stirbt an den Folgen.

Die Krankheiten des Herzens und der Gefäße haben wie eine neue Pest die früher gefürchteten Infektionskrankheiten ersetzt. Es gibt ungezählte Hinweise dafür, daß die zunehmende Zahl der Herz-Kreislauf-Erkrankungen etwas zu tun hat mit dem Lebensstil des 20. Jahrhunderts. Etwas ist falsch gelaufen.

Der große deutsche Arzt und Forscher Rudolf Virchow hat die Diagnose schon vor fast 100 Jahren gestellt: »Epidemien bisher unbekannter Art erscheinen – und verschwinden – wenn eine neue Periode der Zivilisation begonnen hat. Die Geschichte der Epidemien ist daher eine Geschichte der Umbrüche in der menschlichen Zivilisation. Ihre Veränderungen künden mit gewaltigen Zeichen den Schwenk einer Gesellschaft in eine neue Richtung.«

Die Zunahme der Erkrankungen von Herz und Gefäßen ist wesentlich mitbestimmt durch persönliche Verhaltensmuster, die in den modernen Industriegesellschaften entstanden sind. Ständiger Wettbewerb, Zeitdruck und die Sucht nach »Mehr« charakterisieren diesen Lebensstil. Viele von uns laufen in ihrem Leben herum wie in einem schlecht sitzenden, drückenden Schuh. → Streß ist überall. Und Streß macht krank. Streß jedenfalls ist die von Patienten am häufigsten genannte Ursache ihrer Krankheit. Streß wird empfunden als der von anderen aufgezwungene unabänderliche Rahmen, in dem unser aller Leben spielt. Eine schwere Last, der man nur durch erhöhten Konsum von Kalorien, Alkohol und Zigaretten gewachsen zu sein glaubt. Eine Last, die uns schafft und erschlafft, so daß in der Freizeit keine Kraft für ein aktives Leben mehr übrig bleibt. Doch mit dieser Erklärung für unsere Probleme wird eines vergessen: ob der Schuh drückt, hängt ebenso sehr vom Fuß ab wie vom Schuh.

Aktive Entspannung

Ich schließe die Augen.
Ich konzentriere mich auf einen bestimmten Muskel.
Ich spanne den Muskel an und halte die Spannung.
Ich entspanne den Muskel für eine kurze Weile.
Ich spanne den Muskel erneut an – aber nur in meiner Vorstellung.
Ich entspanne den Muskel wieder – in meiner Vorstellung.
Ich wiederhole das Spiel mit einem anderen Muskel.
Allmählich atme ich tiefer und langsamer.
Mit jedem Ausatmen fließt eine Welle der Entspannung durch meinen Körper.
Nach wenigen Minuten bin ich locker und bereit, mein Problem zu lösen.

Die Tyrannei des Fahrplans

Bruno G. ist 40 Jahre alt und verdient seinen Unterhalt als Busfahrer. Seit 4 Jahren fährt er im Schichtdienst die gleiche Strecke. Sie ist nicht besonders anstrengend oder gefährlich. Nur sein Fahrplan ist viel zu knapp ausgelegt. Bauarbeiten und Verkehrstaus haben in letzter Zeit öfter zu Verspätungen geführt, die Bruno nirgendwo wieder wettmachen kann. Der Fahrdienstleiter hat schon Konsequenzen angedroht. Bei der Aufstellung des Fahrplans hat noch niemand nach Brunos Meinung gefragt. Dennoch werfen die Fahrgäste die Verspätungen dem angeblich saumseligen Fahrer vor. Ihre Vorhaltungen sind ungerecht, der Ton nicht selten gehässig. Doch Bruno hat Anweisung, immer freundlich zu bleiben. So hält er den Mund und steckt sich die nächste Zigarette an. Der Griff zur Schachtel kommt bei Ärger schon ganz automatisch. Ärger und Zorn aber kochen weiter.

Am Busbahnhof ist Bruno froh, wenn er in der kurzen Pause vor der Weiterfahrt einen Kollegen sieht, mit dem er ein paar Worte wechseln kann. Bruno denkt, nur ein Busfahrer versteht wirklich, was er täglich mitmacht. Es geht ja allen genauso wie ihm. Wenn Bruno nach der Schicht nach Hause kommt, ist er mürrisch und wortkarg. Mit den Kindern kommt er schon lange nicht mehr klar. Dann gibt es auch noch Streit mit der Frau, bloß weil Bruno außer Plan die Schicht eines Kollegen übernommen hat. Seine Frau hält ihm vor, daß er sich nicht durchsetzen kann. Bruno ist Streit zuwider. Er schweigt und zieht sich mit Bier und einer Tüte Erdnüsse vor den Fernseher zurück. Ins Kino oder auswärts essen geht das Ehepaar schon lange nicht mehr. Bruno sieht am liebsten die Sportsendungen. Vor 20 Jahren war er aktiver Fußballer – lange her. Eigentlich schade, denkt Bruno, man sollte sich wieder mehr bewegen. Den ganzen Tag auf dem Fahrersitz hocken kann ja nicht gesund sein. Aber da ist er schon eingeschlafen.

Sie verstehen sicher Brunos Gefühle. Sie schwanken zwischen Zorn und Gereiztheit, Angst und Apathie. Und die Gefühle steuern sein Verhalten. Er raucht und trinkt zuviel, wird dick und bequem und kapselt sich ab. Von seinem Leben hält er nur lose Fäden in der Hand. Er weiß nicht, wie er alles zu einem Ganzen zusammenbringen soll. Wenn er zum Arzt ginge, könnte er erfahren, daß sein Körper auf seine Lebensweise reagiert. Sein Blutdruck steigt, sein Cholesterinspiegel ist zu hoch. Manchmal verspürt Bruno auch schon mal ein Ziehen in der Brust. Sogar an einen Herzinfarkt hat Bruno schon gedacht. Der käme Bruno im Grunde nicht mal ungelegen, wenn er dadurch endlich raus aus seiner Tretmühle käme. Kann Bruno G. geholfen werden?

Vorbeugen ist besser als heilen

Die Leistungen der modernen Medizin sind erstaunlich. Aber die Reparatur einer beschädigten Gesundheit kommt teuer. Erscheint es Ihnen nicht auch sinnvoller, alles zu tun, um Krankheiten zu verhüten, statt sie mit großem Aufwand und oft genug begrenztem Erfolg zu behandeln? Wäre es nicht lohnender und logischer, einem jungen Familienvater wie Bruno G. zu zeigen, wodurch er seine Gesundheit gefährdet und womit er sich seine Gesundheit erhalten kann, als zuzusehen, bis er mit 50 Jahren seinen ersten Infarkt bekommen hat? Die Tatsachen sprechen für sich. Wir bewegen uns zu wenig. Wir essen zu viel, zu fett, zu süß und zu salzig. Tabak und Alkohol sind unsere Alltagsdrogen, die uns unsere Probleme bewältigen helfen sollen und dabei doch mehr Probleme schaffen (Abb. 20). Motorisierung und Automaten verhindern, daß wir unseren Körper ausreichend bewegen. Bei der Arbeit und in der Freizeit verführen Auto, Fahrstuhl und Rolltreppen zur bequemen Fortbewegung. Einförmige Bewegungen in der Produktion oder sitzende Tätigkeit im Büro bestimmen den Alltag. In der Jugend wird mit Begeisterung Sport getrieben. Mit dem Eintritt ins Erwachsenenleben und steigender Arbeitsbelastung verkümmert der Spaß am früher geliebten Sport. Jeder zweite erwachsene Mann und 2 von 3 erwachsenen Frauen bewegen sich weniger als nötig wäre, um gesund zu bleiben. Wenig Bewegung und reichliches Essen führen zur allmählichen Gewichtszunahme. Jeder vierte Mensch über 40 Jahre ist sogar stark übergewichtig. Zu allem Übel ist unsere übliche Kost noch falsch zusammengestellt. Sie enthält zuwenig → Vitamine, → Mineralien, Spurenelemente und → Ballaststoffe, aber zuviel Fett, Salz, Zucker und → Cholesterin. Bluthochdruck, Zuckerkrankheit, Gicht, manche Arten von Krebs und die koronare Herzkrankheit sind teilweise Folge der falschen Ernährung. Schadstoffe tun das Übrige. Im Zigarettenrauch sind 8mal mehr Schadstoffe enthalten als vom Gesetz für die Auslösung von Smogalarm in einer Großstadt vorge-

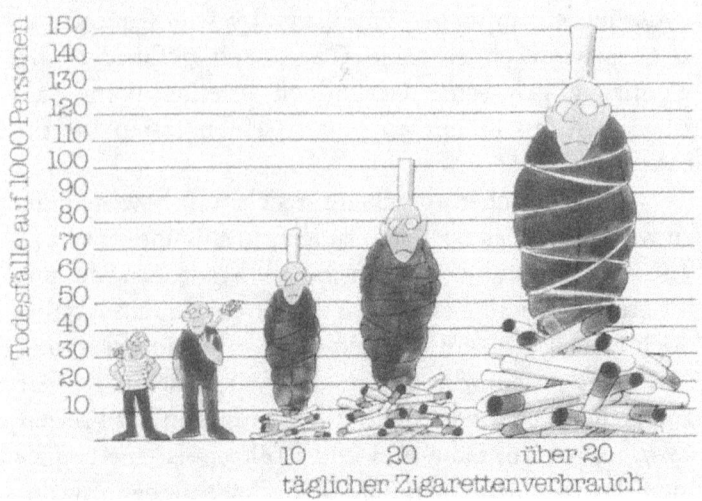

Abb. 20. Rauchen gefährdet die Gesundheit. Die Gefahr tödlicher Kreislauferkrankungen steigt mit der Zahl der täglich gerauchten Zigaretten steil an. Wer täglich mehr als 20 Zigaretten raucht, hat ein mehr als 4faches höheres Risiko, vorzeitig am Herztod zu sterben, als ein Nichtraucher. (Arbeitsgruppe Prävention, Herzzentrum Nordrhein-Westfalen.)

sehen. → Kohlenmonoxid aus dem Zigarettenrauch vermindert den Sauerstoffgehalt des Blutes. → Nikotin verengt die Gefäße und fördert die Ausstoßung von → Adrenalin. Herzrhythmusstörungen und schneller Pulsschlag sind die Folge. Dem mäßigen Genuß von Alkohol wird oft eine schützende Wirkung gegen die vorzeitige Entwicklung einer koronaren Herzkrankheit zugeschrieben. Von mäßigem Alkoholgenuß kann aber keine Rede sein, wenn schon 1978 jeder Mann täglich 37 g reinen Alkohol zu sich nahm. Mehr als 20 g Alkohol beeinträchtigen die Herzleistung. Herzrhythmusstörungen und Bluthochdruck werden vom Alkohol ungünstig beeinflußt.

Aus dieser Sachlage kann man doch nur eines folgern: Es gibt gute Gründe, mit dem Rauchen jetzt und sofort aufzuhören. Wer auf Alkohol nicht verzichten will, sollte das rechte Maß nicht vergessen. Regelmäßige körperliche Bewegung und eine Änderung unserer Eßgewohnheiten sind dringend geboten. Aber wenn wirklich unser Verhalten krank macht, brauchen wir dann nicht einen ganz neuen Lebensstil?

Was könnten wir von Diogenes lernen?

Gesundheit ist im Leben nicht alles, aber ohne Gesundheit ist alles nichts. Die Süße des Lebens möglichst lange genießen ist unser aller Wunsch und Ziel. Eine gesunde Lebensführung in Harmonie mit Gemeinschaft und Umwelt der Weg.

Wer den neuen Lebensstil lebt, der ist *aufgeklärt* und *selbstbewußt*. Er weiß wie Diogenes Bescheid um den wahren Wert der Dinge. Er kann selbstbestimmt und nicht von anderen gesteuert sein Leben gestalten. Und er beweist Selbstbewußtsein auch vor Königsthronen.

Wer den neuen Lebensstil lebt, der ist *wahrhaftig* und *redlich*. Reden und Handeln sind bei ihm eins. Er läßt guten Vorsätzen auch Taten folgen. Seine Grundsätze halten auch den Verlockungen königlicher Angebote stand.

Wer den neuen Lebensstil lebt, der ist *maßvoll* und *wählerisch*. Für ihn haben die Worte Diät und Askese ihren alten Sinn behalten. Diät war für Diogenes ein Ausdruck für gesunde Lebensweise. Und Askese bedeutete für die griechischen Wettkämpfer die freiwillige Mäßigung während der Vorbereitung auf die Wettspiele.

Sie wußten, daß nur der siegen kann, der seine Wünsche unter Kontrolle hat.

Wer den neuen Lebensstil lebt, der ist *nachdenklich* und *gelassen*. Er handelt überlegt und besonnen, statt besinnungslos Zielen nachzujagen, welche die Mühe nicht lohnen. Er behält die Übersicht ebenso wie Zeit zur Selbstbesinnung und Muße. Und liegt gelegentlich in der Sonne.

»Dies ist die Erhabene Wahrheit vom Weg, der zur Erlösung von Leiden führt. Es ist der Erhabene Achtfache Weg, der da heißt:
das richtige Glauben, das rechte Entschließen
das rechte Reden, das rechte Handeln
das rechte Leben, das rechte Streben
das rechte Gedenken und das rechte Sichversenken«

So lehrte 2500 Jahre vor unserer Zeit Gautama Buddha jeden, der ihm zuhörte. Alexander der Große kam 200 Jahre zu spät nach Indien.

Mein Trainingsfahrplan

Mein Motto: Jeder Gang macht schlank!
Ich benutze die Treppe statt den Aufzug.
Kleine Besorgungen mach ich zu Fuß, statt mit dem Auto.
In der Mittagspause gehe ich spazieren, statt in der Kantine zu hocken.
Jeden Abend mache ich einen strammen Spaziergang von einer halben Stunde.
Am Wochenende mache ich eine Radtour mit der Familie.
Bei schlechtem Wetter oder im Winter gehen wir schwimmen.

Für ganz Eifrige:
Gut für den Kreislauf sind die Ausdauersportarten Schwimmen, Radfahren und Laufen.
Eine bessere Ausdauer erreicht man nur durch regelmäßiges Training.
Am besten ist es, man trainiert täglich eine Viertelstunde oder 3mal in der Woche eine halbe Stunde.
Vor dem Training aufwärmen und nachher auslaufen lassen.
Den Puls kontrollieren, er sollte bei der Belastung nicht über 130 in der Minute ansteigen.

Mein Ernährungsfahrplan

Jeden Morgen: Vor dem Frühstück auf die Waage.
Zum Frühstück Obst und Haferflocken.
Jeden Mittag: Frischer Salat oder Rohkost, einmal in der Woche Fisch, einmal in der Woche Huhn, einmal in der Woche fleischfrei.
Zum Würzen nehme ich Kräuter statt Salz.
Jeden Abend: Vollkornbrotschnitten und frischer Fruchtsaft.

Für ganz Bewußte:
Ihnen hilft die Dreier-Regel zur Orientierung.
Ein Drittel aller verzehrten Kalorien sollte aus Fetten stammen, 15 % aus Eiweiß und der Rest aus Kohlenhydraten.
Die verzehrten Fette sollten zu je einem Drittel gesättigt, einfach ungesättigt und mehrfach ungesättigt sein.

Mehr als 300 Milligramm Cholesterin sollten Sie an einem Tag nicht zu sich nehmen.

Beispiel: Zu Mittag braten Sie sich ein Stück Fleisch (gesättigte Fette) in Sonnenblumenöl (mehrfach ungesättigt), dazu gibt es einen frischen Salat mit kalt gepreßtem Olivenöl (einfach ungesättigt).

Guten Appetit!

Was heißt das denn?
Erklärung medizinischer Fachausdrücke

Abstoßungsreaktion Nach der Verpflanzung eines fremden Organs bildet der Empfänger Abwehrstoffe gegen das fremde Gewebe, die das verpflanzte Organ schädigen. Nur bei Organverpflanzungen zwischen Menschen mit genau gleicher Erbanlage, zum Beispiel eineiigen Zwillingen, bleibt die Abstoßungsreaktion aus. Deshalb müssen die Empfänger fremder Organe lebenslänglich Medikamente einnehmen, die die Abstoßungsreaktion unterdrücken. 206

Acetylsalicylsäure Der Wirkstoff von Aspirin, schmerzlindernd und entzündungshemmend; verhindert gleichzeitig die Bildung von Blutgerinnseln durch seine Wirkung auf die Blutplättchen. 171

Adams-Stokes-Anfall Bewußtlosigkeit durch Sauerstoffmangel des Gehirns bei schweren Herzrhythmusstörungen, benannt nach den beiden irischen Ärzten Robert Adams (1791–1875) und William Stokes (1804–1878). 177

Adrenalin Botenstoff und Erregungsmittel des unwillkürlichen Nervensystems; wird bei Streß oder körperlicher Anstrengung in das Blut abgegeben; läßt das Herz schneller schlagen, steigert den Blutdruck, führt zu Schweißausbruch. 22, 236

Aktionspotential Änderung des elektrischen Spannungsunterschieds von Nerven- und Muskelzellen bei Erregung. 20

Alpharezeptor Die Wirkung des Hormons Adrenalin auf verschiedene Organe ist unterschiedlich und hängt von der Art der Empfangsstellen oder Rezeptoren in den Organen ab. An den Alpharezeptoren der Gefäße wirkt Adrenalin verengend. 168

Aneurysma Krankhafte Erweiterung eines Blutgefäßes oder einer Herzkammer. 93

Angeborene Herzfehler Mißbildungen des Herzens, die während der komplizierten Entwicklung des Herzens in den ersten Monaten der Schwangerschaft entstehen. 99

Angina pectoris Anfälle von heftigen Schmerzen in der linken Brustseite; die Schmerzen strahlen in den linken Arm, den Hals oder den Oberbauch aus. Die Anfälle werden typischerweise durch Anstrengungen ausgelöst, können aber auch in Ruhe auftreten. Ursache ist fast immer eine krankhafte Verengung der Herzkranzgefäße. 25

Antibiotika Sammelbegriff für die Medikamente, die gegen krankmachende Bakterien wirksam sind. Ein bekanntes Antibiotikum ist das → Penicillin, das aus einer Schimmelpilzart gewonnen wird. 104

Antikörper Eiweiße, die der menschliche Körper bildet, um eingedrungene Fremdstoffe unschädlich zu machen. 115

Aorta Die Hauptschlagader des Körpers; sie entspringt aus der linken Herzkammer, bildet einen krückstockartigen Bogen in der Brusthöhle und zieht dann durch einen Schlitz im Zwerchfell in die Bauchhöhle, wo sie sich in zwei kräftige Beckenarterien aufteilt. Aus der Aorta entspringen die Arterien, die einzelne Organe mit Blut versorgen. 6

Aorteninsuffizienz Erworbener Herzklappenfehler, bei dem die Aortenklappe so geschädigt ist, daß das Blut in der → Diastole wieder in die linke Herzkammer zurückfließt; die Aortenklappe hat ihre Schließfähigkeit verloren, weil die Taschen, aus denen die Klappe aufgebaut ist, durch Entzündungen und Verkalkung geschrumpft sind. Bei fortgeschrittenen Krankheitsfällen kann die schlußunfähige Klappe durch eine künstliche Herzklappe ersetzt werden. 113

Aortenisthmusstenose Angeborener Herzfehler, bei dem die Hauptschlagader nach dem Abgang der linken Schlüsselbeinarterie hochgradig eingeengt ist. Die untere Körperhälfte erhält ihr Blut über eine Vielzahl von Umgehungsstraßen. Der Blutdruck in der oberen Hälfte ist höher als in der unteren Körperhälfte. Der Herzfehler kann durch eine Operation, bei der das verengte Stück entfernt wird, behoben werden. Neuerdings wird in geeigneten Fällen versucht, die verengte Strecke mit einem aufblasbaren Ballon zu weiten. 102

Aortenstenose Erworbener Herzklappenfehler, bei dem die Aortenklappe durch Entzündung und Verkalkung so verengt ist, daß das Blut nur gegen einen hohen Widerstand aus der linken Herzkammer in die Körperschlagader gepumpt werden kann. Bei fortgeschrittenen Krankheitsfällen kann die kranke Klappe durch eine künstliche Herzklappe ausgetauscht werden. 108, 113

Arterie Schlagader; führt den Organen sauerstoffreiches Blut zu. Die Wand einer Schlagader ist aus mehreren Gewebeschichten aufgebaut. 6

Arteriell Beiwort; Bezeichnung für alles, was mit Arterien zu tun hat. 6

Arteriosklerose Krankhafte Veränderung der Arterienwand. Die Wand ist stellenweise verdickt und verhärtet, ihre elastischen Eigenschaften hat die Wand verloren. Ursache sind Ablagerungen von fettartigen Stoffen, insbesondere von Cholesterin und Kalk (daher der Ausdruck Arterienverkalkung). Die Arteriosklerose kann alle Schlagadern betreffen. Am häufigsten befallen sind die Herzkranzgefäße, die Gehirnarterien und die Schlagadern der Beine. 86, 231

Aszites Bauchwassersucht, krankhafte Ansammlung von Flüssigkeit in der Bauchhöhle. Ursache ist eine Stauung des Blutkreislaufs der Bauchorgane bei Herzleistungsschwäche oder bei Lebererkrankungen. 33, 159

Atherome Grützbeutel; so bezeichnet man die beetartigen Veränderungen der Schlagadern bei Arteriosklerose. 190

Atrioventrikularknoten (AV-Knoten) Wichtiger Teil des Reizleitungssystems des Herzens. Es handelt sich um eine Ansammlung von speziellen Herzzellen an der Grenze zwischen den Vorhöfen und den Kammern. Wichtigste Aufgabe des AV-Knotens ist es, die Überleitung des elektrischen Stromes von den Vorhöfen auf die Kammern zu verzögern. Auf diese Weise wird sichergestellt, daß die Vorhöfe ihr Blut vollständig in die Kammern entleeren können, bevor die Kammern mit ihrer Pumptätigkeit beginnen. 18, 176

Atrium Bezeichnung für die Vorhöfe des Herzens; es gibt einen rechten und einen linken Vorhof; im rechten Vorhof sammelt sich das sauerstoffarme Blut, das aus dem Körper zum Herzen zurückfließt; im linken Vorhof sammelt sich das sauerstoffreiche Blut, das aus der Lunge kommt. 4

Auskultation Das Abhören der Geräusche des Körpers; üblicherweise erfolgt die Auskultation mit Hilfe eines Hörrohrs. Auskultiert werden die Atemgeräusche über der Lunge, die Darmgeräusche, Geräusche, die bei der Strömung des Blutes durch die Gefäße entstehen, und die Töne und Geräusche während der Herztätigkeit. Die Auskultation liefert oft den ersten Hinweis auf einen Herzfehler. 46

Autonomes Nervensystem Anderer Begriff für das vegetative, nicht dem Willen unterworfene Nervensystem, mit dem der Körper die Tätigkeit der Organe, z. B. die Atmung, steuert. 21

Ballaststoffe Sammelbegriff für die Bestandteile der Nahrung, die im Darm verbleiben und nicht in den Körper aufgenommen werden. Es handelt sich überwiegend um Pflanzenfasern. 235

Ballondilatation Methode, bei der mit Hilfe eines Katheters, der an seiner Spitze einen aufblasbaren Ballon aus Kunststoff trägt, verengte Gefäße erweitert werden. Die Methode wird erfolgreich bei verengten Beinschlagadern, Nierenarterien und Herzkranzgefäßen eingesetzt. 191

Betablocker Sammelbegriff für eine Gruppe von Medikamenten, die die erregende Wirkung von Adrenalin auf die Organe aufheben. Betablocker senken den Pulsschlag und den Blutdruck und damit auch den Sauerstoffbedarf des Herzens. Sie haben daher einen festen Platz in der Behandlung der Angina pectoris. 137, 168

Betarezeptor Empfangsstellen in der Wand von Körperzellen, an denen das Hormon Adrenalin eine erregende Wirkung ausübt. 168

Binnenraumszintigraphie Eine nuklearmedizinische Methode, mit der die Pumpleistung des Herzens sehr genau bestimmt werden kann. Dafür wird eine radioaktive Substanz in das Blut gespritzt; mit Hilfe einer Gammakamera lassen sich die Veränderungen der Radioaktivität im Laufe der Herztätigkeit nachweisen; mit Hilfe eines Computers kann aus den gewonnenen Werten die Pumpleistung des Herzens errechnet werden. 78

Bioprothesen Sammelbegriff für künstliche Herzklappen, deren Grundmaterial aus biologischen Stoffen besteht. Bioprothesen werden aus den Herzklappen von Schweinen oder aber auch aus Gewebestücken, die aus dem Herzbeutel von Tieren geschnitten wurden, hergestellt. 122

Blausucht Wichtiges Zeichen für bestimmte angeborene Herzfehler. Über Kurzschlußverbindungen kommt es zur Vermischung von sauerstoffarmen mit sauerstoffreichem Blut im Kreislauf; die Folge ist eine sichtbare Blaufärbung von Haut und Schleimhäuten. 101

Blue babies Amerikanische Bezeichnung für Kinder mit angeborenen Herzfehlern, die eine Blausucht verursachen. 95

Bypass Aus dem Amerikanischen übernommene Bezeichnung für Gefäßbrücken, mit deren Hilfe verengte Gefäßabschnitte umgangen werden; mit einem Bypass wird die Blutversorgung des Organs wieder gesichert. 192

Bypassoperation Bei einer Bypassoperation verwendet man körpereigene Venenstücke oder aus Kunststoffgewebe hergestellte Gefäßprothesen. Bypassoperationen werden in großer Zahl bei verengten Herzkranzgefäßen, aber auch bei Verengungen im Bereich der Becken- und Beinschlagadern durchgeführt. 181, 156, 219

Chinidin Medikament, das aus der Rinde des Chinabaums gewonnen und gegen Herzrhythmusstörungen verordnet wird. 167

Chloride Salze der Salzsäure, zum Beispiel Natriumchlorid oder Kaliumchlorid. 15

Cholesterin Fettähnlicher Stoff; Bestandteil jeder Zelle, besonders in der Zellmembran. Cholesterin wird in der Leber gebildet; im menschlichen Blut beträgt der Gehalt an Cholesterin etwa 200 Milligramm in 100 Milliliter. Cholesterin spielt eine wichtige Rolle bei der Entstehung der Arteriosklerose. 133, 235

Chromosomen Erbkörperchen; unter dem Mikroskop sichtbare Träger der Erbanlagen. Jede menschliche Zelle besitzt 24 Paare von Chromosomen, die Hälfte eines Paares stammt von der Mutter, die andere Hälfte vom Vater. 100

Chronisch Beiwort zur Kennzeichnung des langsamen Verlaufs von bestimmten Krankheiten im Gegensatz zu akuten Krankheitsbildern. 221

Cyclosporin Medikament zur Unterdrückung der Abstoßungsreaktion des Körpers nach Organtransplantationen; wird aus bestimmten Pilzarten gewonnen. 210

Defibrillator Gerät zur Behandlung von lebensbedrohlichen Rhythmusstörungen mit Hilfe von Stromstößen. 178

Diastole Der Abschnitt der Herztätigkeit, während dessen die Kammern erschlaffen und sich mit Blut füllen. 4

Diastolisch Beiwort für alles, was mit der Diastole zusammenhängt, z.B. diastolischer Blutdruck. 9

Digitalispräparate Sammelbegriff für Medikamente, die aus der Arzneipflanze Fingerhut, lateinisch

Digitalis purpurea gewonnen werden; die Medikamente stärken die Herzkraft und werden deshalb bei Herzinsuffizienz verordnet. 162

Digoxin Eine reine Substanz aus der Gruppe der Digitalispräparate. 162

Down-Syndrom Bezeichnung für ein Krankheitsbild nach dem australischen Arzt L. Down, auch Mongolismus genannt nach der mongolenartigen Form des Gesichts, besonders der Augen; häufig mit Herzfehlern verbunden; Ursache ist ein überzähliges Chromosom. 100

Ductus Botalli Nach dem italienischen Anatomen und Arzt Leonardo Botallo benannte Gefäßverbindung zwischen Lungen- und Körperschlagader. Über diese Verbindung wird vor der Geburt das Blut aus der Lungenschlagader direkt wieder in den Körperkreislauf geleitet und die Lunge aus dem Blutkreislauf ausgeschaltet. Die Verbindung schließt sich nach der Geburt bei den ersten Atemzügen des Neugeborenen; bleibt sie offen, fließt nach der Geburt ständig Blut aus der Körperschlagader zurück in die Lungen; der Fehler kann durch eine Operation behoben werden, dabei wird der Gang entweder durchtrennt oder unterbunden. In jüngster Zeit kann der Fehler auch durch Gabe von Medikamenten direkt nach der Geburt beseitigt werden. 99

Echokardiographie Bildgebendes Untersuchungsverfahren. Hierbei werden Ultraschallwellen durch den Brustkorb gesendet; die Schallwellen werden an den Herzwänden und Herzklappen zurückgeworfen. Diese Echowellen können auf einem Bildschirm sichtbar gemacht werden; aus den erhaltenen Bildern können wichtige Erkenntnisse über die

Funktion der Herzkammern und der Herzklappen gewonnen werden. 72

Elektrode Der positive oder negative Pol einer Stromquelle. Bei der Elektrokardiographie werden damit auch die Metallplättchen bezeichnet, mit deren Hilfe die Herzströme von der Körperoberfläche abgeleitet werden; bei künstlichen Herzschrittmachern nennt man so oft auch das Kabel, mit dessen Hilfe der Strom vom Herzschrittmacher zum Herzen geleitet wird. 56, 185

Elektrokardiogramm (EKG) Wichtige Untersuchungsmethode der Kardiologie; dabei werden die vom Herzen während seiner Tätigkeit erzeugten Ströme von der Körperoberfläche des Körpers abgeleitet. Mit Hilfe der Herzstromkurve können Rhythmusstörungen, Erkrankungen des Reizleitungssystems und Herzinfarkte entdeckt werden. 20, 54

Elektrophysiologie Lehre von den elektrischen Erscheinungen im Körper. 184

Embolie Verschluß eines Blutgefäßes durch kleine Teilchen, die mit dem Blutstrom verschleppt wurden. Am häufigsten werden Teile von Blutgerinnseln aus einer Stelle des Kreislaufsystems in andere Abschnitte verschleppt. Bei der Hirnembolie gelangen Teile von Blutgerinnseln aus dem Herzen in kleine Hirnarterien und verstopfen diese; die Folge ist der Untergang der von dem betreffenden Blutgefäß versorgten Zellen. Auch Fett oder Luft kann eine Embolie verursachen. 117

Endokard Herzinnenhaut; eine von drei Herzhäuten; überzieht als dünne Schicht alle Wände der Herzhöhlen und die Herzklappen. Entzündungen der Herzinnenhaut führen häufig zu Herzklappenfehlern. 11

Endokarditis Herzinnenhautentzündung; durch Befall mit Bakterien oder durch Abwehrstoffe gegen Stoffwechselprodukte von Bakterien hervorgerufen. Nach Abklingen der Entzündungszeichen bleibt häufig ein Herzklappenfehler zurück. 104, 113

Epikard Außenhaut des Herzens; zusammen mit der dritten Haut, dem Perikard bildet sie eine Art Gleitschiene, in der sich das Herz reibungslos bewegen kann; zwischen beiden Häuten besteht ein haarfeiner, mit Flüssigkeit gefüllter Spalt. 11

Extrasystole Extraschlag des Herzens; Extrasystolen fallen immer frühzeitiger ein als die normalen Herzschläge; meistens folgt ihnen eine längere Pause bis zum nächsten Schlag. Extrasystolen können ihren Ursprung in jedem Teil des Herzens haben. 31, 59

Fingerhut Arzneipflanze; lateinische Bezeichnung Digitalis purpurea; aus den Blättern von blühenden Pflanzen werden die Grundstoffe für herzstärkende Medikamente, die Digitalispräparate gewonnen. 159

Frequenz Bei Wellenvorgängen Zahl der Schwingungen pro Sekunde, beispielsweise die Schwingungen einer Stimmgabel; die Angabe erfolgt in Hertz. 69

Gammakamera Gerät, mit dessen Hilfe Gammastrahlen von radioaktiven Stoffen aufgenommen und in Bilder umgesetzt werden können. In der Kardiologie wird die Gammakamera eingesetzt, um die Durchblutung des Herzmuskels und die Pumpleistung des Herzens zu messen. Dazu werden dem Patienten geringe Mengen einer radioaktiven, Gammastrahlen aussendenden Substanz verabreicht. Die Gammakamera zeichnet dann ein räumliches Bild von der Verteilung der Radioaktivität im Herzen. Aus dieser Verteilung werden Rückschlüsse auf die Durchblutung der einzelnen Herzabschnitte gezogen. 77

Gammastrahlung Elektromagnetische Strahlung von Radium oder anderen radioaktiven Stoffen. 77

Großer Kreislauf Zu ihm gehören die linke Herzkammer, die Körperschlagader und alle Arterien und Venen, die das Blut zu den Organen hinführen bzw. aus den Organen sammeln. 7

Hertz (Hz) Maßeinheit für die Frequenz von Schwingungen; die Angabe erfolgt in Anzahl der Schwingungen pro Sekunde; benannt nach dem deutschen Physiker Heinrich Hertz. 71

Herzfehler Sammelbegriff für eine Gruppe von Herzkrankheiten. Man unterscheidet zwischen angeborenen Herzfehlern und erworbenen Herzfehlern; angeborene Herzfehler entstehen während der komplizierten Entwicklung des Herzens in den ersten Wochen der Schwangerschaft; erworbene Herzfehler entstehen durch Entzündungen der Herzinnenhaut. Jeder Herzfehler führt zu einer Störung des normalen Blutkreislaufs durch das Herz und zu einer Mehrbelastung bestimmter Herzabschnitte. 100

Herzinfarkt Ein Herzinfarkt entsteht, wenn ein Blutgerinnsel eine verengte Herzkranzarterie völlig verschließt; der von dem Gefäß mit Sauerstoff versorgte Abschnitt des Herzmuskels stirbt dann ab und wird im Laufe der Zeit durch Narbengewebe ersetzt. Bei einem Herzinfarkt kommt es in der Regel zu heftigen Brustschmerzen, verbunden mit

Todesangst; es gibt aber auch »stumme« Herzinfarkte, die ohne Beschwerden eintreten.
133, 143, 231

Herzinnenhautentzündung Deutsche Bezeichnung für → Endokarditis. 104

Herzinsuffizienz Herzleistungsschwäche; das Herz ist dabei nicht mehr in der Lage, seine Pumpleistung den Bedürfnissen des Körpers anzupassen. Folge der Herzinsuffizienz ist eine Stauung des Blutes im Kreislauf. Ist die Herzinsuffizienz überwiegend die Folge einer Schwäche der rechten Herzkammer, kommt es zu einer Stauung im großen Kreislauf; als Folge entwickeln sich Wasseransammlungen in den Beinen (Ödeme) und bei fortgeschrittenen Stadien auch in der Bauchhöhle (Aszites). Eine Herzinsuffizienz der linken Kammer führt zur Stauung des Blutes im kleinen Kreislauf; typische Symptome sind Reizhusten, Atemnot und Blaufärbung der Lippen; in schweren Fällen kommt es zum Lungenödem, dabei tritt Flüssigkeit aus den Blutgefäßen in die Lungenbläschen über.
33, 46, 133, 159

Herzkatheter Bei der Herzkatheteruntersuchung werden spezielle, mit Flüssigkeit gefüllte Schläuche unter Röntgendurchleuchtung in die einzelnen Herzabschnitte geschoben; Blutdruck und Sauerstoffgehalt in den verschiedenen Herzhöhlen werden gemessen; über die Katheter kann auch Kontrastmittel in die einzelnen Herzhöhlen und die Herzkranzgefäße gespritzt werden. Die Herzkatheteruntersuchung ist die wichtigste Untersuchung vor einer Herzoperation, da mit ihrer Hilfe die genaue Art und das Ausmaß krankhafter Veränderungen am Herzen wie mit keiner anderen Methode bestimmt werden kann. 86

Herzklappe Sammelbegriff für die vier Ventile am Einfluß und Ausfluß der beiden Herzkammern; sie sorgen dafür, daß das Blut während der Herztätigkeit in die richtige Richtung fließt. Die Klappen zwischen Vorhöfen und Kammern öffnen sich in der Diastole und schließen während der Systole; die Klappen zwischen den Herzkammern und den großen Schlagadern dagegen öffnen sich in der Systole und schließen in der Diastole. 7

Herzklappenersatz Operation, bei der eine erkrankte Herzklappe durch eine künstliche Herzklappe ersetzt wird. Als künstliche Herzklappen finden Modelle aus Kunststoffen oder biologischen Stoffen Verwendung. 110

Herzkranzgefäßerkrankung Arteriosklerose der Herzkranzgefäße; Ursache für Angina pectoris, Herzinfarkt und Sekundenherztod. Die Arteriosklerose der Arterien führt zu einer allmählichen Verengung der Gefäße; die Folge ist eine Durchblutungsstörung des Herzmuskels. Die Erkrankung verläuft langsam und schleichend; sie beginnt schon im jugendlichen Alter; erste Beschwerden treten auf, wenn mehr als die Hälfte des Gefäßdurchmessers durch den Krankheitsprozeß verlegt ist, typischerweise jenseits des 50. Lebensjahrs. 133

Herz-Lungen-Maschine Die Maschine übernimmt für die Dauer einer Herzoperation die Aufgaben der Lunge und des Herzens. Das Blut wird über Schläuche aus den Hohlvenen der Herz-Lungen-Maschine zugeführt; die Pumpfunktion des Herzens wird dabei von Rollerpumpen der Maschine übernommen; in der Maschine wird das Blut mit Sauerstoff angereichert und anschließend dem Körper wieder zugeführt; zusätzliche Einrichtungen erlauben es, das Blut während der Passage durch die Herz-Lungen-Maschine auf eine gewünschte Temperatur abzukühlen bzw. nach der Operation wieder zu erwärmen. Das Herz wird für die Dauer der Operation stillgelegt. Mit Hilfe der Herz-Lungen-Maschine können Operationen von mehreren Stunden Dauer am Herzen durchgeführt werden. 106

Herztransplantation Bei fortgeschrittener, durch Medikamente nicht zu bessernder Herzinsuffizienz kommt die Verpflanzung eines gesunden Spenderherzens als letzte Behandlungsmethode in Betracht. Die Herztransplantation bietet gute Erfolgsaussichten; mehr als drei Viertel aller Empfänger leben mit dem fremden Herzen länger als 5 Jahre; allerdings ist eine lebenslange Unterdrückung der Abstoßungsreaktion durch Medikamente erforderlich; die Emfpänger eines Herzens sind daher in höherem Maße anfällig für Infektionskrankheiten. 205

Hinterwandinfarkt Herzinfarkt an der Hinterwand des Herzens; Ursache ist meistens ein Verschluß der rechten Herzkranzarterie. 151

His-Bündel Teil des Reizleitungssystems im Herzen; benannt nach dem deutschen Arzt W. His. Das His-Bündel leitet die elektrische Erregung vom Atrioventrikularknoten auf die Kammern; es teilt sich nach kurzer Strecke in einen rechten und einen linken Schenkel von Faserbündeln auf, die die elektrischen Impulse weiter zur Herzspitze leiten. 18

Homöopathie Eine Methode der Behandlung von Krankheiten, bei der die Krankheiten mit den gleichen Mitteln behandelt werden, die beim Gesunden ähnliche Symptome hervorrufen. 164

Hypertonie Bluthochdruck. Der normale Blutdruck des Menschen liegt unter 140/90 mm Hg. Bei Werten, die über dieser Grenze liegen besteht der Verdacht auf eine Hochdruckerkrankung; Hypertonie ist ein bedeutsamer Risikofaktor für die Entstehung einer Arteriosklerose. 132

Inspektion Die genaue und gezielte Betrachtung des menschlichen Körpers und seiner Teile bei der ärztlichen Untersuchung; sie liefert dem kundigen Arzt wichtige Hinweise auf vorliegende Erkrankungen des Patienten. 46

Instabile Angina pectoris Besondere Verlaufsform der Angina pectoris; Vorform eines Herzinfarkts. Die betroffenen Patienten bekommen ihre Beschwerden dabei bei geringsten Anstrengungen oder sogar schon bei körperlicher Ruhe; Patienten mit instabiler Angina pectoris müssen in stationäre Behandlung. 149

Ionen Elektrisch geladene Atome oder Atomgruppen; sie können positiv oder negativ geladen sein. Salze zerfallen bei der Lösung in Wasser in Ionen. Ionen spielen bei den elektrischen Vorgängen im Körper eine wichtige Rolle. 15

Kalium Chemisches Element; im Körper überwiegend in den Körperzellen vorhanden; zusammen mit Natrium und Kalzium an den elektrischen Vorgängen des Körpers beteiligt. 15

Kalzium Chemisches Element, das bei der Steuerung vieler Vorgänge im Organismus eine wichtige Rolle spielt, vor allem für die Muskeltätigkeit und die Blutgerinnung. 15

Kalziumantagonisten Sammelbegriff für eine Gruppe von Medikamenten, die den Eintritt von Kalziumionen in die Körperzellen hemmen. Sie erweitern die Blutgefäße, senken den Blutdruck, und einige beeinflussen den Herzrhythmus. Kalziumantagonisten werden vor allem zur Behandlung des hohen Blutdrucks und der Angina pectoris verordnet. 170

Kammerflattern Lebensbedrohliche Herzrhythmusstörung, deren Ursprung in den Herzkammern liegt. Die Kammern schlagen dabei schnell und füllen sich nicht mehr ausreichend mit Blut; länger anhaltendes Kammerflattern führt zum Zusammenbruch des Kreislaufs. 177

Kammerflimmern Lebensbedrohliche Herzrhythmusstörung; die Herzkammern schlagen nur noch ungeordnet und unregelmäßig; die Förderleistung des Herzens ist ungenügend; Kammerflimmern führt zum raschen Verlust des Bewußtseins und Tod, wenn nicht sofort Wiederbelebungsmaßnahmen eingeleitet werden. Kammerflimmern kann durch einen Stromstoß mit dem Defibrillator behoben werden. 63, 171

Kammertachykardie Schnelle, aber regelmäßige Erregung des Herzens, die ihren Ursprung in den Kammern und nicht in den Vorhöfen hat; die Folgen einer Kammertachykardie hängen weitgehend davon ab, wieweit die Muskeln der Kammern geschädigt sind. 179

Kapillaren Haargefäße; die feinsten Verzweigungen der Blutgefäße in den Organen. Zwischen den Haargefäßen und den umgebenden Zellen findet der Austausch von Sauerstoff, Nährstoffen und Kohlendioxid statt. 2

Kardiologie Lehre vom Herzen, seiner Funktion, seinen Krankheiten, den einschlägigen Untersuchungsmethoden und Behandlungsmöglichkeiten. 220

Klappendegeneration Das tote Gewebe von künstlichen biologischen Herzklappen kann im Laufe der Zeit durch Kalkeinlagerungen so verändert werden, daß die künstliche Herzklappe ihre Funktion verliert und durch eine zweite Operation ersetzt werden muß. 116

Klappenfehler Sammelbegriff für krankhafte Veränderungen an den Herzklappen. 111

Klappeninsuffizienz Schließunfähigkeit einer Herzklappe; durch Entzündung und Verkalkung sind die Segel einer Klappe geschrumpft; im geschlossenen Zustand bleiben daher Lücken zwischen den Segeln, durch die das Blut in die Kammer zurückfließt, aus der es im vorausgehenden Abschnitt der Herzaktion gekommen ist. Folge einer Klappeninsuffizienz ist eine Mehrbelastung beider Herzabschnitte vor und hinter der erkrankten Herzklappe. 112

Klappenstenose Krankhafte Verengung einer Herzklappe durch frühere Entzündung und Kalkeinlagerungen. Die Folge einer Klappenstenose ist eine Behinderung des Blutflusses; das Blut kann nur noch mit erhöhtem Druck durch die verengte Klappe gepreßt werden. 112

Kleiner Kreislauf Der Teil des Herz-Kreislauf-Systems, der das Blut aus dem rechten Herzen in die Lungen und von dort in den linken Vorhof leitet. 7

Kohlenmonoxid Giftiges, farb- und geruchloses Gas; entsteht bei unvollständiger Verbrennung von Kohlenstoff; auch im Zigarettenrauch enthalten; verbindet sich fester mit dem roten Blutfarbstoff als Sauerstoff. 236

Kontraktion Die aktive Verkürzung eines Muskels; dabei wird Arbeit geleistet. Das Herz kontrahiert sich etwa 70- bis 80mal in der Minute; dabei wird das Blut aus den Herzkammern in die Körper- und Lungenschlagader gepumpt. Die Kontraktion des Herzens, der Herzschlag, ist die treibende Kraft für den Kreislauf des Blutes durch den Körper. 11

Kontrastmittel Eine Substanz, mit deren Hilfe innere Hohlräume des Körpers auf einem Röntgenfilm sichtbar gemacht werden können; in der Kardiologie benutzt man Kontrastmittel zur Darstellung der Herzhöhlen und der Herzkranzgefäße bei der Herzkatheteruntersuchung. 87

Koronar Beiwort; bezeichnet alles, was mit den Herzkranzgefäßen zu tun hat; koronare Herzkrankheit z. B. bedeutet Erkrankung der Herzkranzgefäße. 11

Koronarkreislauf Das Herz versorgt sich selbst mit Blut. Es gibt zwei Herzkranzarterien, die rechte und linke Herzkranzarterie genannt werden. Wenn das Blut durch den Herzmuskel geflossen ist, sammelt es sich wieder in Venen; diese münden über ein Sammelgefäß, die große Herzvene, in den rechten Vorhof. 9

Kunstherz Ein Kunstherz soll die natürlichen Aufgaben des Herzens voll übernehmen können. Es besteht vollkommen aus mechanischen Teilen, Pumpen und künstlichen Herzklappen; die Energieversorgung erfolgt aus elektrischen Batterien. Während das eigentliche Kunstherz in den Brustkorb der Empfänger eingepflanzt wird, bleiben die energieliefernden Bauteile wegen ihrer Größe außerhalb des Körpers. Die bisherigen Erfahrungen mit Kunstherzen sind ernüchternd; vor allem die Bildung von Blutgerinnseln und Embolien in andere Organe haben dazu geführt, daß Kunstherzen gegenwärtig nur noch verwendet werden, um die

Zeit zu überbrücken, bis ein geeignetes menschliches Spenderherz für einen todkranken Patienten zur Verfügung steht. 207

Kurzschlußverbindungen Durch Löcher in den Scheidewänden des Herzens oder durch einen Ductus Botalli, der sich nach der Geburt nicht verschließt, kommt es zum übertritt von Blut aus der linken Herzhälfte oder der Aorta in die rechte Herzhälfte bzw. die Lungenschlagader. Bei Strömungshindernissen im Lungenkreislauf kann auch sauerstoffarmes Blut über Kurzschlußverbindungen aus der rechten Herzhälfte in die linke Herzhälfte übertreten; die Folge eines solchen Rechts-links-Kurzschlusses ist die Blausucht. 9

Lungenödem Bei schwerer Herzinsuffizienz der linken Kammer kommt es zum Blutstau im Lungenkreislauf; durch die Drucksteigerung in den Lungengefäßen wird Flüssigkeit aus den Blutgefäßen in die Lungenbläschen gepreßt; es kommt zum Austritt von weißem Schaum aus der Luftröhre; der Kranke leidet unter schwerster Atemnot. Ein Lungenödem ist ein schwerer Notfall, der Kranke muß auf schnellstem Wege in stationäre Behandlung. 33

Mechanische Herzklappe Ersatz für eine erkrankte Herzklappe, der die Funktion der natürlichen Herzklappe übernimmt. Mechanische Herzklappen sind ganz aus Kunststoffen oder Metall hergestellt; ihre Haltbarkeit ist praktisch unbegrenzt, allerdings ist wegen der Gefahr von Gerinnselbildungen und Embolien die lebenslange Einnahme von gerinnungshemmenden Medikamenten erforderlich. 119

Megahertz Eine Million Hertz; Schallwellen mit Frequenzen von mehreren Megahertz werden in der Echokardiographie eingesetzt; sie sind für das menschliche Ohr nicht hörbar, deshalb werden Schallwellen dieser hohen Frequenzen auch Ultraschall genannt. 72

Membranpotential Spannungsunterschied zwischen der Außenseite einer Zelle und ihrer Innenseite. Am Zustandekommen des Membranpotentials sind Ionen wie Natrium-, Kalium- und Chloridionen beteiligt. Die Hülle der Zelle, die Zellmembran, ist für die verschiedenen Ionenarten unterschiedlich durchlässig; sie besitzt außerdem verschiedene Transportvorrichtungen, mit deren Hilfe Ionen aus dem Zellinneren wieder nach außen geschafft werden können. 16

Mineralien In der Ernährungslehre faßt man unter dem Begriff Mineralien die Bestandteile der Kost zusammen, die aus verschiedenen Salzen oder Elementen bestehen. Wichtige Mineralien in der Kost sind Natrium, Kalium, Kalzium oder Phosphate. 235

Mitralinsuffizienz Erworbener Herzklappenfehler; die zweizipflige Klappe zwischen linkem Vorhof und linker Kammer hat ihre Schlußfähigkeit verloren; das Blut fließt teilweise während der Systole wieder in den linken Vorhof zurück; linker Vorhof und linke Kammer werden im Laufe der Jahre größer; die Förderleistung des Herzens ist vermindert. Ursache ist eine abgelaufene Entzündung oder ein Abriß der Haltefäden, mit denen die Segel in der Wand der linken Kammer verankert sind. In schweren Fällen kann die schlußunfähige Klappe durch eine künstliche Herzklappe ersetzt werden. 113

Mitralklappe Bezeichnung für die zweizipflige Herzklappe zwischen linkem Vorhof und linker Kammer; sie gleicht im Aussehen einer Bischofsmütze (lateinisch Mitra), daher ihr Name. 8

Mitralstenose Der häufigste erworbene Herzklappenfehler; als Folge einer Endokarditis oder eines rheumatischen Fiebers sind die Sgel der Klappe so verklebt, daß die Klappe nicht mehr richtig öffnet; der Blutfluß aus dem Vorhof in die linke Herkammer ist behindert; der Druck im linken Vorhof und später auch in den Lungengefäßen steigt an; die Förderleistung des Herzens ist vermindert. In schweren Fällen kann die erkrankte Klappe durch eine künstliche Klappe ersetzt werden; neuerdings gelingt es auch, mit einem Ballonkatheter die verengte Klappe wieder ohne eine Operation soweit zu sprengen, daß ein annähernd normaler Blutfluß wieder möglich ist. 113

Mitralvitium Bezeichnung für erworbene Fehler der Mitralklappe. 112

Myokardbiopsie Die Entnahme von kleinen Gewebeproben aus dem Herzmuskel für Untersuchungszwecke. In der Regel wird dabei in örtlicher Betäubung ein Katheter über eine Halsvene in die rechte Herzkammer eingeführt; der Katheter trägt an seiner Spitze eine winzige Zange, mit deren Hilfe kleine Gewebestücke aus dem Herzmuskel entnommen werden. Die Myokardbiopsie ist besonders für die Erkennung von Abstoßungsreaktionen in den ersten Monaten nach einer Herztransplantation unentbehrlich. 210

Myokardszintigramm Ein bildgebendes Verfahren zur Erkennung von Durchblutungsstörungen des Herzmuskels bei koronarer Herzkrankheit. Der Patient wird auf dem Fahrradergometer belastet, dann wird eine geringe Menge eines radioaktiven Stoffes in die Vene gespritzt; die radioaktive Substanz wird überwiegend in den gut und normal durchbluteten Herzmuskel eingelagert. Das Herz wird zu einer künstlichen Strahlenquelle; die Verteilung der Radioaktivität im Herzmuskel kann mit Hilfe einer Gammakamera sichtbar gemacht werden; schwach oder gar nicht radioaktive Stellen sind wegen Gefäßverengungen schlecht durchblutet oder bei einem Herzinfarkt zugrundegegangen. 79

Natrium Chemisches Element; Bestandteil von Kochsalz; besitzt zusammen mit Kalium, Kalzium und Chlorid wichtige Bedeutung für die Aufrechterhaltung des inneren Milieus unseres Körpers. 15

Nikotin Nach dem französischen Gesandten Jean Nicot (1530–1600) benannter Wirkstoff der Tabakpflanze; eines der stärksten Pflanzengifte überhaupt. Es wirkt anfangs erregend, später lähmend auf das vegetative Nervensystem; schon 60 Milligramm Nikotin sind für den Menschen tödlich. Ein Gewohnheitsraucher verträgt in der Stunde bis zu 20 Milligramm; dauernder Gebrauch führt zur Sucht. Nikotin fördert Gefäßkrämpfe, besonders an erkrankten Herzkranzgefäßen. 236

Nitroglycerin Sprengöl; eine Verbindung von Glycerin und Salpetersäure; 1847 vom Italiener Sobrero in Paris entdeckt; wirkt in kleinsten Mengen gefäßerweiternd. Nitroglycerin ist seit 100 Jahren eine Säule in der Behandlung der Angina pectoris. 163, 164

Noradrenalin Ein dem Adrenalin ähnliches Hormon. 22

Ödeme Wasseransammlung in den Geweben unter der Haut; wichtiges Symptom für eine Herzinsuffizienz. Die Haut über dem Ödem ist prall gespannt und glänzt; mit leichtem Druck lassen sich Dellen in das Gewebe drücken. Zur Ausschwemmung von Ödemen werden harntreibende Medikamente verordnet. 159

Palpation Das gezielte Tasten bei der ärztlichen Untersuchung des Körpers eines Patienten. Die tastende Hand oder der tastende Finger sucht nach dem Puls über der Herzspitze und an bestimmten Stellen nach dem Puls der Schlagadern. Die Beschaffenheit des Pulsschlags erlaubt Rückschlüsse auf die Herztätigkeit. 46

Parasympathisches Nervensystem Teil des autonomen Nervensystems. 22

Penicillin Bekanntester Vertreter der Antibiotika; gewonnen aus einem Schimmelpilz der Gattung Penicillium. 104

Perikard Der Herzbeutel; die dritte und äußerste Haut des Herzens; sie bildet eine schützende Hülle und Gleitschiene für die Bewegung des Herzens gegen die umliegenden Organe. 12

Perkussion Das Beklopfen des Körpers mit den Händen bei der ärztlichen Untersuchung. Insbesondere bei der Untersuchung der Lunge kann die Perkussion wichtige Hinweise auf die Art der vorliegenden Erkrankung liefern. Der Arzt schließt aus dem Klangcharakter der durch das Beklopfen hervorgerufenen Töne, welche Art der Erkrankung vorliegen könnte. 46

Pulmonalarterie Lungenschlagader; sie führt das Blut aus der rechten Herzkammer in beide Lungen. 6

Reflexion In der Physik spricht man von Reflexion, wenn Wellen, z. B. Licht- oder Schallwellen, an einer Oberfläche zurückgeworfen werden. Das Bild eines Gegenstandes im Spiegel entsteht durch Reflexion der Lichtwellen, die von dem Gegenstand ausgesendet werden. Das Echo in den Bergen entsteht durch Reflexion der Schallwellen eines Rufers an den Felswänden. 71

Reizleitungssystem So bezeichnet man die Gesamtheit aller auf die Bildung und Leitung von elektrischen Strömen spezialisierten Zellen des Herzens; die wichtigsten Bestandteile des Reizleitungssystems sind der Sinusknoten, der Atrioventrikularknoten, das His-Bündel sowie der rechte und linke Schenkel des Reizleitungssystems. Das Reizleitungssystem garantiert die geregelte Zusammenarbeit von Vorhöfen und Kammern. 176

Rezeptoren So nennt man spezielle »Empfangsstationen« für Botenstoffe in der Zellwand; diese Empfangsstationen vermitteln die Wirkung der Botenstoffe auf die Zelle. 168

Rheumatisches Fieber Krankheitsbild mit Fieber, schmerzhafter Schwellung der großen Gelenke und Herzentzündung; bei einer Herzbeteiligung bleibt häufig ein Herzklappenfehler zurück; es besteht eine starke Rückfallneigung. Ursache ist eine Infektion mit bestimmten Bakterien, gegen die der Körper Abwehrstoffe bildet, welche aber auch körpereigenes Gewebe angreifen. 40, 115

Risikofaktoren Sammelbegriff für Umstände, die die vorzeitige Entstehung einer Arteriosklerose fördern; als wichtigste Risikofaktoren gelten erhöhte Blutfettwerte, insbesondere erhöhtes Cholesterin, Bluthochdruck und Zigarettenrauchen. 145

Scharlach Akute ansteckende Infektionskrankheit mit hohem Fieber, Halsschmerzen und Hautausschlag; die Scharlacherreger spielen eine wichtige Rolle bei der Entstehung des rheumatischen Fiebers. 115

Scheidewände Die Trennwände des Herzens; sie teilen die Vorhöfe und Kammern jeweils in eine rechte und linke Hälfte. Bei der komplizierten Entwicklung des Herzens in den ersten Wochen der Schwangerschaft kommt es sehr häufig zu Störungen in der normalen Entwicklung dieser Trennwände; Löcher in den Scheidewänden des Herzens gehören daher zu den häufigsten angeborenen Herzfehlern. 4, 98

Schenkelblock Unterbrechung der normalen Erregungsleitung im Reizleitungssystem der Herzkammern. Je nachdem, welcher Teil unterbrochen ist, liegt ein Links- oder ein Rechtsschenkelblock vor. 59

Schlaganfall Gehirnschlag; auf dem Boden einer Arteriosklerose der Gehirngefäße kommt es zum Verschluß einer Hirnarterie oder zum Zerreißen des Gefäßes mit nachfolgender Gehirnblutung. Ein Schlaganfall führt zu meist bleibenden Lähmungen der Glieder oder anderen Ausfallserscheinungen, z. B. Sprachverlust. 132, 231

Sekundenherztod Plötzlicher Herztod; zwischen den ersten Beschwerden und dem Eintritt des Todes vergeht nur eine kurze Zeitspanne. Ursache des Sekundenherztodes ist eine Rhythmusstörung, das Kammerflimmern. 143

Septum Scheidewand des Herzens; z. B. Vorhofseptum. 4

Sinusknoten Teil des Reizleitungssystems des Herzens; es handelt sich um eine Ansammlung spezialisierter Zellen an der Einmündung der oberen Hohlvene in den rechten Vorhof. Der Sinusknoten hat das Kommando über die Herzaktion; er ist der natürliche Taktgeber des Herzens; unter dem Einfluß des vegetativen Nervensystems kann der Sinusknoten den Herzschlag beschleunigen oder verlangsamen. 17, 176

Sondierung Das Einführen einer Sonde oder eines Katheters in eine Körperhöhle. 83

Stethoskop Das Höhrrohr des Arztes; mit seiner Hilfe können Töne und Geräusche im Körper, insbesondere am Herzen besser und detailreicher wahrgenommen werden als mit dem bloßen Ohr. 46

Streßreaktion Alarmreaktion des Körpers bei Einwirkung starker äußerer Reize; kennzeichnend ist die gesteigerte Ausschüttung von Adrenalin und Noradrenalin; versetzt den Körper in Abwehr- oder Fluchtbereitschaft; mobilisiert Kraftreserven. 222, 232

Sympathisches Nervensystem Teil des autonomen Nervensystems. 22

Symptome Krankheitszeichen; aus ihnen schließt der Arzt auf die möglicherweise vorliegende Erkrankung. Symptome sind jedoch meistens vieldeutig, da sie nicht nur bei einer Erkrankung auftreten. 30

Systole Der Abschnitt der Herztätigkeit, während dessen sich die Herzkammern zusammenziehen und das Blut in die Schlagadern pumpen. 4

Systolisch Beiwort für alles, was mit der Systole des Herzens zusammenhängt; z.B. systolischer Blutdruck. 9

Szintigraphie Darstellung von Organen nach Verabreichung von radioaktiven Stoffen mit Hilfe einer Gammakamera. 78

Technetium Chemisches Element; Spaltprodukt des Uran; radioaktiv; in der Kardiologie benutzt zur Binnenraumszintigraphie des Herzens, mit der die Pumpleistung des Herzens gemessen werden kann. 77

Thallium Chemisches Element; besitzt ähnliche Eigenschaften wie Kalium; wird bevorzugt von Herzmuskelzellen aufgenommen; künstlich radioaktiv gemachtes Thallium wird in der Kardiologie zum Nachweis von Durchblutungsstörungen des Herzens bei der Myokardszintigraphie eingesetzt. 77

Trikuspidalklappe Dreizipflige Herzklappe an der Grenze zwischen rechtem Vorhof und rechter Herzkammer. 8

Trikuspidalvitium Bezeichnung für erworbene Herzfehler an der Trikuspidalklappe zwischen rechtem Vorhof und rechter Kammer. 113

Ultraschall Schallwellen, die wegen ihrer hohen Frequenz für das menschliche Ohr nicht hörbar sind; in der Kardiologie wird Ultraschall für die unblutige Untersuchung des Herzens eingesetzt. 71

Ultraschallkardiographie Andere Bezeichnung für → Echokardiographie. 72

Vegetatives Nervensystem Andere Bezeichnung für das autonome, dem Willen nicht unterworfene Nervensystem. 21

Venen Blutadern; in den Venen sammelt sich das sauerstoffarme Blut aus den Organen; die Venen leiten das Blut zum Herzen zurück; die Strömungsrichtung zum Herzen hin wird durch ventilartige Klappen in den Venen gewährleistet. 6

Venös Beiwort; bezeichnet alles, was mit Venen zu tun hat. Die venöse Blutentnahme z. B. ist die bekannte Entnahme von Blut aus der Vene in der Ellenbeuge für Laboruntersuchungen. 6

Ventrikel Herzkammer; man unterscheidet einen rechten und einen linken Ventrikel. Sie leisten die Hauptarbeit beim Antrieb des Kreislaufs; sie pumpen täglich mehr als 9000 Liter Blut durch die Adern. 4

Ventrikelseptum Kammerscheidewand. 103

Vitamine Kunstwort für lebensnotwendige Stoffe, die der menschliche Körper benötigt, aber nicht selber bilden kann; sie müssen daher mit der Nahrung zugeführt werden. Fehlen Vitamine in der Nahrung, kommt es zu Vitaminmangelkrankheiten. Am bekanntesten ist Vitamin C; Mangel an Vitamin C verursacht Skorbut. 235

Vorderwandinfarkt Herzinfarkt an der Vorderwand des Herzens; Ursache ist ein Verschluß der linken Herzkranzarterie. 151

Vorhofflimmern Rhythmusstörung, die von den Vorhöfen ausgeht. Die Vorhöfe schlagen nicht mehr regelmäßig; die elektrischen Ströme werden auch nicht mehr regelmäßig auf die Kammern übergeleitet. Folge ist eine völlige Unregelmäßigkeit von Herz- und Pulsschlag. Vorhofflimmern entwickelt sich häufig bei Mitralklappenfehlern oder lange bestehendem Bluthochdruck. 117

Watt (W) Maßeinheit für die Leistung; benannt nach dem Erfinder der Dampfmaschine James Watt. 62

Springer-Verlag und Umwelt

Als internationaler wissenschaftlicher Verlag sind wir uns unserer besonderen Verpflichtung der Umwelt gegenüber bewußt und beziehen umweltorientierte Grundsätze in Unternehmensentscheidungen mit ein.

Von unseren Geschäftspartnern (Druckereien, Papierfabriken, Verpackungsherstellern usw.) verlangen wir, daß sie sowohl beim Herstellungsprozeß selbst als auch beim Einsatz der zur Verwendung kommenden Materialien ökologische Gesichtspunkte berücksichtigen.

Das für dieses Buch verwendete Papier ist aus chlorfrei bzw. chlorarm hergestelltem Zellstoff gefertigt und im ph-Wert neutral.

GPSR Compliance
The European Union's (EU) General Product Safety Regulation (GPSR) is a set of rules that requires consumer products to be safe and our obligations to ensure this.

If you have any concerns about our products, you can contact us on

ProductSafety@springernature.com

In case Publisher is established outside the EU, the EU authorized representative is:

Springer Nature Customer Service Center GmbH
Europaplatz 3
69115 Heidelberg, Germany

www.ingramcontent.com/pod-product-compliance
Lightning Source LLC
LaVergne TN
LVHW010255260326
834688LV00044B/1289